世界中医学专业
核心课程教材
（中文版）

World Textbook Series
for Chinese Medicine
Core Curriculum
（Chinese Version）

总主编 Chief Editor

张 伯 礼
Zhang Bo-li

世界中医药学会联合会教育指导委员会
The Educational Instruction Committee
of the WFCMS

U0710906

（供中医学、针灸学和推拿学专业用）

（For Majors of Chinese Medicine, Acupuncture & Moxibustion and *Tuina*）

中医妇科学

Gynecology in Chinese Medicine

主 编 罗颂平 齐 聪
Chief Editors Luo Song-ping Qi Cong

副主编 谈 勇 闫 颖 张 帆 汤淑兰（英国）
Associate Chief Editors Tan Yong Yan Ying Zhang Fan Tang Shu-lan (Britain)

中国中医药出版社
·北 京·
China Press of Traditional Chinese Medicine
Beijing PRC

图书在版编目（CIP）数据

中医妇科学 / 张伯礼，世界中医药学会联合会教育
指导委员会总主编；罗颂平，齐聪主编 . —北京：中
国中医药出版社，2019.10

世界中医学专业核心课程教材
ISBN 978 – 7 – 5132 – 5700 – 8

Ⅰ . ①中… Ⅱ . ①张… ②世… ③罗… ④齐… Ⅲ .
①中医妇科学—中医学院—教程教材 Ⅳ . ① R271.1

中国版本图书馆 CIP 数据核字（2019）第 200308 号

中国中医药出版社出版
北京经济技术开发区科创十三街 31 号院二区 8 号楼
邮政编码 100176
传真 010 64405750
山东临沂新华印刷物流集团有限责任公司印刷
各地新华书店经销

开本 787×1092 1/16 印张 17 字数 327 千字
2019 年 10 月第 1 版 2019 年 10 月第 1 次印刷
书号 ISBN 978 – 7 – 5132– 5700– 8

定价 128.00 元
网址 www.cptcm.com

社 长 热 线 010-64405720
购 书 热 线 010-89535836
维 权 打 假 010-64405753

微信服务号 zgzyycbs
微商城网址 https://kdt.im./LIdUGr
官 方 微 博 http://e.weibo.com./cptcm
天猫旗舰店网址 https://zgzyycbs.tmall.com

如有印装质量问题请与本社出版部联系（010-64405510）
版权专有 侵权必究

世界中医学专业核心课程教材

编纂翻译委员会

编纂委员会

名誉主任

王国强　邓铁涛　王永炎　陈可冀　路志正　石学敏

主　　任

于文明

副 主 任

马建中　王志勇　李振吉　黄璐琦　王笑频　卢国慧　范吉平　王国辰　桑滨生
严世芸

委　　员（以首字笔画为序）

于福年（匈牙利）　马业宜（Eric Marie，法国）　马克·麦肯基（Mark Mckenzie，美国）

马伯英（英国）　王　华　王　键　王之虹　王守东（美国）　王省良

王葆方（Ong Poh Hong，新加坡）　王　晶　戈拉诺娃·左娅（Zoya Goranova，保加利亚）

尹畅烈（韩国）　本多娃·路德米勒（Bendova Ludmila，捷克）　左铮云　石　岩

石桥尚久（Naohisa Ishibashi，日本）　叶海丰（Yap High Hon，马来西亚）

白鸿仁（巴西）　冯学瑞　弗拉基米尔·那恰托依（Vladimir G.Nachatoy，俄罗斯）

弗拉基米尔·科兹洛夫（Vladimir Alexandrovich Kozlov，俄罗斯）

弗雷德里克·卡瓦诺（Frederico Carvalho，葡萄牙）　匡海学　吕文亮　吕爱平（中国香港）

朱勉生（法国）　后藤修司（Shuji Goto，日本）　刘　力　刘　良（中国澳门）　刘红宁

刘跃光　齐　凯（瑞士）　齐梅利（Laura Ciminelli，意大利）　许二平　汤淑兰（英国）

孙庆涪（南非）　孙忠人　孙振霖　孙榕榕（阿根廷）　约翰·里德（John Reed，利比里亚）

李一明（瑞士）　李占永　李玛琳　李秀明　李灿东　李金田　李锦荣（泰国）　杨　柱

杨立前（马来西亚）　杨关林　吴勉华　吴滨江（加拿大）　何玉信（美国）　何树槐（意大利）

何嘉琅（意大利）　伯纳德·沃德（Bernadette Ward，爱尔兰）　余曙光　宋钦福（墨西哥）

张永贤（中国台湾）　张越平（越南）　阿·伊万诺夫（Ivanoff Arseny，澳大利亚）

陈　震（匈牙利）　陈业孟（美国）　陈立典　陈立新　陈明人　拉蒙（Ramon Maria Caldduch，西班牙）

序

自古以来，中医药就是古丝绸之路沿线国家交流合作的重要内容。随着健康观念和生物医学模式的转变，中医药在促进健康保健及防治常见病、多发病、慢性病及重大疾病中的疗效和作用日益得到国际社会的认可和接受，中医药海外发展具有巨大潜力和广阔前景。但是中医药教育在海内外的发展并不平衡，水平也参差不齐。在此背景下，遵循世界中医药学会联合会教育指导委员会制定的《世界中医学本科（CMD 前）教育标准》，编写一套供海内外读者学习使用的中医药教材，有助于更好地推动中医药走向世界，意义重大。

在《中华人民共和国中医药法》颁布一周年之际，"世界中医学专业核心课程教材"即将付梓问世。本套教材发轫于2008 年，两次获得国家中医药管理局国际合作专项立项支持，由张伯礼教授担任总主编，以世界中医药学会联合会教育指导委员会为平台，汇聚海内外专家，遴选海内外范本教材，进行诸章节的比较研究，取长补短，制定编写大纲，数易其稿，审定中文稿。在世界中医药学会联合会翻译专业委员会支持下，遴选了具有丰富的中医英语翻译经验、语言造诣高并熟知海外中医教育的海内外专家对此套教材进行了翻译和英文审校。十年磨一剑，细工出精品。编者们将本套教材定位于培养符合临床需求的中医师，重点阐述了国外常见且中医药确有疗效的疾病防治，有利于全面、系统、准确地向世界传播中医药学，堪称世界中医学专业核心课程教材典范之作。

欲诣扶桑，非舟莫适。本套教材的出版，有助于在世界范围培养中医药人才，有助于推进中医药海外发展，更好地服务于中医药"一带一路"建设，更好地服务于世界民众健康，必将在世界中医药教育史上产生重要影响！

国家中医药管理局国际合作司司长
王笑频
2018 年 7 月于北京

前　言

世界中医药学会联合会教育指导委员会，致力于引领和促进世界中医药教育的健康发展及世界中医药人才的规范培养。早在成立之初，就在世界中医药学会联合会领导下，组织海内外专家分析世界中医药教育未来发展趋势，提出了发展世界中医药教育的建议与对策。起草了《世界中医学本科（CMD 前）教育标准（草案）》，2009 年 5 月经世界中医药学会联合会第二届第四次理事会认真论证和审议，发布了《世界中医学本科（CMD 前）教育标准》。

世界中医学教育正在快速蓬勃发展。中医药课程是实现中医药专业人才培养目标的重要基础。但各国（地区）中医学教育发展不平衡，各教育机构所开设的专业课程差异较大，且核心内容不尽统一，故有必要确定中医学专业核心课程。为使世界各国（地区）中医教育机构通过教育实践，实现中医学专业培养目标，依据《世界中医学本科（CMD 前）教育标准》，结合中医学教育特点和职业需要，参考世界各国（地区）中医学教育的实际情况，世界中医药学会联合会教育指导委员会制定了《世界中医学专业核心课程》和《世界中医学专业核心课程教学大纲》，并启动"世界中医学专业核心课程教材"的编译工作。

本套教材包括《中医基础理论》《中医诊断学》《中药学》《方剂学》《中医内科学》《中医妇科学》《中医儿科学》《针灸学》《推拿学》《黄帝内经选读》《伤寒论选读》《金匮要略选读》《温病学》，共 13 个分册。

教材编译的工作基础

2012 年世界中医药学会联合会教育指导委员会成立了"世界中医学专业核心课程教材"编译指导委员会，审议了"世界中医学专业核心课程教材编译原则和要求"，与会专家对"编译原则和要求"提出了许多建设性的意见与建议。世界中医药学会联合会教育指导委员会秘书处通过综合各位专家建议，于 2012—2013 年在天津中医药大学资助和参与下组织开展了"世界中医学专业核心课程中外教材比较研究"；在充分分析、总结各国（地区）教材特色和优势的基础上各课程研究团队组织起草了"课程教材目录和章节样稿"，并寄发到世界各国（地区）相关专家审议，收回专家反馈意见和建议 94 条，涉及教材内容、语言翻译、体例格式等方面。秘书处组织专家根据研究结果对"世界中医学专业核心课程教材编译原则和要求"进行了认真修订等。以上工作为编译"世界中医学专业核心课程教材"奠定了坚实的基础。

教材的定位

当前本科教育仍是各学科专业教育的基础主体。同时"世界中医学专业核心课程教材"还应服从、服务于已发布的相关中医学专业教育标准，以及综合考虑各国（地区）中医学教育的实际情况、临床实际需要等。"世界中医学专业核心课程教材"（以下简称"教材"）的适用对象定位为世界中医学专业本科教育，同时兼顾研究生教育及中医医疗人员自修参考；教材的知识范围以满足培养胜任中医临床需要的准中医师为度，同时应具有一定的深度和广度，为知识延伸提供参考。读者对象为海外中医药院校的学员，海外中医药从业人员，来华学习的外国留学生，以及内地高校中医药英语班学员。

教材的编译原则

本套教材的编译坚持了教材的思想性，科学性，系统性，实用性，先进性，安全性，规范性，普适性等原则。

思想性。中医学历来重视思想性的传承，大医精诚、倡导仁爱，注重学生思想观念和道德品质的培养，树立为人类健康服务的仁爱思想，这是中医学医德修养的核心，也是一名合格中医师的必备品质。

科学性。教材应正确反映中医学体系内在规律，中医概念、原理、定义和论证等内容确切，符合传统文献内涵，表达简单、明确、规范，避免用带有背景知识的词句。中医学理论内涵植根于中医学理论

发展史中，尊重中医学理论的传统内涵，才能正本清源，使教材体现稳定性和延续性。

系统性。系统承载中医学理论，完整构建中医学核心知识体系，突出基本理论、基本知识和基本技能。课程资源要求层次清晰，逻辑性强，循序渐进，做好课程间内容衔接，合理整合，避免交叉重复等。

实用性。教材着力服务于临床，阐释基本理论时做到理论与实践相结合，临床内容主要选择中医的优势病种，以及被广泛应用的中药、针灸、推拿等处理方法，学以致用。实用性是教材的价值所在，在进行理论讲解时注重介绍各国（地区）的常见病、多发病的临床治疗，经典课程的学习重视其临床指导作用及对学生临床思维能力的培养等。

先进性。教材注重反映中医学的发展水平，引入经过验证的，公开、公认的科学研究或教学研究的新理论、新技术、新成果等内容，展示中医学的时代性特征。如温病学课程中介绍人类防治禽流感、重症急性呼吸综合征等研究的最新情况，针灸学课程中介绍了腧穴特异性研究进展等。教材的先进性是一个学科生命力的体现。

安全性。教材对治疗方法、技术的介绍重视安全性和临床实际，要求明确适应证、禁忌证。如针灸学课程中重视介绍相关穴位适应证、安全操作等，中药学课程介绍中药相关的科学炮制、合理辨用、明确剂量、汤剂煎煮及服用方法、濒危禁用药物的替代品等，推拿学课程中介绍推拿

手法的宜忌等。教材知识内容选择应以服务临床应用为基础，重视安全性，各种表达力争严谨、精确，符合各国（地区）法律要求。

规范性。教材统一使用规范术语，文字通俗易懂但不失中医本色，语言翻译做到"信、达、雅"，采用现有的国际标准中的规范表述，翻译力争达到内容的准确性与语言的本土化兼顾，同时还重视知识版权的保护。

普适性。教材服务于中医教学，内容经典，篇幅适当，外延适度，尽可能符合各国（地区）教学实际。在版式、体例、表达等方面采用国际通用编写体例，避免大段叙述并及时进行小结。重视使用知识链接的表达方式，使教材版式活泼，在增加教材知识性同时不影响主体知识，如临床课程可适量链接增加西医基础知识，推拿课程增加介绍国外的整脊疗法等。加强图例、表格等直观表达方式的应用，简化语言叙述，将抽象问题具体化。

▎教材的编译过程

2015 年，根据世界中医学专业核心课程教材编译人员遴选条件，各国（地区）中医药教育机构专家积极申报，共收到推荐自荐表 313 份（境外 89 份）。最终确定教材主编 28 名、副主编 64 名。参与此套教材编写的专家来自中国、美国、英国、法国、澳大利亚、加拿大、新加坡、新西兰、马来西亚、荷兰、希腊、日本、西班牙、中国香港和中国台湾等 15 个国家和地区，共计 290 人，其中 59 名境外专家中有

26 人担任主编或副主编。参加机构包括 74 所高等中医药院校及研究院（所），其中境内 34 个机构，境外 40 个机构。

2015 年召开的"世界中医学专业核心课程教材"主编会议和编写会议，明确了世界中医学专业核心课程教材总体编译要求，深入研讨和合理安排了各课程编委对相关课程教材的编写任务、分工及进度安排，明确了教学大纲、编写大纲及相关课程交叉内容的界定，以及教材编译过程中相关问题的解决办法等。之后又召开了主编进度汇报会和教材审稿会，经过 20 个月的辛勤努力，汇集世界中医教育专家智慧，具有"思想性、科学性、系统性、实用性、先进性、安全性、规范性、普适性"的第一套世界中医学专业核心课程教材中文版于 2016 年 10 月召开的定稿会上定稿。

2016 年 10 月世界中医学专业核心课程教材翻译会召开，会上聘任了世界中医学专业核心课程教材的英文版主译。

主译人员的遴选是根据世界中医学专业核心课程教材翻译人员遴选条件，经推荐和自荐，充分考虑申报者在专业领域的学术地位、影响力、权威性，以及地域的代表性，经世界中医药学会联合会教育指导委员会、世界中医药学会联合会翻译专业委员会与中国中医药出版社认真研究，确定各课程教材主译 49 人，其中博士 39 人，硕士 8 人，本科 2 人。他们来自 9 个国家（地区），其中境外主译 38 人，美国就有 24 人参与此项工作，境内主译也大多具有海外教学经历，长期从事中医专业相关英语教学和翻译，经验丰富。

这套教材的出版具有重要意义，抓住了中医药振兴发展天时地利人和的大好时机，可为服务于中医药"走出去"，促进共建共享，推动中医药为实现世界卫生组织（WHO）"人人享有基本医疗服务"的崇高目标而作出贡献。同时，该套教材的出版发行，也有利于中医药国际标准的推广和普及，也较好适应了全球范围内以"预防为主，维护健康"为重点的医疗卫生体制改革，适应了世界对中医药需求增长的形势。因此，本套教材必将有助于世界中医药人才的培养，有利于中医药在世界范围内被更广泛地认识、理解和推广应用，惠及民众，造福人类。

书将付梓，衷心感谢海内外专家学者的辛勤工作，群策群力，认真编译，保障了核心教材顺利出版发行。感谢国家中医药管理局、世界中医药学会联合会、中国中医药出版社、天津中医药大学对本书给予的大力支持和无私帮助！感谢所有作出贡献的同道朋友们！需要特别指出的是单宝枝教授为本套教材尽力颇甚，贡献尤殊！

世界中医学专业核心课程教材总主编
张伯礼
2018 年夏

编写说明

为了促进世界中医药教育的发展，由世界中医药学会联合会教育指导委员会、国家中医药管理局国际合作司、国家中医药管理局教材建设办公室、中国中医药出版社组织编写了这套世界中医学专业核心课程教材，以期满足各个国家和地区高等中医药教学的需求。

中医妇科学是中医学专业的临床主干课程之一。根据中医学专业的培养目标与教学大纲，本教材内容主要体现中医基础理论、专科基本知识和基本技能，并力求体现中医理论的传承与现代发展，适应临证实际，启发学生自主学习。根据海外中医师的执业特点，重点介绍妇科常见病证的中医诊断与辨证论治。补充了部分西医病名的病种，如多囊卵巢综合征、子宫内膜异位症、子宫肌瘤等，以及不孕症 IVF-ET 的中医辅助治疗。还增加了乳痛、乳癖等常见乳房疾病的内容，以更好地适应海外读者的需求。

本教材的编写得到来自中国的各中医药院校（广州中医药大学、上海中医药大学、天津中医药大学、南京中医药大学、北京中医药大学、贵阳中医药大学、黑龙江中医药大学、山东中医药大学、辽宁中医药大学、河南中医药大学等）及英国、日本等地区的中医妇科学专家的大力支持和协助，圆满完成了编写工作。其中，第一、二章由罗颂平编写，第三、四章由齐聪编写，第五、六章由汤淑兰、张文平编写，第七章由闫颖、王东梅、韩延华、谈勇、刘雁峰、刘宏奇编写，第八章由汤淑兰编写，第九章由张帆、刘雁峰、刘宏奇、缪江霞、曹蕾编写，第十章由傅金英、丛慧芳、石玲编写，第十一章由谈勇、张勤华、缪江霞、汤淑兰编写。

因首次编写面向海外的中医教材，对于各个国家、地区中医教育的了解不够深入，本教材若有疏漏之处，欢迎读者提出宝贵意见，以便再版时修订提高。

《中医妇科学》编委会
2016 年 9 月

目　录

总　论

第一章

绪　论 ……………………………… 3

第一节　中医妇科学的定义与范围 ……… 3
第二节　中医妇科学的源流与发展 ……… 3
　一、重视生殖，优生优育 ………………… 3
　二、妇科理论与妇科医生的出现 ……… 3
　三、专科设置，世界领先 ………………… 4
　四、当代中医妇科学的发展 …………… 5

第二章

女性生殖解剖与生理 …………… 7

第一节　女性生殖脏器解剖 …………… 7
　一、外生殖器 ……………………………… 7
　二、内生殖器 ……………………………… 7
第二节　女性生殖生理 ………………… 9
　一、月经生理与调节 …………………… 9
　二、带下生理 …………………………… 14
　三、妊娠生理 …………………………… 15
　四、临产与产褥生理 …………………… 16
　五、哺乳生理 …………………………… 18

第三章

妇科疾病的病因病机 ………… 19

第一节　病因 …………………………… 19

　一、环境因素 …………………………… 19
　二、情志因素 …………………………… 20
　三、生活因素 …………………………… 20
　四、病理因素 …………………………… 20
　五、体质因素 …………………………… 21
第二节　病机 …………………………… 21
　一、脏腑功能失调 ……………………… 21
　二、气血失常 …………………………… 22
　三、冲任损伤 …………………………… 23

第四章

妇科疾病的诊法 ……………… 25

第一节　妇科疾病的四诊 …………… 25
　一、问诊 ………………………………… 25
　二、望诊 ………………………………… 26
　三、闻诊 ………………………………… 27
　四、切诊 ………………………………… 28
第二节　妇科常用检查 ……………… 28
　一、妇科双合诊/三合诊 ……………… 28
　二、盆腔超声检查 ……………………… 30
　三、妊娠试验 …………………………… 30
　四、阴道分泌物检查 …………………… 30
　五、基础体温测定 ……………………… 32
　六、内分泌激素测定 …………………… 33
　七、诊断性刮宫与病理检查 ………… 36
　八、输卵管通液术、子宫输卵管造影

　　　……………………………………… 37

九、内镜检查（宫腔镜、腹腔镜）
　　　　………………………… 38

第五章
妇科疾病的治法概要 ………… 41

第一节　内治法 ………………… 41
　一、调理脏腑 ………………… 41
　二、调理气血 ………………… 43
　三、调理冲任 ………………… 44
　四、周期疗法 ………………… 44
第二节　针灸推拿治法 ………… 45
　一、针法 ……………………… 45
　二、灸法 ……………………… 46
　三、推拿治疗 ………………… 47
　四、拔罐治疗 ………………… 47
第三节　外治法 ………………… 48
　一、外阴熏洗 ………………… 48
　二、阴道冲洗 ………………… 48
　三、阴道纳药 ………………… 48
　四、宫腔注入 ………………… 48
　五、肛门导入 ………………… 48
　六、外敷热熨 ………………… 49
　七、药物离子导入 …………… 49
第四节　心理治疗 ……………… 49

第六章
预防与保健 …………………… 51

第一节　月经期保健 …………… 51
　一、行经期间的预防与保健 … 51
　二、经期保健常见误区 ……… 51
第二节　妊娠期保健 …………… 52
　一、妊娠期保健指导 ………… 52

二、产前保健指导 …………… 52
第三节　产褥期保健 …………… 53
　一、产褥期保健指导 ………… 53
　二、产后第 1 周保健指导 …… 53
　三、产后第 2 周保健指导 …… 54
　四、产后第 3 周保健指导 …… 54
第四节　哺乳期保健 …………… 54
第五节　绝经前后保健 ………… 55
　一、围绝经期 ………………… 55
　二、围绝经期保健 …………… 55

各　论

第七章
月经病 ………………………… 59

第一节　月经先期 ……………… 60
第二节　月经过多 ……………… 63
第三节　经期延长 ……………… 64
第四节　经间期出血 …………… 65
第五节　崩漏 …………………… 68
第六节　月经后期 ……………… 75
第七节　月经过少 ……………… 78
第八节　闭经 …………………… 80
第九节　月经先后无定期 ……… 86
第十节　痛经 …………………… 88
第十一节　月经前后诸证 ……… 95
第十二节　经行吐衄 …………… 105
第十三节　绝经前后诸证 ……… 108

第八章
带下病 ………………………… 113

第一节　带下过多 ……………… 113
第二节　带下过少 ……………… 117

第九章

妊娠病 ……………………………… 121

第一节 妊娠恶阻 …………………… 122

第二节 妊娠腹痛 …………………… 125

第三节 胎漏、胎动不安 …………… 128

第四节 滑胎 ………………………… 131

第五节 胎萎不长 …………………… 135

第六节 子肿、子晕、子痫 ………… 138

一、子肿 ………………………… 140

二、子晕 ………………………… 142

三、子痫 ………………………… 145

第七节 子满 ………………………… 147

第八节 子淋 ………………………… 149

第十章

产后病 ……………………………… 153

第一节 产后腹痛 …………………… 153

第二节 产后恶露不绝 ……………… 156

第三节 产后发热 …………………… 160

第四节 产后乳汁异常 ……………… 164

一、缺乳 ………………………… 164

二、产后乳汁自出 ……………… 167

第五节 乳痈 ………………………… 169

第六节 产后身痛 …………………… 172

第七节 产后自汗、盗汗 …………… 176

第八节 产后小便异常 ……………… 178

一、产后小便不通 ……………… 178

二、产后小便淋痛 ……………… 181

第九节 产后大便难 ………………… 183

第十节 产后郁证 …………………… 185

第十一章

妇科杂病 ………………………… 189

第一节 不孕症 ……………………… 189

一、超促排卵至黄体支持阶段的中药
辅助运用 …………………… 198

二、辅助生殖技术实施后的常见合并症
及其不良结局的中医药对策 …… 199

第二节 慢性盆腔痛 ………………… 202

第三节 子宫肌瘤 …………………… 208

第四节 子宫内膜异位症与子宫腺肌病
……………………………………… 212

第五节 多囊卵巢综合征 …………… 218

第六节 乳癖 ………………………… 224

第七节 阴痒 ………………………… 228

第八节 阴疮 ………………………… 231

附 中医妇科常用方剂 ……………… 233

综合索引 …………………………… 241

参考文献 …………………………… 249

总　论

第一章　绪　论　　　　　　　　　　　3

第二章　女性生殖解剖与生理　　　　　7

第三章　妇科疾病的病因病机　　　　19

第四章　妇科疾病的诊法　　　　　　25

第五章　妇科疾病的治法概要　　　　41

第六章　预防与保健　　　　　　　　51

第一章

绪 论

第一节　中医妇科学的定义与范围

中医妇科学是运用中医学理论，认识女性的解剖、生理与病因病机特点，研究妇科疾病诊疗规律，防治女性特有疾病的一门临床学科。

中医妇科学有专科的理论，以阐述女性生殖生理调节及妇科疾病的病因病机、诊法和治疗原则。中医妇科治疗的疾病，包括月经病、带下病、妊娠病、产后病和妇科杂病等。中医学注重"治未病"，在妇科领域，尤其注意月经期、妊娠期、产褥期和围绝经期的预防保健。

第二节　中医妇科学的源流与发展

中医学是在临证实践中形成和发展的。中国在远古时代已比较重视产育，在唐代已经有医学教育；宋代开始设立专科，产科在此时期有较大的发展；妇科则在明清时期的发展比较突出，为中华民族的繁衍做出了巨大贡献。

一、重视生殖，优生优育

中国在远古时期已十分重视生殖问题。春秋战国时期已有"生殖"一词，《左传·昭公二十五年》载："为温慈惠和，以效天之生殖长育。"

夏商周是中医学的萌芽阶段，当时已有关于生殖与不孕的记载。殷周甲骨文记载的21种疾病中，有"疾育"。《易经·系辞》指出："男女媾精，万物化生。"《易经·爻辞》中有"妇孕不育"和"妇三岁不育"等记载。《诗经》和《山海经》中分别记载了一些"食之宜子"或"使人无子"的药物。

中国古代的优生观包括避免近亲婚配和胎教。当时认为同一氏族不宜通婚，因不利于生育。《左传·昭公元年》曰："内宫不及同姓，其生不殖。"《左传·僖公二十三年》指出："男女同姓，其生不蕃。"《鲁语》指出："同姓不婚，恶不殖也。"胎教最早的案例是周文王母亲，载于刘向《列女传》，云："太任，文王之母……及其有娠，目不视恶色，耳不听淫声，口不出傲言，能以胎教，而生文王。"主张妇人怀孕后当慎其言行、起居，以教化胎儿，是中国自然哲学"慎始"观的体现。

二、妇科理论与妇科医生的出现

春秋战国已有专门治疗妇女疾病的医

生。《史记·扁鹊仓公列传》曰："扁鹊，过邯郸，闻贵妇人，即为带下医。""带下医"就是最早的妇产科医生。当时已有处理难产和人工助产的记载。《史记·楚世家》谓："陆终生子六人，坼剖而产焉。"这是手术助产的最早记载。《左传·隐公元年》曰："庄公寤生，惊姜氏。"这是臀位难产的记录。《左传·僖公十七年》谓："梁嬴孕，过期，卜招父与其子卜之，其子曰：将生一男一女。"这是双胎并过期妊娠的案例。

秦汉时期，中医学理论体系基本形成。《黄帝内经》（以下简称《内经》）是我国现存的第一部医学经典著作，其最早描述了女性特有的生殖脏器——女子胞，论述了生殖功能由初发、旺盛以至衰竭的过程。《素问·上古天真论》提出："女子七岁，肾气盛，齿更发长；二七而天癸至，任脉通、太冲脉盛，月事以时下，故有子……七七任脉虚，太冲脉衰少，天癸竭，地道不通，故形坏而无子也。"这是中医妇科理论与实践的重要理论渊源。《内经》还论述了生命之本。《灵枢·本神》曰："生之来谓之精；两精相搏谓之神。"《灵枢·经脉》曰："人始生，先成精。"《灵枢·决气》云："两神相搏，合而成形，常先身生，是谓精。"《内经》记载了"带下瘕聚""不月""崩""不孕"等妇科病证，记载首张妇科药方"四乌贼骨一藘茹丸"。

《神农本草经》是我国现存最早的药物学专著，记载了365种药物，包括妇产科药物88种。

汉代张仲景《金匮要略》妇人病三篇，论述月经病、带下病、妊娠病、产后病和妇科杂病之辨证论治，奠定了妇科治疗学基础。其治法不仅有内治，还有外治，如以狼牙汤沥阴中、以蛇床子裹成锭剂纳阴中等，开创了妇科外治法的先河。华佗将针刺与药物配合以下死胎。此时，中医妇科已现雏形。

晋朝王叔和《脉经·平妊娠分别男女将产诸症第一》指出："尺中肾脉也，尺中之脉，按之不绝，法妊娠也。三部沉浮正等，按之无绝者，有娠也。"并记载了临产时之"离经脉"和产后的常脉与病脉。首次提出了各种特殊的月经现象，如"居经""避年""激经"等。

北齐徐之才《逐月养胎方》根据胎儿生长发育规律，提出妊娠各阶段养生要点及针灸禁忌，奠定了妊娠期保健的基础。

隋代巢元方《诸病源候论》是一部中医病理学专著，有8卷论妇科病机，提出冲任损伤是经、带、胎、产及不孕、癥瘕等妇科疾病的主要病机。

三、专科设置，世界领先

中医专科的分化始于汉代，设"女医"或"乳医"，隶属于太医令；并有女性从事宫廷侍医。

唐代设太医署，建立了新的医事制度，重视医学教育。有管理医务行政的医官，还有医师、医工、医生等，并设医博士、助教以教授医学。

宋代设太医局，分为九科（大方脉、风科、小方脉、眼科、疮肿折疡、产科、口齿咽喉科、针灸科、金镞兼禁科），共300人，其中产科10人；设有产科教授，这是世界医事制度上妇产科最早之独立分科。专科的设立促进了学术的发展，此期的产科技术得到较大提高。宋代产科专著有杨子健的《十产论》，详细记载了各种异常胎位的助产方法。朱端章的《卫生家宝产科备要》，记载产后"三冲"危症，即冲心、冲胃、冲肺的证候和预后。此外，还有齐仲甫的《女科百问》，李师圣、郭稽中的《产育宝庆集》，薛仲轩的《坤元是保》，陆子正的《胎产经验方》等。

宋代陈自明《妇人大全良方》是一部妇科与产科合论的专著。汇集了南宋以前40余种医籍中有关妇产科的理论和临证经验，共260余论。提出"妇人以血为根本"的观点，突出冲任损伤的病机："妇人病有三十六种，皆由冲任劳损而致。"对后世影响较大。

明代和清代是中医妇科发展的时期，名家和专著众多。明代有薛己《女科撮要》和《校注妇人良方》，赵献可《邯郸遗稿》，万全《广嗣纪要》和《万氏妇人科》，张介宾《景岳全书·妇人规》，王肯堂《证治准绳·女科》，武之望《济阴纲目》等。万全在《广嗣纪要》提出"五不女"之螺、纹、鼓、角、脉乃女子生殖脏器与生理功能缺陷，是妨碍生育的因素。可见，当时已观察到禀赋异常的问题及其对生育的影响。

清代傅山《傅青主女科》注重肾、肝、脾，强调七情内伤及房劳伤肾导致妇产科疾病。创制完带汤、清经散、两地汤、定经汤及生化汤加减方，流传甚广。吴谦编《医宗金鉴·妇科心法要诀》六卷，是医学教科书。肖慎斋《女科经纶》、沈尧封《女科辑要》、陈修园《女科要旨》等，亦各有特色。

四、当代中医妇科学的发展

中医学的教育事业在20世纪得到较大发展。从传统的师承授受逐渐转向院校教育。

20世纪初叶，京、沪、穗等地陆续开办全日制的中医学校，并附设中医医院。中华人民共和国成立后，1956年国家开办了北京、上海、广州、成都等首批4家中医学院，其后，全国各个省、市、自治区陆续开办中医学院。中医妇科作为一个临床学科在教学、医疗和研究方面得到全面的发展，编写出版了全国统编、规划的数版《中医妇科学》教材；各省区、市、县均有公立中医院；台湾、香港等地区的部分医学院校也开设了中医学专业。

中国从1978年开始培养中医学专业研究生，包括中医妇科学专业的硕士、博士。近30年来，已培养了一大批硕士和博士研究生，并有中医妇科学博士从事博士后研究工作。

中医妇科的学术研究，包括整理、研究古代中医妇科专著和中医经典著作中的妇科条文，出版了《妇人大全良方》《妇人规》《傅青主女科》等校注本。继承、整理全国各地著名中医妇科专家的学术经验，出版了《王渭川妇科治疗经验》《刘奉五妇科经验》《朱小南妇科经验选》《罗元恺医著选》《罗元恺论医集》《哈荔田妇科医话医案》《百灵妇科》《何子淮女科经验集》及刘云鹏《女科治验》等专集。另外罗元恺主编的《实用中医妇科学》、夏桂成主编的《中医妇科理论与实践》和刘敏如主编的《中医妇产科学》，对推动中医妇科学的发展有深远影响。班秀文、夏桂成、刘敏如教授被评为"国医大师"。

对"肾主生殖"的理论进行深入研究，提出"肾—天癸—冲任—子宫"生殖轴学说、中医周期疗法等，并深入研究其机制。

非手术治疗宫外孕的研究曾获得国家级研究成果。对崩漏、痛经、子宫内膜异位症、多囊卵巢综合征、绝经综合征、女性生殖道炎症、先兆流产和反复自然流产、异位妊娠、妊娠高血压病、不孕症、子宫肌瘤等病的中医药诊疗方法与治疗机制进行研究，提高临床疗效，并取得丰硕的成果。

第二章

女性生殖解剖与生理

第一节　女性生殖脏器解剖

一、外生殖器

女性外阴，称为阴户，又称产户，系指阴道前庭及其两侧的大阴唇和小阴唇、前面的阴蒂和后面的阴唇系带、会阴。即阴道口的前后左右部位，故又有"四边"之称。阴户具有保护女性生殖脏器的作用，是抵御外邪的第一道关口。

玉门，系指阴道口，包括处女膜的部位。从玉门可判断女子未婚、已婚或已产，并冠以不同的名称。《诸病源候论·带下候》曰："已产属胞门，未产属龙门，未嫁属玉门。"但玉门又是阴道口的总称，如《备急千金要方》有"妇人阴阳过度，玉门疼痛""产后玉门不闭"的记载。《妇人大全良方》有"产后阴脱，玉门不闭"方论。玉门是排出月经、带下的关口，是合阴阳的出入口，也是娩出胎儿、排出恶露的关口（图2-1）。

二、内生殖器

（一）胞宫

胞宫是女性最重要的生殖脏器，包含子宫、子管、子核及胞脉、胞络。在古代中医

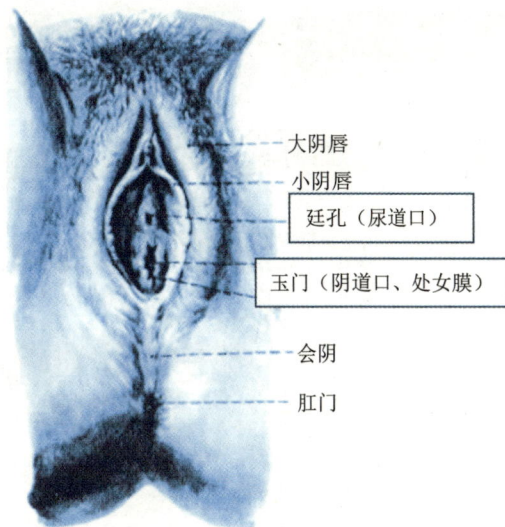

图2-1　女性阴户与玉门

大阴唇
小阴唇
廷孔（尿道口）
玉门（阴道口、处女膜）
会阴
肛门

典籍中，尚有女子胞、胞脏、子脏、子处等名称（图2-2）。

"女子胞"最早见于《素问·五脏别论》："脑、髓、骨、脉、胆、女子胞，此六者，地气之所生也，皆藏于阴而象于地，故藏而不泻，名曰奇恒之府。"《灵枢·五色》则有"子处"之称。

"子宫"首见于《神农本草经·紫石英》条："女子风寒在子宫，绝孕十年无子。"其后，隋《诸病源候论·无子候》、唐《备急千金要方·朴硝荡胞汤》、宋《妇人大全良方·求嗣门》、金元《格致余论·受胎论》、明《妇人规》及《类经》等亦广泛使用子宫之名。子宫是女性生殖官，其名称和位置

与现代解剖学基本一致。

"胞宫"始见于北宋《活人书·卷十九》："热入胞宫，寒热如疟。"明《景岳全书·妇人规》曰："凡妇人怀孕者，其血留气聚，胞宫内实。"

胞宫位于小腹正中，带脉之下，前为膀胱，后为直肠，下接阴道（图2-3）。其形态如合钵，上有两歧，下为子门。朱震亨在

《格致余论·受胎论》中最早加以描述："阴阳交媾，胎孕乃凝。所藏之处，名曰子宫。一系在下，上有两歧，一达于左，一达于右。"而张介宾《景岳全书·妇人规·子嗣类》中引丹溪之言时补充了"中分为二，形如合钵"的描述。《类经·疾病类》又说："子门，即子宫之门也。"

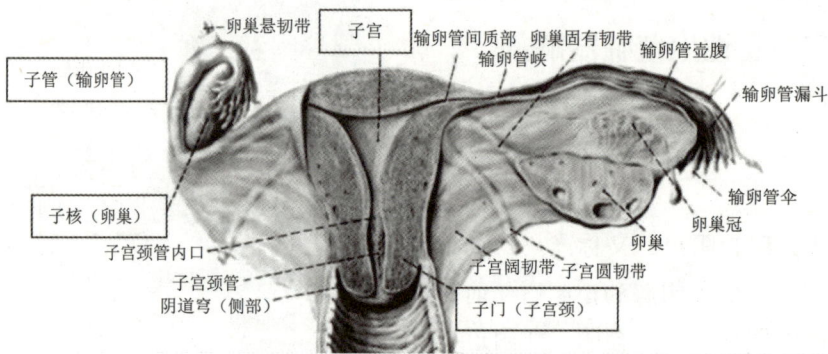

图2-2　子宫、子核与子管

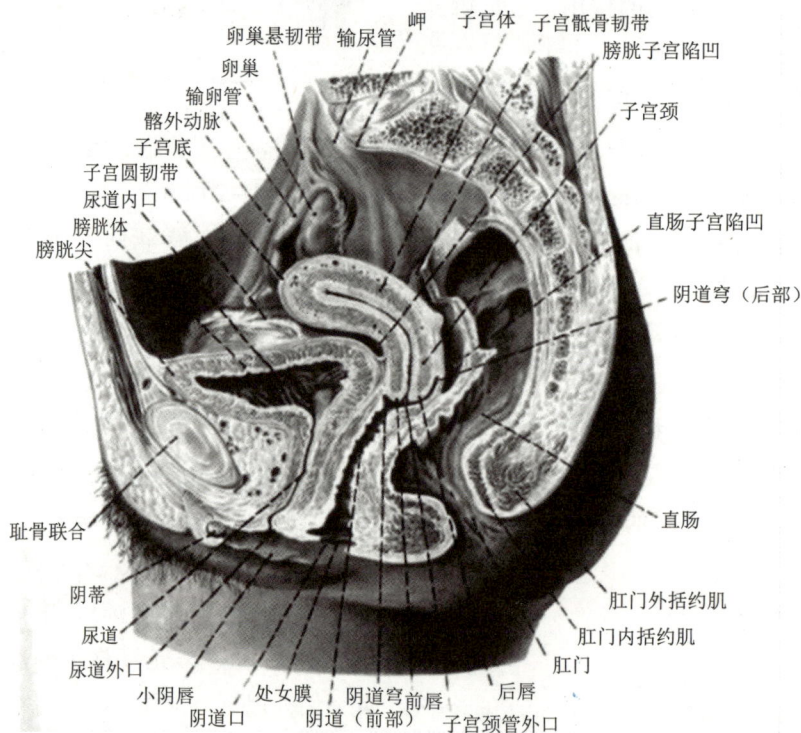

图2-3　胞宫的位置

胞宫有胞脉、胞络与其他脏腑相联系。《素问·评热病论》指出："月事不来者，胞脉闭也。胞脉者，属心而络于胞中。"胞脉是隶属于胞宫之血脉。其功能是把脏腑汇聚于冲任二脉的阴血下注于胞宫，以维持其生理功能。《素问·奇病论》提出："胞络者，系于肾。"《诸病源候论·阴挺出下脱候》谓："胞络伤损，子脏虚冷气下冲，则令阴挺出，谓之下脱。"胞络为络属于胞宫的脉络，具有维系子宫正常位置和生理功能的作用，并使子宫通过胞络与足少阴肾经发生经络上的联系。

张寿颐《沈氏女科辑要笺正》首先论及"子管"与"子核"："子宫之底，左右各出子管一支，与小孔通，长二寸半，垂于子核之侧，不即不离。子核者，在子宫左右离一寸，向内有蒂，与子宫相连；向外有筋带，与子管相系。形如雀卵，内有精珠十五粒至十八粒不等，内贮清液，是为阴精。女子入月之年，精珠始生，至月信绝，其珠化为乌有。""男精入子宫，透子管，子管罩子核，子核感动，精珠迸裂，阴阳交会。"

胞宫的功能是排出月经和孕育胎儿。特点是亦藏亦泻，藏泻定时。《素问·上古天真论》谓："月事以时下，故有子。"《类经·藏象类·奇恒脏腑藏泻不同》指出："女子之胞，子宫是也。亦以出纳精气而成胎孕者为奇。"胞宫属于奇恒之府，其功能不同于脏之藏而不泻，亦不同于腑之泻而不藏，而具有亦藏亦泻、定期藏泻的特点。如月经为一月一藏泻，妊娠为十月一藏泻，均有周期性、节律性，是其功能的特殊之处。

（二）阴道

阴道，又称产道、子肠，是连接胞宫与阴户的通道（图2-4）。

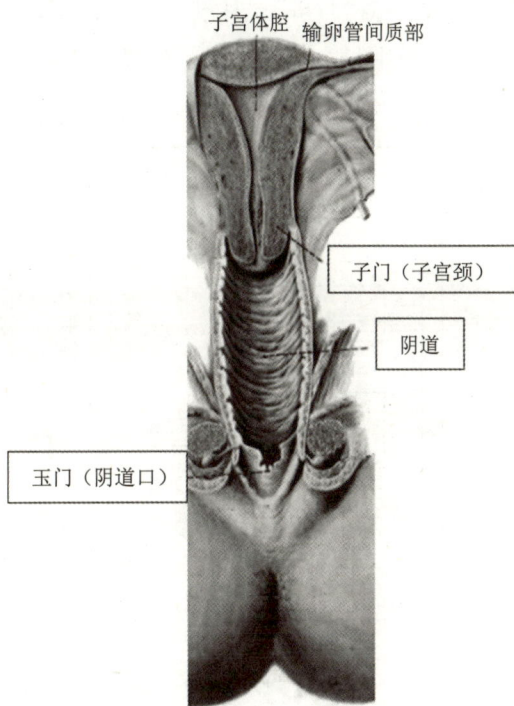

图2-4　阴道

阴道的功能：①保护胞宫，免受外邪侵犯；②是排出月经、带下和恶露的通道；③是阴阳交媾和娩出胎儿的通道。中医学阴道的名称和位置与现代解剖学完全一致。

第二节　女性生殖生理

女性生殖生理包括月经、带下、妊娠、产育和哺乳。了解女性的生殖生理特点（图2-5），才能诊治妇科的经、带、胎、产、杂病。

一、月经生理与调节

月经，是子宫定期出血的生理现象。以

月为期，经常不变。如同月相之盈亏，潮汐之涨落，故又称"月事""月汛""月水"。李时珍在《本草纲目·妇人月水》指出："女子，

阴类也。以血为主。其血上应太阴，下应海潮。月有盈亏，潮有朝夕，月事一月一行，与之相符。故谓之月信、月水、月经。"

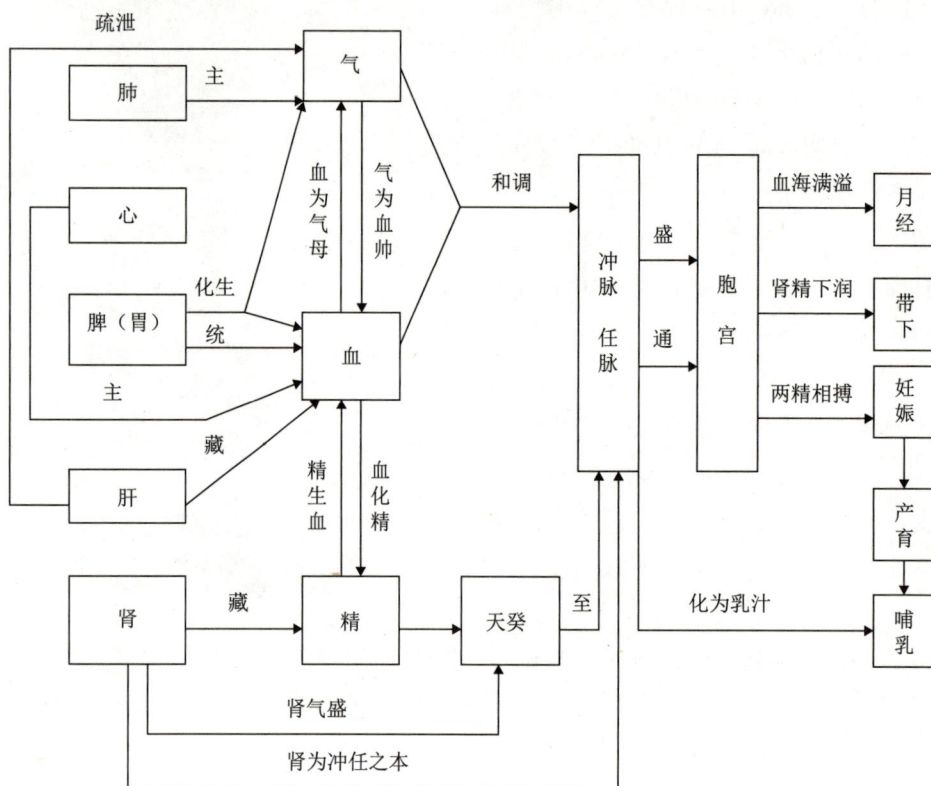

图 2-5　女性生殖生理特点示意图

（一）月经的生理现象

1. 初潮　第一次月经来潮称为"初潮"。月经来潮是女子发育趋于成熟并开始具有生育能力的标志。一般初潮年龄在 13～14 岁之间，可因地域、气候、营养等因素的影响而有差异，可以早至 11～12 岁，或迟至 16 岁。

2. 周期　月经有明显的节律。出血的第 1 天为月经周期的开始，两次月经第 1 天的间隔时间为一个月经周期。一般为 28～30 天。

3. 经期　每次月经的持续时间称为经期。正常为 3～7 天，多数在 3～5 天。

4. 经量、经色、经质　一般在经期第 2～3 天经量较多。月经量难以准确测量，一般以月经垫的用量估算，总量 30～80mL。经色呈暗红，初时较浅，量多时经色加深，将净时渐淡。经质稀稠适中，不凝固，无血块，无臭气。

5. 绝经　妇女到 49 岁左右月经自然停止，称为绝经。以停经一年以上的最后一次月经为标志。绝经后一般不具备生育能力。绝经年龄一般在 45～55 岁，受体质、营养等因素的影响，也可早至 40 岁或晚至 57 岁。

女性在月经初潮后 1～2 年内，月经或提

前，或推后，甚或停闭数月，这是身体发育尚未完善之故。一般可逐渐形成正常的周期。生育期妇女在妊娠期间月经停闭，哺乳期妇女亦多数无月经来潮。这些均属于生理性停经。在绝经前，也会出现月经周期的紊乱，一般历时 1~3 年，月经才逐渐停闭。

月经期间一般无特殊症状。部分女子在经前或经期可出现轻微的小腹胀、腰酸、乳胀，或情绪不稳定，经后自然缓解。一般不影响其生活、学习和工作。

中医古籍还记载了一些特殊的月经现象：定期两月一至者，称为"并月"；三月一至者，称为"居经"或"季经"；一年一至者，称为"避年"；终身不行经而能受孕者，称为"暗经"。妊娠早期，个别妇女仍按月经周期有少量出血而无损于胎儿者，称为"激经"，又称"盛胎""垢胎"。在晋朝

王叔和《脉经》中已有并月、居经、避年的记载。其后，《诸病源候论》《本草纲目》也有论及，均认为是月经的异常表现。而《医宗金鉴》则认为并月、居经、避年为月经之常。在临床上，应以生育能力是否正常为主要依据，结合局部和全身情况，判断其是否属于病态。

（二）月经产生与调节机制

月经的产生，是在全身脏腑、经络、气血的协调作用下，肾、天癸、冲任、胞宫相互调节，使胞宫定期藏泻。《素问·上古天真论》曰："女子七岁，肾气盛，齿更发长；二七而天癸至，任脉通，太冲脉盛，月事以时下，故有子……七七任脉虚，太冲脉衰少，天癸竭，地道不通，故形坏而无子也。"

月经的产生和调节机制以肾—天癸—冲任—胞宫为轴心（图 2 - 6）。

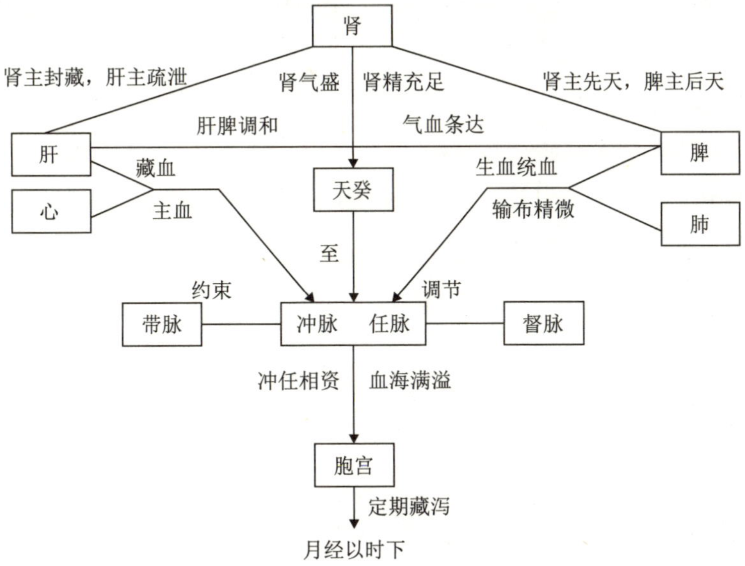

图 2 - 6　月经产生与调节机制示意图

1. 肾　肾主封藏，为藏精之脏。《素问·六节藏象论》曰："肾者主蛰，封藏之本，精之处也。"精是生殖的基础。《灵枢·

决气》指出："两神相搏，合而成形，常先身生，是谓精。"先天生殖之精为元阴、元精。《素问·上古天真论》曰："肾者主水，

受五脏六腑之精而藏之，故五脏盛，乃能泻。"后天水谷之精来源于其他脏腑，也是藏之于肾，以不断充养先天生殖之精。故肾为先天之本，元气之根，是元阴、元阳之宅。

此外，肾主骨生髓，髓通于脑，脑为髓海，故肾与脑相通，脑、髓、骨均属肾所主。《素问·阴阳应象大论》曰："肾生骨髓。"《灵枢·海论》又曰："脑为髓之海。"肾生髓是肾藏精功能的一部分。

女子到七岁左右，脏腑渐充，肾气乃盛，生长发育较快，后天之精不断充养先天之精，使藏之于肾的天癸渐趋充盛。到了二七之年，则天癸至，并促使冲任二脉通盛，月经初潮。肾在月经产生的过程中起主导作用。

2. 天癸　天癸源于先天，属阴精，具有促进人体生长、发育和生殖的作用。马玄台注释《素问》时说："天癸者，阴精也，盖肾属水，癸亦属水，由先天之气蓄极而生，故谓阴精为天癸也。"男女皆有天癸，藏之于肾，在肾气的推动下趋于成熟。《景岳全书·传忠录·阴阳》谓："元阴者，即无形之水，以长以立，天癸是也，强弱系之，故亦曰元精。"《类经》云："天癸者，言天一之阴气耳，气化为水，名曰天癸……其在人身，是为元阴，亦曰元气。第气之初生，真阴甚微，及其既盛，精血乃旺，故女必二七，男必二八而后天癸至。天癸既至，在女子则月事以时下，在男子则精气溢泻，盖必阴气足而精血化耳。"

女子在 14 岁左右，天癸至，任通冲盛，促使血海充盈，子宫由满而溢，因而有月经来潮，并有孕育功能。到 49 岁左右，天癸竭，则月经亦随之停止来潮。可见，天癸的

"至"与"竭"是导致月经来潮与停闭的重要因素。天癸是月经产生的动力。

3. 冲任二脉　冲脉、任脉与督脉皆起于胞中，一源而三歧，属奇经。

冲脉下出于会阴，其上行者行于脊柱之内，与诸阳经相通；其外行者经气街穴与足少阴经、足阳明经交会，沿腹部两侧上达咽喉，环绕唇口；其下行者与肾经相并，渗三阴，即间接联系于肝脾。通过经脉的沟通，冲脉既受到先天之本的肾中真阴真阳的资养，又得到后天之本的脾胃气血的补充，为十二经气血汇聚之所，具有调节十二经气的作用。《灵枢·逆顺肥瘦》记载："夫冲脉者，五脏六腑之海也。"故有"十二经之海""冲为血海"之称。

任脉亦起自胞中，下出会阴，向前沿腹部正中线上行，至咽喉，上行环唇，分行至目眶下。任脉与肾经交会于关元；与肝经交会于曲骨；与脾经交会于中极；与手三阴经亦有交会，还与胃经交会于承浆，得胃气之濡养。任脉主一身之阴，为"阴脉之海"。任脉之气通，子宫得到阴精之充养，则月经、孕育正常。王冰说："谓之任脉者，女子得之以妊养也。"故有"任主胞胎"之说。

在天癸的作用下，冲脉广聚脏腑之气血，任脉所司之精、血趋于旺盛，并下注于胞宫，使月经来潮。

除了冲脉和任脉，还有督脉和带脉参与月经周期的调节。督脉主一身之阳经，与任脉共同维系一身阴阳脉气之平衡。带脉络胞而过，对胞宫有约束的作用。

4. 其他脏腑、经络

（1）肝　肝藏血，主疏泄，具有贮存与调节血液、疏导气机的作用。肝经与任脉交

会于曲骨，与督脉交会于百会，与冲脉交会于三阴交。肝气喜条达而恶抑郁，情志所伤往往影响肝经，导致肝气郁结而发生月经异常。

肝与肾同处于下焦，肾藏精，肝藏血，肾中精气充盛，则肝有所养，血有所充；肝血满盈，则肾精有所化生。精血互生资养，使经血源源不断。又肾司封藏，肝主疏泄，一藏一泄，使经水行止有度。肾与肝相互协调，共同调节气血的藏泄，使血海按时满盈，则胞宫藏泻有期。

（2）脾　脾主运化，升提气机，统摄血液。脾与胃相表里，胃受纳、腐熟水谷，其精微经脾之运化而化生气血。胃气主降，足阳明胃经下行与冲脉交会于气街，冲脉赖此得到充养，而致"太冲脉盛"，是"月事以时下"的一个重要条件。故曰"冲脉隶于阳明"。脾气主升，具有统血之功，使血液循脉道而行，并维持子宫、胞脉的正常功能。脾胃化生的气血，一方面充养肾精，另一方面又通过经络输注于胞宫，作为月经的主要来源。

肾为先天之本，脾为后天之本，先天与后天相互资生。肾阳温煦脾阳，以维持脾胃的运化功能。

（3）心　心主血，其充在血脉。《素问·评热病论》曰："月事不来者，胞脉闭也。胞脉属心而络于胞中。今气上迫肺，心气不得下通，故月事衰少不来也。"指出心与胞脉的联系。《仁斋直指方》云："血藏于肝，流注子脏，而主其血者在心。"《素问·阴阳别论》曰："二阳之病发心脾，有不得隐曲，女子不月。"月经以血为本，胞脉不充或胞脉闭阻均可影响月经的正常来潮。

此外，心居于上焦而属火，肾居于下焦而属水，心肾相交，上下交通，水火相济，是维持脏腑阴阳平衡的重要因素。

（4）肺　肺主气，朝百脉，调节气机，通调水道，输布精微于周身，若雾露之溉。精、血、津、液皆赖肺气之输布而达于子宫。肺与任、督二脉也有经络上的联系。

心肺皆处于上焦，心主血，肺主气，共同调节气血之运行。

在调节气血和产生月经的过程中，五脏是相互协调的。

5. 胞宫　胞宫主月经与孕育，具有定期藏泻的功能。在肾气盛的基础上，天癸依期而至，冲任广聚精血，血海满盈，下注子宫，则月经开始来潮。又在肝肾的调节下，形成定期藏泄的规律，使月经一月一潮，依期而至。

综上所述，月经的产生和调节以肾为主导，以天癸为促进生长、发育和生殖的阴精与动力，冲任汇集脏腑气血下达于胞宫，胞宫受肝肾的调节，藏泻有期，则月经按时来潮。

（三）月经周期节律

在月经周期中，阴阳气血具有周期性的消长变化，形成胞宫定期藏泻的节律，并以每月一次的月经来潮为标志。

把一个月经周期划分为 4 个阶段，即月经期、经后期、经间期和经前期。在不同的阶段，阴阳气血的消长有如潮水之涨落，月相之盈亏，呈现出太阴月节律。

1. 月经期　血海由满而溢，胞宫泻而不藏，血室正开，经血下泄，除旧生新。这是由阳转阴的转化期。此期的"泻"是为了下一个阶段的"藏"。

2. 经后期　经血下泄后，子宫胞脉相对空虚，阴血亦相对不足，血室已闭，胞宫藏而不泻，通过肾之封藏蓄养阴精，使阴血渐长。

3. 经间期　通过经后期的蓄养，阴精渐充，冲任气血旺盛，达到重阴状态。这是重阴必阳，由阴转阳的转化期。在心、肾阳气的鼓动下出现氤氲状变化，此为孕育之"的候"时，又称"真机期"。

4. 经前期　重阴转阳后，则阳气渐长，胞宫、胞脉、冲任等气血盈满，为育胎做好准备。如真机期阴阳交媾，胎元已结，则藏而不泻，育胎生长。如未结胞胎，孕育未成，则胞宫行泻的作用，血室重开，经血下泄进入下一个周期。

如此循环往复，周而复始，阴阳气血周期性地消长转化，胞宫定期藏泻，形成既有整体性，又有阶段性特点的节律变化，维持女性生殖功能。

知识链接

月经周期的内分泌调节机制是下丘脑—垂体—卵巢轴相互依存、相互制约，还受大脑皮质、外界环境和精神因素的影响，其中任何一个环节发生障碍，都会引起卵巢紊乱，导致月经失调。

1. 卵泡期　前次月经周期卵巢黄体萎缩后，卵巢性激素减少，同时解除了对下丘脑的抑制，开始分泌 GnRH（促性腺激素释放激素），使垂体 FSH（促卵泡生成激素）分泌增加，卵泡逐渐发育，在少量 LH（促黄体生成素）协同作用下，卵泡分泌雌激素，子宫内膜增生。雌激素逐渐增加，对下丘脑的负反馈作用增强，抑制 GnRH 分泌，FSH

分泌减少。优势卵泡逐渐发育成熟，雌激素出现高峰，发挥正反馈作用，LH 出现高峰，FSH 形成较低的峰，二者协同使成熟卵泡排卵。

2. 黄体期　排卵后，循环中的 LH 和 FSH 急速下降，黄体形成并逐渐发育成熟，形成雌、孕激素高峰，使子宫内膜转变为分泌期。由于大量雌、孕激素协同的负反馈作用，使垂体分泌的 LH、FSH 减少，黄体开始萎缩，雌、孕激素分泌减少，子宫内膜失去激素支持，发生坏死、脱落，月经来潮。随着卵巢性激素的下降，解除了对下丘脑、垂体的抑制，下丘脑再度分泌 GnRH，垂体 FSH 亦回升，于是又开始下一个新的月经周期。如此周而复始。

二、带下生理

带下，系女子从阴道排出的一种阴液。

生理性带下是润泽于阴道和阴户的阴液。无色透明，黏而不稠，无特殊气味，有时略呈白色，又称白带。健康女子在月经初潮后开始有带下分泌，其量不多，不致外渗，在经前、经间期和妊娠早期，其量稍有增加，绝经后明显减少。

带下对阴道和阴户起到濡润和充养的作用，并能抵御病邪的入侵。当外邪直中阴中，或侵袭胞宫、胞络，可出现带下异常。

带下为津液之一种，由肾精所化生，是肾精下润之液。《灵枢·五癃津液别》指出："五谷之津液和合而为膏者，内渗于骨空，补益脑髓，而下流于阴股。"《景岳全书·妇人规·带浊梦遗类》云："盖白带出于胞中，精之余也。"

带下的产生是以肾气盛，天癸至，冲任

二脉充盛为前提。肾精充盛，在肾气和天癸的作用下，由任脉所司，达于胞中，经督脉的温化、带脉的约束，适量溢于阴道和阴户，以润泽前阴孔窍。生理性带下并有助于阴阳交媾，两精相搏。

带下的质和量随着月经周期的变化而有周期性改变。《血证论·崩带》曰："盖带脉下系胞宫，中束人身，居身之中央，属于脾经。脾经土气冲和，则带脉宁洁，而胞中之水清和，是以行经三日后，即有胞水，黄明如金，是肾中天癸之水，得带脉脾土之制，而见黄润之色，乃种子之的候，无病之月信也。"说明经间期重阴转阳之时，带下明显增多，是有利于受孕的征兆。而绝经以后，由于肾气渐衰，肾精亏虚，天癸已竭，带下明显减少，致使阴道干涩。

带下是脏腑、经络、津液协调作用于胞宫的生理现象。带下由津液所化，受肾气封藏，经脾气转输运化，肝气疏泄，任脉主司，带脉约束，布露于子宫，润泽于阴中，并受阴阳气血消长的影响，而有周期性变化。

在中医古籍中，带下亦泛指经带之疾，即带脉以下之疾，包括妇女经、带、胎、产、杂病。如《素问·骨空论》曰："任脉为病，男子内结七疝，女子带下瘕聚。"但后来根据带下颜色的变化列出白带、赤带、黄带、青带、黑带、五色带等，作为带下病的表现。因此，现代中医学已经把带下病的概念加以局限，以带下的量、色、质、气味发生异常为带下病的特征。

三、妊娠生理

妊娠，指从受孕至分娩的过程。《内经》有"妊子""怀子""有子""重身"等名称；《金匮要略》始称"妊娠"。

（一）妊娠机制和条件

《周易·系辞》指出："天地氤氲，万物化醇，男女媾精，万物化生。"当时已科学地认识生命的起源。《灵枢·本神》曰："两精相搏谓之神。"两精，指男女双方生殖之精。神，指具有生机之物体，不断变化发展。两精结合而成胎元，继而演化成形神俱备的胎儿。《灵枢·决气》曰："两神相搏，合而成形，常先身生是谓精。"两神，指神机，即元阳。两性神机互动相合，产生新生命之元精。这里提出了先天之精的概念。《灵枢·经脉》云："人始生，先成精，精成而后脑髓生，骨为干，脉为营，筋为刚，肉为墙，皮肤坚而毛发长。"

女子受孕的前提是肾气充盛，天癸成熟，冲任二脉功能协调，胞宫藏泻有期。女子在月经初潮之后，月经有规律地来潮，胞脉、胞络通畅，则开始具备生育能力。21～35岁生育能力较旺盛。南齐褚澄《褚氏遗书·问子》指出："合男子必当其年，男虽十六而精通，必三十而娶；女虽十四而天癸至，必二十而嫁，皆欲阴阳气完实而交合，则交而孕，孕而育，育而为子，坚壮强寿。"

妊娠的条件是男女双方生殖之精正常，《女科正宗·广嗣总论》曰："男精壮而女经调，有子之道也。"男子亦必须有正常的生殖功能，"精气溢泻"，达到"男精壮"。"女经调"则包括月经周期、经量、经色、经质正常。在月经周期中，经间期阴阳顺利转化，子核及子管调和，两精可以相搏，子宫藏泻有节。

受孕需要适合的时机。明代王肯堂《证治准绳·女科准绳·胎前门》引袁了凡：

"凡妇人一月经行一度，必有一日氤氲之候，于一时辰间……此的候也……顺而施之，则成胎矣。"妇女每个月经周期有一日一时为"氤氲之候"，又称"真机""的候"，是最佳受孕时机。

（二）妊娠的生理现象

妇女怀孕以后，身体会发生一系列生理性变化。

1. 停经　月经正常的育龄期妇女，有正常性生活，月经停止来潮，往往是妊娠的第一个征兆。这是阴血下聚于胞宫以养胎，子宫藏而不泻的标志。

2. 早孕反应　部分孕妇会出现妊娠反应，如晨起恶心欲吐、厌食、择食、嗜酸、倦怠、头晕等。一般不影响生活和工作，在妊娠 12 周以后自然消失。

3. 妊娠脉象　妊娠脉是六脉平和，滑疾流利，尺脉按之不绝。《素问·阴阳别论》指出："阴搏阳别，谓之有子。"王冰注释为："阴，谓尺中也；搏，谓搏触于手也。尺脉搏击，与寸脉殊别，阳气挺然，则有妊之兆也。"《脉经·平妊娠分别男女将产诸证》曰："尺中肾脉也，尺中之脉，按之不绝，法妊娠也。"因尺脉属肾，胞络系于肾，妊娠后肾气旺盛，故诊尺脉按之不绝。但早孕妇女不一定都表现出明显的滑脉，故临证时绝不能单凭脉象来诊断妊娠，应四诊合参，并结合妊娠试验等相关检查以明确诊断。

4. 乳房变化　妊娠后乳房会增大隆起，发胀或触痛，乳头乳晕着色。《生生宝录》说："妇人乳头转黑，乳根渐大，则是胎矣。"

5. 子宫增大　妊娠 6 周可扪及子宫增大、变软，尤以子宫峡部为明显。宫颈着色，呈紫蓝色。妊娠 12 周以后可在小腹部扪及增大的子宫。

6. 腹部膨隆　妊娠 4～5 个月后，小腹逐渐膨隆。妊娠 36 周，宫底达剑突下 2 横指。

7. 胎动胎心　一般在妊娠 5 个月后孕妇自觉有胎动。可用听诊器在孕妇腹部听到胎心音。利用超声多普勒仪则可在孕后 12 周测到胎心音。

8. 胎位胎体　妊娠晚期，可通过腹部视诊和触诊判断胎头、胎体，确定胎位。

此外，孕妇还可出现带下增多、尿频、便秘，以及面部褐色斑（妊娠斑）、腹壁妊娠纹等生理性变化。

一般每次妊娠育一胎。若一孕二胎者称"双胎"或"骈胎"，一孕三胎者称"品胎"。

妊娠全过程为 10 个妊娠月。《备急千金要方·妇人方》云："妊娠一月名始胚，二月始膏，三月始胞，四月形体成，五月能动，六月筋骨立，七月毛发生，八月脏腑具，九月谷气入胃，十月诸神备，日满则产矣。"当时对于胎元发育的过程已有细致的观察与描述。

四、临产与产褥生理

正常孕期为 10 个妊娠月，以 28 日为一个妊娠月，约 280 日。明代李梴《医学入门·胎前》云："气血充实，则可保十月分娩。"《妇婴新说》云："分娩之期，或早或迟……大约自受胎之日计算，应以二百八十日为准，每与第十次经期暗合也。"预产期的计算是以末次月经第一天的日期为基数，月数加 9（或减 3），日数加 7（阴历则加 14），得出的年月日即为预产期。在预产期前后 14 天内分娩亦属正常范围。

（一）临产的生理现象

妊娠足月，发育成熟的胎儿和胎衣从母体娩出的过程，称为分娩。

妊娠足月临产，古称"临盆"，其征兆主要是胎先露进入骨盆，故胎位下移，有释重感。《胎产心法·临产须知十四则》云："临产自有先兆须知：凡孕妇临产或半月数日前，胎腹必下垂，小便多频数。"有些孕妇在临产前可出现一些疑似现象，应注意辨析。如妊娠八九月时，或出现腹中痛，可自行缓解者，称为"试胎"，或称"试月"。如妊娠月数已足，腹痛或作或止而腰不坠痛者，称为"弄胎"。此均非真正的临产先兆，宜安心静待，不必慌张。《景岳全书·妇人规·产要》云："凡孕妇临月，忽然腹痛，或作或止，或一二日，或三五日，胎水少来，但腹痛不密者，名曰弄胎，非当产也；又有一月前，或半月前，忽然腹痛如欲产而不产者，名曰试月，亦非产也……但当宽心候时可也。"

分娩，又称正产，先有阵痛、见红，出现临产离经脉；继而子门大开，则胞衣破，浆水出，胎儿、胞衣依次娩出。《十产论·妇人临产门》指出："妇人怀胎十月，阴阳气足，忽腹腔阵阵疼痛，相次胎气顿陷，至于脐腹痛极甚，乃至腰间重痛，谷道挺进，继之浆破血出，儿遂自生，名曰正产。"分娩的全过程约半日，即 12 小时左右。

1. 见红　临产时，阴道有少量血性黏液排出，俗称"见红"。

2. 阵痛　腰腹阵阵作痛，小腹坠胀而有便意。阵痛的持续时间渐长、间隔时间渐短，子门渐开。

3. 离经脉　临产脉象会有变化，称为离经脉。《脉经·平妊娠分别男女将产诸证》指出："妇人怀妊离经，其脉浮，设腹痛引腰脊，为今欲生也。"《景岳全书·妇人规》则说："试捏产母手中指本节跳动，即当产也。"还有认为是脉象迟数的变化，即脉搏的次数明显加快或变缓。《产孕集》云："尺脉转急，如切绳转珠者，欲产也。"离经脉对于判断产程进展有一定参考意义。

4. 子门开　子门开全，则胞衣破，浆水出。此时产妇应随着阵痛屏气用力，娩出胎儿，约半小时后娩出胎衣。《达生篇·临产》说："一阵紧一阵者，正生也。"

（二）临产的调护

分娩前应注意调护。使产妇了解分娩的过程，消除紧张焦虑，保持心情舒畅，饮食均衡，充分休息，保存体力，顺应产程的进展。《达生篇》说："此是人生必然之理，极容易之事，不必惊慌。"又提出"睡、忍痛、慢临盆"作为临产的六字要诀，具有临产指导意义。

（三）影响分娩的因素

影响分娩的因素包括产力、产道、胎儿和产妇精神心理因素。各方面因素协调，则可以顺利度过自然分娩的过程。若产妇体质虚弱，或临产失于调护，或精神紧张，焦虑恐惧，可使子宫收缩乏力，或子宫收缩不协调，导致难产。若产道狭窄，或胎儿过大，或胎位异常，亦可影响产程进展。如产程过长，处理不当，可影响产妇及胎儿之生命。故产前应充分估计产力、产道、胎儿的情况，对产妇进行宣教，减少难产的发生。在影响分娩的诸因素中，产道和胎儿异常一般可以在产前检查中发现，如先天性产道狭窄、胎儿过大、胎位异常、畸形或连体胎儿等，应及时处理，进行手术助产或剖宫产。

（四）产褥期生理

分娩结束后，产妇的全身脏腑、气血与胞宫逐渐恢复到正常未孕状态的一段时期称为产褥期，一般需要 6 周。产后第一周称为"新产后"；产后一个月为"小满月"；产后百日为"大满月"。

1. 新产后的生理特点　新产后的 1 周内，由于分娩时的体力消耗和产创出血，产妇的生理特点是阴血骤虚，阳气易浮。在产后 1 ~ 2 日，可出现微热、自汗、恶风等症状，由于元气虚弱，卫阳不固，易感风寒。《金匮要略·妇人产后病脉证并治》云："新产血虚多汗出，喜中风，故令病痉；亡血复汗，寒多，故令郁冒；亡津液胃燥，故大便难。"痉、郁冒、大便难被称为"新产三病"。

2. 恶露　分娩后，子宫内的余血浊液经阴道排出，称为"恶露"。恶露初为暗红色或鲜红色的血性恶露，3 ~ 7 天后转为淡红色的浆性恶露，14 天以后转为白色恶露。一般持续 4 ~ 6 周。血性恶露一般不超过 10 天。

3. 子宫复旧　产后子宫收缩，可有小腹阵痛，尤以哺乳时较明显，称为"产后痛"或"后阵痛"。产后一周内应注意检查宫底高度下降的情况。若子宫复旧不良，常伴有恶露增多或持续时间延长。

五、哺乳生理

正常分娩者，一般产后半小时即可开始哺乳。母乳是婴儿最理想的天然食品，尤其是新产后 7 天内所分泌的初乳，呈淡黄色，质较稠，含有较多的蛋白质和免疫球蛋白，可增强新生儿的抗病能力。产后早哺乳有利于子宫复旧，减少产后出血。产妇每天的泌乳量可达 1000 ~ 3000mL，6 个月后逐渐减少。

母乳为气血所化生。《景岳全书·妇人规·乳病类》指出："妇人乳汁，乃冲任气血所化。故下则为经，上则为乳。"饮食正常，脾胃健旺，化生气血，冲任和调，则乳汁充盈。产妇在哺乳期多数月经停闭，亦有部分产妇在哺乳期恢复月经，但往往经量较少，或周期先后不定，或乳汁减少。故哺乳期应采取避孕措施。

乳汁的分泌受体质、营养、情志等因素影响。哺乳方法不当、乳房发育不良或乳头内陷、乳房疾病如乳痈等均可影响泌乳和哺乳。故哺乳期妇女应保持精神舒畅，营养均衡，睡眠充足，并注意清洁乳房，避免感染。

产妇体质虚弱、营养不良、焦虑或抑郁均可导致乳汁减少。乳母的全身性疾病可影响乳汁的质量。哺乳期使用药物亦需要慎重，部分药物可以通过乳汁传给婴儿，引起不良反应，需加以注意。

哺乳期以 6 ~ 12 个月为宜。但应根据婴儿的生长情况在 3 个月后适时添加辅食。哺乳时间亦不宜过长，因乳汁的质和量已经不能满足婴儿生长发育的需求。

第三章

妇科疾病的病因病机

妇科疾病的发生发展，是由各种致病因素导致脏腑功能失常、气血失调，直接或间接损伤胞宫影响冲任二脉，从而引起妇女特有的经、带、胎、产、杂病。

第一节　病　因

导致妇科疾病的因素主要有环境因素、情志因素、生活因素、病理因素和体质因素等。环境因素中以寒、热、湿为多发；情志因素方面以怒、思、恐常见；生活因素主要是指饮食失调、劳逸失常、房事不节、跌扑损伤、调摄失宜等；体质因素是指人体的抗病能力，即脏腑、经络、气血功能活动的盛衰。各种致病因素作用于机体是否发病，以及发病的表现形式、程度与转归预后，是由体质强弱决定的，这正说明增强体质的重要意义。

一、环境因素

由于妇女经、孕、胎、产均以血为本，其中寒、热、湿邪易与血相搏，而导致妇科疾病。

1. 寒邪　寒邪致病有外寒、内寒之分，外寒多为实寒，内寒多为虚寒。寒为阴邪，收引凝涩，易凝血，伤阳，可使血脉运行不畅。若感受寒邪，冒雨涉水，过食生冷，则血为寒凝，胞脉阻滞，可出现月经后期、痛经、闭经、癥瘕等；若脏腑功能失常，阳虚内寒，影响冲任胞宫，可出现痛经、带下病、妊娠腹痛、宫寒不孕等。

2. 热邪　热邪致病也有外热、内热不同，实热、虚热之分。外热者，多是火热之邪侵入胞中，或过食辛热温补之品，令热邪内伏；内热多因脏腑阴血津液不足，阴虚生内热。临床上常把阴虚内热称为虚热，而把情志化火、饮食不当及外感之热等称为实热。热为阳邪，耗气伤津，易动血伤阴。无论虚热与实热伏于冲任、侵入胞中，均可导致妇科疾病，如月经过多、经期延长、赤白带下、胎动不安等。

3. 湿邪　湿邪有内湿、外湿之分，妇科发病多以内湿为主。内湿多责之于脾的运化失调，素体脾虚，饮食不节，或劳力过度，损伤脾气，或肾阳虚衰不能温煦脾土，脾虚不能运化水湿，遂致湿从内生。湿为阴邪，重浊腻滞，主下趋，易阻遏气机，带脉失约，可致带下病、阴痒、不孕等；若在孕期，湿阻气机，可致妊娠呕吐、妊娠水肿等。湿邪还因人体体质寒热虚实的不同，或从阳化为湿热，或从阴化为寒湿，湿热蕴结日久甚至可化为湿毒，导致妇科杂病的发生。

二、情志因素

人类喜、怒、忧、思、悲、恐、惊七种情志变化，是对外界刺激因素的正常反应和表现形式。若七情太过，如突然、强烈、持久的精神刺激，则可引起气血、脏腑、经络的功能失常。内伤七情之中，以怒、思、恐与妇科病证密切相关。

1. 怒　怒伤肝。肝藏血，主疏泄。肝郁气结，疏泄失常，可致月经不调、闭经、崩漏、痛经、经行吐衄、胎动不安、堕胎、缺乳、癥瘕等。

2. 思　思伤脾。脾为气血生化之源，主统血。脾气耗损，气血生化无源，血失统摄，可致闭经、崩漏、月经不调、胎漏、胎动不安、产后恶露不绝等。

3. 恐　恐伤肾。肾主生殖，藏精气。肾气虚损，闭藏失职，冲任不固，则经、带、胎、产诸病均可发生，尤其是月经过多、崩漏、胎动不安、堕胎、小产等，甚或闭经、不孕等。

三、生活因素

长期饮食睡眠不规律、工作生活压力超负荷，也可使脏腑、气血、冲任的功能失调而导致妇科疾病。

1. 饮食失调　饮食过度、膏粱厚味或寒温失宜均可伤及脾胃；饮食不足，甚或节食、偏食，营养不足，气血生化之源匮乏，气血亏虚，子宫冲任失养而发生妇科疾病。若过食辛辣助阳之品，可致月经先期、月经过多、经行吐衄、胎动不安等；过食寒凉生冷食物，可致痛经、闭经、带下病等；饮酒、吸烟过量不仅损伤精血，并且影响妊娠

和胎儿的发育。

2. 劳逸失常　劳则气耗，逸则气滞。劳倦伤脾，过劳伤肾。妇女在月经期、妊娠期、产褥期，应注意劳逸适宜。若经期繁劳过力，可致经期延长或月经过多；若孕期持重过劳，易致胎动不安、堕胎、小产；反之孕期过度安逸，气血凝滞，易成滞产；产后持重，操劳过早，易致子宫脱垂。

3. 房事不节　妇女若先天不足，或早婚、房事不节、反复人流，都可损伤肾气，耗伤气血。肾气不足，气血失调，能引起各种月经病、带下病、胎动不安、堕胎小产、不孕等。

4. 跌仆损伤　妇女在经期、孕期登高持重，或跌扑闪挫，易致月经过多、崩漏、胎动不安、堕胎小产等病，阴户受伤可致阴户血肿或撕裂伤。

四、病理因素

妇人以血为用，气血充盛，胞脉通畅，胞宫血海才能发挥主月经、妊娠等生理功能。若各种原因所导致瘀血、痰饮内阻冲任、胞宫胞脉者，皆可发为经、带、胎、产、杂等妇科疾病。瘀血、痰饮是疾病过程中所形成的病理产物，并在一定条件下又可转变为致病因素，导致妇科疾病的进一步发生和发展。

气为血帅，气虚血瘀、气滞血瘀；寒为阴邪，血为寒凝，结而成瘀。另外有因热致瘀、因外伤致瘀等。

外感六淫，内伤七情，或饮食不节，劳逸过度等，导致肺脾肾肝及三焦功能失调，气化不利，津液代谢障碍，聚水成痰。如外感湿邪，留滞成痰；外感火邪，炼津成痰；

恣食肥厚，内生湿浊；饮食不化，痰饮内生等。

临床上痰饮与瘀血常常相互影响，互为因果，阻滞冲任胞宫，导致各种妇科疾病的发生。

五、体质因素

体质先天禀受于父母，后天有赖于环境、气候、生活与饮食等影响而形成各自特有的体质。体质因素不仅表现在抗病能力的强弱，还决定着上述致病因素所引发的疾病种类、程度、转归和预后。不同体质，往往使机体对某种致病因素的易感性和发病后证候表现及传变都有不同的影响。

第二节　病　机

"冲任损伤"是妇科疾病的核心病机。多由脏腑功能失常、气血失调直接损伤胞宫，间接影响冲任，导致妇产科疾病的发生。

一、脏腑功能失常

脏腑功能失常可引起气血失调，影响冲任督带和胞宫的功能，导致妇科经、带、胎、产诸病的发生，其中与肾、肝、脾的功能失调关系密切。

1. 肾　肾藏精，主生殖，胞络系于肾。精能化气，肾精所化之气即为肾气。肾气包含着肾阴和肾阳，主宰着人体生长发育和生殖功能。五脏之真，唯肾为根，故五脏之伤，穷必及肾。若先天不足、房事不节、屡孕屡堕、繁劳过度均可损伤肾气，影响冲任、胞宫的功能而发生妇产科疾病。主要病机有肾气虚、肾阴虚、肾阳虚和肾阴阳两虚等。

（1）肾气虚　主要是指肾气的封藏与固摄功能不足，导致冲任不固，子宫藏泄功能紊乱，水液代谢失常及脏器不举，可发生崩漏、带下、胎漏、滑胎、子肿、阴挺等。

（2）肾阴虚　主要是指肾所藏之阴精不足，冲任阴虚，胞脉、胞络、子宫、阴道、阴户等失于濡养，可发生闭经、绝经前后诸证、妊娠心烦、带下、阴痒等。若阴虚生内热，可致虚热内扰、迫血妄行，发生月经先期、崩漏、经行吐衄等。

（3）肾阳虚　是指肾的阳气不足，冲任虚寒，子宫失于温养，可发生月经后期、经行泄泻、经行浮肿、带下、妊娠水肿、性欲减退、不孕等。

（4）肾阴阳两虚　围绝经期或久病及肾，肾气渐衰，或阴损及阳，阳病及阴，导致肾阴阳两虚，可发生绝经前后诸证等。

2. 肝　肝藏血，调节血量；主疏泄，而司血海，性喜条达；通调气机，体阴而用阳，助脾胃消食运化。若素性抑郁，忿怒过度，或肝血不足，肝阳偏亢，表现为易郁、易热、易虚、易亢的特点，影响冲任、胞宫，导致妇产科疾病的发生。主要病机有肝气郁结、肝经郁火、肝血不足和肝阳上亢等。

（1）肝气郁结　肝气失于疏泄，胞脉阻滞，导致冲任气机不畅，可发生经行乳房胀痛、经行情志异常、痛经、月经不调甚或闭经、缺乳、不孕等。

（2）肝经郁火　肝气郁结，郁而化火，导致冲任伏热，扰动血海，或肝火随冲气上逆，可发生月经先期、经行头痛、经行吐衄、子晕、乳汁自出等。

（3）肝血不足　冲任血虚，子宫、胞脉、阴户失于滋养，可发生月经过少甚则闭经、外阴干燥瘙痒等。

（4）肝阳上亢　肝阴不足，阴不制阳，肝阳之气亢盛，可发生经行头痛、经行吐衄、乳汁自出、妊娠眩晕；若肝风内动，可发生妊娠痫证。

3. 脾　脾为气血生化之源，气血是经、带、胎、产、乳等生理活动的物质基础。脾司中气，其气主升，脾气又能统摄血脉，若饮食失节、劳倦过度、减肥失度或忧思不解，均可损伤脾胃，影响冲任、胞宫的功能，而发生妇产科疾病。主要病机有脾气虚弱、脾阳不振。

（1）脾气虚弱　脾虚气血生化不足，导致冲任失养，血海不能满盈，可发生月经后期、月经过少、闭经、胎萎不长；若脾不统血，可发生月经过多、崩漏、产后恶露不绝、乳汁自出等；若脾气不足，则冲任不固，胎失所载，可致胎动不安、堕胎、小产等；若脾气虚进而致中气下陷，可发生带下淋沥、阴挺等；脾胃虚弱，孕后冲气上逆，胃失和降，可致恶阻。

（2）脾阳不振　脾阳虚，不能升清降浊和运化水湿，湿浊内停，痰浊阻滞胞脉，可致月经后期、闭经，甚至不孕；湿浊下注冲任，带脉失约，任脉不固，可致带下病；孕期湿浊内停，夹痰上逆，可致妊娠呕吐；湿浊泛溢于肌肤，可致妊娠肿胀。

二、气血失调

妇女的月经、妊娠、分娩、产褥、哺乳等生理活动皆易耗血，气和血是相互依存、互相资生的。气为血帅，血为气母，气行则血行，气滞则血瘀，气逆则血逆，气陷则血陷。因此，气血关系十分密切，气血失调其结果往往导致妇产科病证。

1. 气分病机　气是指人体内流动着的精微物质，也是脏腑经络活动能力的表现。它涵盖了元气、宗气、卫气、营气的全部功能。

（1）气虚　气虚不能固摄冲任，血失统摄，可致经行先期、月经过多、崩漏、产后恶露不绝；冲任不固，不能载胎，则胎动不安；气虚，冲任胞宫气弱，无力送胞，可致胞衣不下；气虚下陷，冲任不固，系胞无力，则子宫脱垂；气虚卫表不固，产后腠理不实，而致产后自汗、产后发热、产后身痛。

（2）气滞　可以引起疼痛，其痛以胀为主，痛无定处。气滞冲任气机失畅，血海失司，可致月经先后无定期、乳房胀痛、产后缺乳；气滞血瘀，冲任阻滞，可致闭经、痛经、癥瘕、不孕等；气滞湿郁，经期气血壅滞冲任，湿浊宣泄不利，可致经行浮肿；气滞湿郁，痰湿内生，下注冲任，胞脉阻滞，可致月经后期、闭经、不孕。

（3）气逆　怒则气上，经行之际，气逆冲上，损伤阳络，可致经行吐衄；孕期冲脉气盛，气逆冲上，可致妊娠呕吐；肺失肃降，而致妊娠咳嗽。

2. 血分病机

（1）血热　多见于感受热邪，五志过极化火，移于血分；嗜食辛辣助阳之品，引起血热；素体阴分不足，阴虚血热者有之。热伤冲任，迫血妄行，可致月经先期、月经过多、崩漏、产后恶露不绝；损伤胎气，可致胎动不安；热与血结，阻痹胞脉，不通则痛，可致产后腹痛；阴虚血热，致月经先期、崩漏，但血量甚少；血热兼有湿者，实热下注冲任，可致带下病、阴痒等；湿热与血搏结，瘀阻冲任，胞脉失畅，可致妇人腹痛；湿热蕴结于冲任，氤氲之时，阳气内动，迫血妄行，而致经间期出血。

（2）血寒　感受寒邪，过食生冷，冒雨涉水，久居阴湿之地，或素体阳气不足，均可导致寒与血结。血寒，寒客冲任，胞脉阻滞，血为寒凝，可致月经后期、月经过少、痛经、闭经、癥瘕、产后腹痛等；寒客冲任，不能摄精成孕，可致不孕；阳虚内寒者，气虚血少，冲任不足，亦可致月经后期、月经过少、痛经，但其经血色淡；寒湿凝滞，瘀阻冲任，血行不畅，可致痛经、闭经、妇人腹痛；寒湿客于冲任，痰瘀交阻，阴部肌肤失养，可致阴疮。

（3）血虚　血海空虚，冲任失养，子宫、阴道、阴户等失于滋养，可致月经后期、月经过少、闭经、妊娠腹痛、胎动不安、胎萎不长、产后血晕、产后发热、产后缺乳、阴痒等。

（4）血瘀　血瘀的特点是以刺痛为主，痛处固定不移。血瘀，冲任阻滞，导致经行不畅、经期延长、痛经、产后腹痛；瘀停胞脉，导致闭经、癥瘕、异位妊娠、不孕；瘀停胞脉，血不归经，可致崩漏；气机不畅，营卫不通，可致产后发热；瘀阻冲任，氤氲

之时，阳气内动，引动瘀血，血不循经，可致经间期出血。

三、冲任损伤

凡气血失和，脏腑功能失调，可间接损伤冲任等脉，临床常见冲任不固、冲任虚衰、瘀阻冲任、热（湿）毒蕴结冲任、寒凝冲任和冲气上逆等病理改变。

若经期产时，忽视卫生，感染邪毒，搏结胞宫，可致月经不调、崩漏、带下病、产后发热等；久居湿地，冒雨涉水，或经期游泳，寒湿之邪，侵袭胞宫，客于冲任，血为寒湿凝滞，可致痛经、闭经、癥瘕等；跌扑闪挫，外伤（含宫腔手术创伤），房事不节，或"合之非道"（不洁性交或经期性交），可直接伤及胞宫冲任，导致月经不调、崩漏、胎动不安、堕胎小产、不孕、带下病、妇人腹痛等。

总之，气血来源于脏腑，经络是气血运行的通道，脏腑又需要气血的濡养，故脏腑功能失常、气血失和、冲任损伤可互相影响；同样直接损伤胞宫、冲任，也能导致脏腑功能失常、气血失调，出现气血同病、多脏受累、诸经受损的病理变化。临证须结合妇女经、孕、产、乳等不同时期的特点，通过审证求因，方可治病求本。

第四章

妇科疾病的诊法

第一节　妇科疾病的四诊

四诊是医生通过问诊、望诊、闻诊和切诊，初步收集就诊者的病历资料，并结合八纲辨证和辅助检查，进行综合分析的必要技能。

一、问诊

问诊是采集主要症状与病史资料的第一步。问诊应熟悉妇产科的基本知识，以和蔼的态度耐心询问，适当启发，细心听取其叙述，以便全面、客观地了解病情。应避免主观臆测和不适当的暗示。对于危重患者，可通过其亲友了解病情，并进行诊治处理，以免贻误抢救。曾经其他医院诊治者，应了解既往诊治情况，参阅有关资料，以便参考。若患者有难言之隐，尤其是涉及性与生殖方面的病史，则应单独进行问诊，并告知相关病史对于诊断与治疗的重要性，以期得到患者的配合。

1. 问年龄　妇科疾病与年龄有密切关系，年龄可作为诊断时的重要参考。不同年龄阶段的妇女，生理特点存在显著差异，青春期少女肾气初盛，需注意其禀赋是否正常，胞宫藏泻是否定期。育龄期是生育的旺盛期，容易受到产育、堕胎、避孕药具等因素的影响，而发生胎产诸疾；在生活和工作中也往往承受较大的心理与社会压力，而容易引起肝郁之证。围绝经期肾气渐衰，脏腑、气血、阴阳失调，可发生绝经前后诸证。老年期因脏腑虚损、气血亏虚，容易发生癥瘕、阴挺等病证，须注意辨析。此外，原发性闭经和绝经的辨别，不孕症、胎漏、胎动不安等对治疗方案的选择，均需根据年龄进行判断疗效和预后。

2. 问主诉　主诉是患者求诊的原因，即患者最感痛苦的症状、体征及持续时间。主诉应高度概括，重点突出，简明扼要。妇科常见主诉有月经停闭、阴道流血、下腹疼痛、带下增多、阴户或阴道瘙痒、下腹包块或不孕等。应注意了解主要症状的轻重、性质、持续时间。如有不止一个主要症状时，还应询问其发生的顺序，如"停经40天，阴道少量流血3天，左少腹隐痛2天，剧痛3小时"。通过询问患者的主诉，初步估计疾病的大致范围、类别和病情的轻重缓急，为进一步收集病历资料提供线索。

3. 问月经史　包括初潮年龄，月经周期，经期，经量，经色，经质，气味，末次月经日期，伴随月经周期出现的症状，如乳房胀痛、腹痛、腹泻、头痛、腰痛等。已绝经者应了解绝经年龄，绝经后有无阴道流血、带下异常、骨质疏松或其他不适。

4. 问婚产史　包括婚育年龄、婚次、孕次及妊娠结局（如足月顺产、早产、难产、剖宫产、自然流产、人工流产、异位妊娠等）；末次妊娠的时间和结局；产后出血多少，恶露量、色、质、气味和哺乳情况等。若有不孕、反复自然流产等病史，需了解配偶年龄及精子质量。此外，还需了解避孕或绝育措施及使用时间。

5. 问现病史　现病史是问诊的重要内容。应围绕其主诉询问发病的过程，即开始出现主诉的症状至就诊时，疾病发生、发展和治疗的全过程，以及目前的自觉症状。要注意了解发病的诱因，具体时间，病情变化，主要症状及伴随症状的部位、性质、程度、持续时间；发病后的诊治经过、疗效及不良反应等。询问时应结合妇科疾病诊断和辨证，注重中医症状特点。如主诉为经行腹痛，应了解疼痛发生在经前、经时或经后；疼痛的性质为刺痛、胀痛、冷痛、灼痛、绞痛或隐痛；疼痛程度及持续时间；是否有其他伴随症状，如恶心呕吐、肢冷汗出、肛门胀坠等。此外，还需要询问其全身症状，如寒热、头身、胸腹、饮食、汗、口味、睡眠、二便等。

6. 问带下　主要了解带下的量、色、质、气味和伴随症状，如阴痒、阴肿、阴疮等。带下量明显增多或减少，色、质、气味异常是诊断带下病的主要依据。若在月经前或月经中期或妊娠期出现带下量多，而色质无异常，无臭味，此为生理性带下；此外，带下量多，色白，质清稀者，多为脾虚或肾虚；带下量多，色黄，质黏稠者，多为湿热；带下量多，色赤白相兼，质稠如脓，或有臭气者，多为湿毒、热毒。

7. 问既往史　了解与现病史有关的既往病史，尤其是妇科疾病、内分泌疾病、结核病、血液病、高血压、肝病、阑尾炎等，以及腹部、子宫、宫颈、会阴等部位的手术史及药物过敏史。

8. 问个人史　了解其生活和工作环境，出生地与居处，环境的变迁，饮食、作息、运动、烟酒等嗜好。

9. 问家族史　了解其家族成员有无遗传病或具有家族发病倾向的病证、传染病等（如地中海贫血、糖尿病、高血压、肿瘤、结核病等）。

二、望诊

妇科望诊除观察神志、形态、面色、唇色、舌质、舌苔外，必要时还要观察乳房、阴户形态，以及月经、带下、恶露、乳汁的量、色、质变化。

1. 望形神　形态是脏腑盛衰的反映；神志是精气神的体现。形神合参，对判断妇科疾病的性质和病情的轻重有重要参考价值。若面色青白，表情痛苦，躬身抱腹，多为妇科痛证；若面色苍白，表情淡漠，甚至昏不识人，多为妇科血证；若面赤唇红，高热烦躁或谵语，多为妇科热证；产前、产时或产后突然四肢抽搐、角弓反张、神昏口噤，多为子痫、产后痉证。

2. 望面色　面色反映脏腑的虚实和气血的盛衰。对妇科疾病要结合病证和病之新久进行分析。如面色萎黄，为营血不足，可见于月经后期、月经过少、闭经等；面色浮红而颧赤者，为阴虚火旺，可见于绝经前后诸证等；面色青紫，多为瘀血内停，可见于痛经、闭经、癥瘕等；面色晦暗，或面颊有暗斑，兼眼眶鰲黑者，多为肾气虚衰，可见于闭经、崩漏、滑胎、不孕等；面部痤疮，尤以经前为甚者，多属肝经郁火或肺胃湿热。

3. 望舌象　舌质反映脏腑寒热、虚实；舌苔反映邪气的性质、深浅，以及邪气进退和津液之盛衰。舌质红为热，舌质淡为气血两虚，舌质暗或见瘀点为血瘀；舌苔白多为寒，苔腻为痰湿，苔黄为热，苔黑而润为阳虚有寒，苔黑而燥为火炽伤津。但要结合病程之新久进行分析。新病血瘀，如异位妊娠破裂之少腹血瘀、产后胎衣滞留则未必见舌暗有瘀象，而癥瘕、子宫内膜异位症等往往病程较长，瘀结成癥，可见舌暗或有瘀点、瘀斑，故不可拘泥。

4. 望毛发　肾之华在发，发为血之余。产后血晕导致精血亏虚，可见毛发脱落，发色枯槁，月经停闭；痰饮壅盛，冲任阻滞者多见体毛增多，阴毛浓密，甚如男性化分布，亦有环唇须毛粗长者，多见于月经后期、闭经等的患者。

5. 望月经和带下　观察月经量、色、质的变化。若经量明显增多或减少，往往是诊断月经病的依据，经色和经质改变则为辨证的依据。经量多，色深红或紫红，质黏稠者，多为阳盛实热；经量少，色鲜红，质较稀薄者，多为虚热。色淡红，质稀薄如水者，经量多则为气虚；经量少则为血虚。经量多，色暗红而有血块者，多为虚寒。经量多少不定，色紫黯有块者，多为血瘀。

6. 望恶露　产后恶露量、色、质应与月经接近。若恶露明显增多，过期不止，色淡红，质稀薄，多为气虚；恶露量少，或排出不畅，有血块，多属血瘀；若恶露紫黯如败酱，气味臭秽，伴有发热、下腹疼痛，多为

感染邪毒之征。

7. 望乳房和乳汁　女性在月经初潮前开始乳房发育，出现女性第二性征。妊娠期乳房增大、乳晕着色，临产前挤压乳头可有少许乳汁溢出。若月经来潮后仍乳房平坦，乳头细小，多为肝肾不足，失于充养。若孕后胀大的乳房变为松弛缩小，可能为胎死腹中之征。产后乳房肿胀、疼痛、焮热潮红，多为乳痈。产后乳汁少而清稀，多因气虚血弱；少而稠则多属肝郁气滞。产后乳汁清稀自出，责之于气虚不摄；乳汁黄稠，滴漏不止，则多因肝热外迫。非孕期或哺乳期，挤压乳房有乳汁溢出，多伴有月经后期或月经过少、闭经；若乳房溢血，则需警惕乳房肿瘤。

8. 望阴户、阴道　主要观察阴户、阴道的形态、色泽与带下情况。若阴户色泽减退、变白，枯槁干涩，粗糙增厚，甚至皲裂，多为肾精亏虚，肝血不足或寒凝血瘀所致；阴户、阴道潮红，带下黄稠，多为感染湿热或诸虫而致；阴户局部肿胀，多属阴疮；阴道有物脱出，多为阴挺。

三、闻诊

闻诊包括闻声音和嗅气味。

1. 闻声音　观察语言的多寡、语音的高低、气息的强弱，以及痰鸣、太息等以辨病之寒、热、虚、实。对于孕妇，还要听胎心音，妊娠20周后用听诊器经孕妇腹壁能听到胎儿心音。要注意胎心音的强弱、频率、节律等。听胎心是判断胎儿发育及有无胎儿宫内窘迫的重要依据。

2. 嗅气味　正常之月经、带下、恶露无特殊臭气，如有秽臭，多属感染淫邪或瘀热

所致；若气味腐臭秽浊，多为热毒内蕴；恶臭难闻，则要警惕宫颈癌的可能。

四、切诊

妇科切诊包括切脉、按肌肤及胸腹等。

1. 切脉 一般情况下，妇人之脉稍弱于男子，略沉细而柔软，这是妇人生理特点决定的。若逢月经、带下、妊娠、临床、产后等变化，脉象则随之变化。

（1）月经脉 月经将至，或正值经期，脉多滑利有力，此乃月经常脉。若脉缓细弱无力者，多属气虚、血虚；脉沉细者，多属肾气不足；脉细数者，多属肾阴不足或阴虚内热；脉沉迟而细弱者，多属肾阳不足；脉弦者，多属肝郁气滞；脉涩者，多属血瘀；脉滑者，多属痰湿；脉沉紧者，多属实寒；脉沉迟无力者，多属虚寒；脉沉濡者，多属寒湿；脉滑数、洪数者，多属湿热、血热；脉弦数有力者，多属肝郁化热。如脉洪大而数，主冲任伏热，每见月经先期、量多；脉沉细或虚弱，主气血亏虚，每见月经过少、闭经；脉细数无力，主虚热津伤，阴亏血少，每见月经先期、量少、闭经、漏下。崩中初起，脉多浮弦数；暴崩下血，脉多虚大而芤；漏下日久，脉多细缓，若反见洪数者为逆，病多深重。

（2）带下脉 带下常脉与一般常脉无异。带下病而见脉缓滑者，多属脾虚湿盛；脉沉细者，多属肾虚；脉滑数或弦数者，多属湿热；脉沉细或濡缓者，多属寒湿。

（3）妊娠脉 孕后六脉平和而滑疾流利，尺脉按之不绝，此乃妊娠常脉。若孕后脉沉细而涩，或两尺甚弱，多为肾气虚衰，冲任不足，常见于胎动不安、胎萎不长、胎

死腹中、堕胎等；妊娠晚期脉弦而劲急，或弦细而数，多为肝阴不足，肝阳偏亢，应警惕发生子晕、子痫的可能。

（4）临产脉 临产之时六脉浮大而滑，欲产则尺脉转急，如切绳转珠，又称离经脉。同时可扪及中指本节、中节甚至末节两侧脉动应指。

（5）产后脉 分娩时耗气伤血，新血未复，故产后脉多见虚缓平和。若产后脉浮滑而数，多属阴血未复，虚阳上浮，或外感邪气。脉沉细涩弱，多属夹瘀证，脉浮大虚数多属气虚血脱。

2. 按肌肤及胸腹

（1）按肌肤 通过肌肤的温凉、润燥、肿胀或压痛等以辨寒、热、虚、实。

（2）按胸腹 按胸部主要是了解乳房形状、大小是否对称，有无结节、肿块及其大小、性质与活动度，有无触痛等，并观察有无溢乳、溢血。

按腹部主要了解是否扪及包块及其大小、部位、性质、疼痛、活动度、与周围脏器的关系等。腹部不温或寒冷者，多为阳气不足、寒邪内盛；灼热而痛者，多为热盛。小腹疼痛拒按，多属实证；隐痛喜按，多属虚证。下腹结块坚硬，推之不移，多属血瘀；如结块不硬，推之可移，多属气滞、痰湿。

第二节 妇科常用检查

一、妇科双合诊/三合诊

（一）基本要求

1. 妇科检查一般取膀胱截石位，检查前

应嘱患者排尿，必要时须导尿。

2. 月经期一般不做妇科检查，必须做时，须消毒外阴，戴无菌手套操作。

3. 无性生活史的患者，一般只做肛查，如病情需要，应征得家属或本人同意后方可做阴道检查。

4. 注意消毒隔离，尤其是检查用器械，防止医源性交叉感染。检查者态度要严肃认真，操作轻柔；男医生检查患者时，需有其他医护人员在场。

（二）妇科检查的方法

1. 外阴检查　观察外阴部的发育，阴毛多少和分布情况，有无畸形、水肿、皮炎、溃疡、赘生物或肿块。注意皮肤有无增厚、变薄或萎缩。观察阴道前庭、尿道口和阴道口情况。未婚者的阴道口勉强可容食指；已婚者的阴道口能容两指通过。有阴道前壁或后壁膨出、子宫脱垂或尿失禁病史的患者，检查时还应让患者用力向下屏气，以明确诊断病情程度。

2. 阴道窥器检查　将窥阴器两叶合拢，倾斜45°，沿阴道侧后壁缓慢放入阴道内，然后向上向内推进，同时将窥阴器转平并张开两叶，暴露宫颈与阴道壁。

（1）阴道检查　观察阴道前后壁和侧壁黏膜颜色、皱襞，是否有阴道隔或双阴道等先天畸形；有无溃疡、赘生物或囊肿等。注意阴道分泌物的量、色泽、气味。白带异常者应做涂片或培养。

（2）宫颈阴道部检查　观察宫颈大小、颜色、外口形状，有无出血、糜烂、撕裂、外翻、腺囊肿、息肉或赘生物，宫颈管内有无出血或分泌物。宫颈刮片、宫颈管分泌物涂片和培养的标本均应于此时采集。

3. 双合诊　检查者用一手的两指或一指放入阴道，另一手在腹部配合检查，又称阴道腹部联合检查。目的在于扪清阴道、宫颈、宫体、输卵管、卵巢、子宫韧带和宫旁结缔组织，以及盆腔内其他器官和组织是否异常。

（1）检查阴道　了解阴道通畅度和深度，触摸阴道的弹性，有无触痛、畸形、肿物、后穹窿结节及饱满感。

（2）检查宫颈　触扪宫颈大小、形状、软硬度、活动度及有无肿物或接触性出血等；若上抬宫颈时患者感觉疼痛，称宫颈举痛。

（3）检查子宫　一手指放在阴道宫颈后穹窿，另一手平放在患者腹部脐下，当阴道内手指向上向前抬举宫颈时，腹部手指往下按压腹壁，并逐渐向耻骨联合部移动，通过内、外手指同时分别抬举和按压，相互协调，即可扪清子宫的位置、大小、形状、软硬度、活动度及有无压痛。

（4）检查附件　将阴道内两指由宫颈后方移至一侧穹窿部，尽可能往上向盆腔深部扪触；另一手从同侧下腹壁髂嵴水平开始，由上往下按压腹壁，与阴道内手指相互对合，以触摸该侧子宫附件处有无肿块、增厚或压痛。若扪及肿块，应查清其位置、大小、形状、软硬度、活动度、边界、与子宫的关系及有无压痛等。正常卵巢偶可扪及酸胀感，正常输卵管不能扪及。

4. 三合诊（阴道、直肠及腹部联合检查）　以一手食指伸入阴道，中指伸入直肠，另一手置于下腹部协同触诊。可扪清后倾后屈子宫的大小，子宫后壁、直肠子宫陷凹、宫骶韧带、阴道直肠隔、盆腔内侧壁及直肠等情况，注意有无增厚、压痛及肿瘤，估计盆腔内病变范围。对子宫颈癌患者必须做三合诊检查，以确定临床分期。

5. 肛腹诊（肛门、腹部联合检查）　一手食指伸入直肠，另一手在腹部配合检查，称肛腹诊。一般适用于未婚、阴道闭锁或因其他原因不宜行双合诊的患者。

（三）妇科检查记录

检查结果按解剖部位先后顺序记录。

1. 外阴　发育情况及婚、产类型。

2. 阴道　是否通畅，黏膜颜色及皱襞是否平滑，分泌物量、色、性状、气味。

3. 宫颈　大小，硬度，有无糜烂、裂伤、息肉、腺体囊肿，有无接触性出血、抬举痛。

4. 子宫　位置、大小、硬度、活动度、有无压痛等。

5. 附件　左右两侧有无压痛、增厚、肿物。若扪及肿物，记录其位置、大小、硬度、活动度、边界，以及与子宫及盆壁的关系。

二、盆腔超声检查

（一）B 型超声检查

B 型超声检查有经腹部和经阴道两种。在妇科方面，可诊断子宫肌瘤、子宫腺肌病和腺肌瘤、盆腔炎，监测卵泡发育，鉴别卵巢肿瘤为囊性或实性，鉴别巨大卵巢囊肿与腹水、结核性腹膜炎与卵巢囊肿等。

（二）彩色多普勒超声检查

彩色多普勒超声检查主要用于评估血管收缩期和舒张期的血流状态。可判断盆腹腔肿瘤边界及肿瘤血流分布；测定子宫动脉的血流指数（RI、PI 和 S/D）。

三、妊娠试验

（一）血 HCG

正常妊娠的受精卵着床时，即排卵后的第 6 日受精卵滋养层形成时开始产生 HCG，约 1 日后能测到血浆 HCG，以后每 1.7～2 日上升 1 倍；在排卵后 14 日约达 100U/L，妊娠 8～10 周达峰值（10000～200000U/L），以后迅速下降；在妊娠中晚期，HCG 仅为高峰时的 10%。

诊断早期妊娠：血 HCG 定量免疫测定 < 3.1μg/L 时为妊娠阴性，血浓度 > 25U/L 为妊娠阳性。可用于早早孕诊断，迅速、简便、价廉。

（二）尿 HCG

目前应用广泛的早早孕诊断试纸方便、快捷。具体操作步骤：留被检妇女尿液（晨尿更佳），将带有试剂的早早孕诊断试纸条标有 MAX 的一端插入尿液中，尿的液面不得越过 MAX 线。1～5 分钟即可观察结果，10 分钟后结果无效。结果判断：仅在白色显示区上端呈现一条红色线为阴性；在白色显示区上下呈现两条红色线为阳性，提示妊娠。试纸反应线因标本中所含 HCG 浓度多少可呈现出颜色深浅的变化。试纸条上端无红线出现，提示试纸失效或测试方法失败。此法可检出尿中 HCG 最低量为 25U/L。

四、阴道分泌物检查

（一）生殖道细胞学检查技术

生殖道细胞学检查在采取标本前 24 小时内应禁止性生活、阴道检查、阴道灌洗或用药。取材用具必须清洁干燥。

（1）宫颈细胞涂片　是筛查早期宫颈

癌的重要方法，诊断阳性率可达85%~95.4%。

1）宫颈刮片：取材应在宫颈外口鳞柱上皮交接处，以宫颈外口为圆心，将木质铲形小刮板轻轻顺时针刮取一周，避免损伤组织引起出血而影响检查结果，刮片与玻片呈45°均匀地涂于玻片上，用95%乙醇固定。

2）薄层液基细胞学技术：改用特制的刷子取材，拭净宫颈表面分泌物，将"细胞刷"置于宫颈管内，达宫颈外口上方10mm左右，在宫颈管内旋转360°后取出，立即固定或洗脱于保存液中。薄层液基细胞学制片，制作的单层细胞涂片效果清晰，使细胞均匀分布在玻片上，提高了发现鳞状上皮低度和高度病变的敏感度。可消除宫颈刮片检查的50%~60%假阴性率。

世界卫生组织建议，凡是有过性生活的妇女，应该每年1次宫颈细胞学检查；若连续3次阴性，可延长间隔时间至每2~3年。

（2）人乳头瘤病毒检测　高危型人乳头瘤病毒（human papilloma virus，HPV）感染是发生子宫颈癌的主要因素。持续高危型HPV感染者，有可能发展为癌前病变和宫颈癌，在HPV感染人群中，最终只有<5%可能进展为子宫颈癌。

高危型HPV的检测方法很多，目前主要采用核酸杂交检测，也称杂交捕获方法（HCⅡ），可以检测与宫颈癌关系密切的13种高危型HPV（16、18、31、33、35、39、45、51、52、56、58、59、68型）。其阴性预测值达98%以上。

取材方法：取膀胱截石位，用窥器打开阴道暴露宫颈后，用采样器（特制毛刷）伸入宫颈管内，同一方法旋转3圈，停留10秒，取出采样器，放入盛有特制检测样的小瓶中供HPV DNA检测。

（二）生殖道脱落细胞的临床应用

1. 巴氏分类法

巴氏Ⅰ级：正常。为正常的宫颈细胞涂片。

巴氏Ⅱ级：炎症。细胞核普遍增大，淡染或有双核，有时染色质稍多。细胞质可有变形，有时可见核周晕及浆内空泡。

巴氏Ⅲ级：可疑癌。细胞质改变少，主要改变在细胞核。核增大，核型可以不规则或有双核，染色加深，此种改变称为"核异质"，或称"间变"细胞。细胞核与细胞质比例改变不大。

巴氏Ⅳ级：高度可疑癌。细胞具有恶性改变，核大，深染，核型不规则，核染色质颗粒粗、分布不匀，细胞质少。但在涂片中癌细胞量较少。

巴氏Ⅴ级：癌。具有典型癌细胞的特征且量多。

2. TBS分类法　1988年美国国家癌症研究所（NCI）制定了TBS（the Bethesda system）诊断系统，国际癌症协会于1991年对宫颈/阴道细胞学的报告正式采用TBS分类法。

（1）感染：如原虫、细菌、真菌、病毒。

（2）反应性和修复性改变：包括细胞对炎症、损伤、放化疗、宫内节育器及萎缩性阴道炎、激素治疗等出现的反应或修复性改变。

（3）鳞状上皮细胞异常：①不典型鳞状细胞：包括不明确诊断意义的不典型鳞状上皮细胞（ASCUS）和不典型鳞状细胞

（ASC），不除外上皮内高度病变的不典型细胞（ASC-H）；②低度鳞状上皮内病变（LSIL）：宫颈上皮内瘤变（CIN）Ⅰ级；③高度鳞状上皮内病变（HSIL）：包括鳞状上皮细胞中、重度不典型增生（即CINⅡ、CINⅢ）和原位癌；④鳞状细胞癌：包括角化型鳞癌、非角化型鳞癌、小细胞型鳞癌。

（4）腺上皮细胞改变：①不典型腺上皮细胞（AGC）：包括宫颈管细胞AGC和宫内膜细胞AGC；②腺原位癌（AIS）；③腺癌：若可能，则判断来源为颈管、子宫内膜或子宫外。

（5）不能分类的癌细胞。

（6）其他恶性肿瘤。

（7）激素水平的评估（阴道涂片）。

细胞学诊断为ASCUS、LSIL、HSIL者，宫颈癌前病变（CIN）及宫颈癌治疗后随访，均应做HPV检测。

五、基础体温测定

1. 适应证　指导避孕与受孕；协助诊断妊娠、月经失调。

2. 方法　早晨醒后用口表测体温，记录并绘成基础体温曲线图，以了解卵巢功能，有无排卵，排卵日期及卵巢黄体功能。"双相型体温"表示有排卵，正常黄体期不少于12天，体温上升幅度不低于0.3～0.5℃（图4-1）。"单相型体温"表示无排卵（图4-2）。如果体温上升后持续3周以上不下降并有闭经，多为妊娠可能。

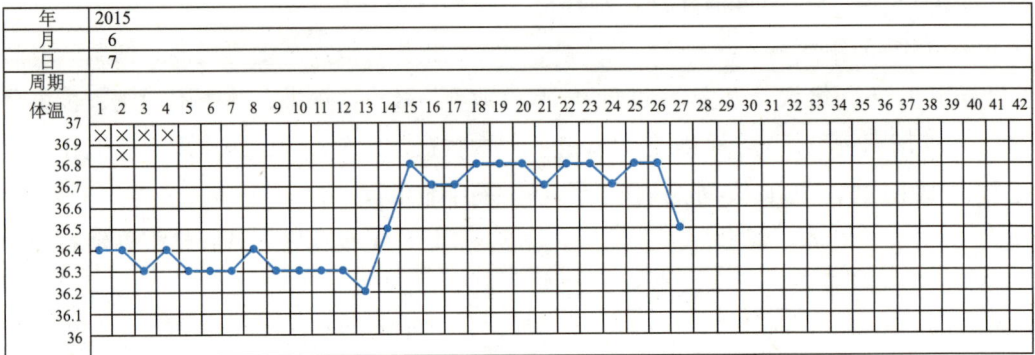

图4-1　双相基础体温

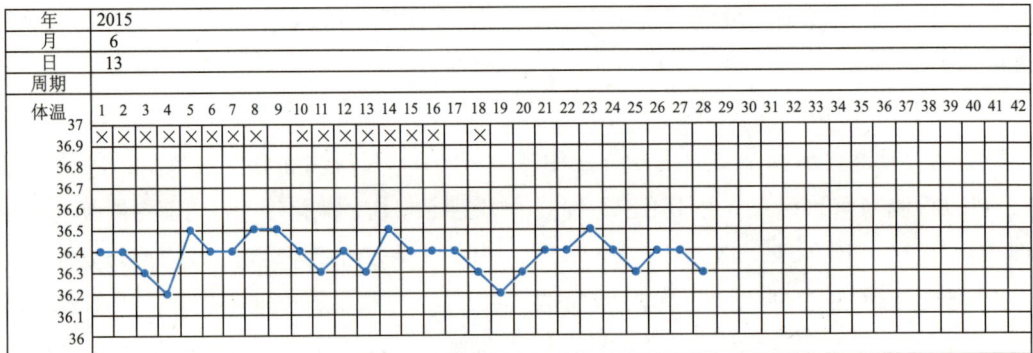

图4-2　单相基础体温

六、内分泌激素测定

女性内分泌系统激素主要包括垂体促性腺激素释放激素（GnRH）；垂体促卵泡激素（FSH）和黄体生成激素（LH）；垂体泌乳素（PRL）；胎盘合体滋养细胞产生的绒毛膜促性腺激素（HCG）及胎盘泌乳素（HPL）；雌激素（E），包括雌酮（E_1）、雌二醇（E_2）和雌三醇（E_3）；孕激素，包括孕酮（P）及其代谢产物孕二醇、睾酮（T）等。

（一）GnRH 刺激试验

1. 原理　LHRH 对垂体促性腺激素有兴奋作用。给受试者注射外源性 LHRH 后，在不同时相抽取血测定促性腺激素含量，以了解垂体功能。垂体功能良好，促性腺激素水平升高；垂体功能不良，则反应性差，促性腺激素水平不升高。

2. 方法　上午 8 时静脉注射 LHRH 100μg（溶于 0.9% 氯化钠溶液 5mL 中），于注射前和注射后 15 分钟、30 分钟、60 分钟和 90 分钟分别取静脉血 2mL，测定 LH 值。

3. 结果分析

（1）正常反应　静注 LHRH 后，LH 值比基值升高 2～3 倍，高峰出现在 15～30 分钟。

（2）活跃反应　高峰值比基值升高 5 倍。

（3）延迟反应　高峰出现时间迟于正常反应出现的时间。

（4）无反应或低弱反应　注入 GnRH 后 LH 值无变动，一直处于低水平或稍有上升但不足 2 倍。

4. 临床意义

（1）青春期延迟　GnRH 兴奋试验呈正常反应。

（2）垂体功能减退　希恩综合征、垂体手术或放射治疗垂体组织遭到破坏，GnRH 兴奋试验呈无反应或低弱反应。

（3）下丘脑功能减退　可能出现延迟反应或正常反应。

（4）卵巢功能不全　卵泡刺激素 FSH、黄体生成素 LH 基值均 >30U/L，GnRH 兴奋试验呈活跃反应。

（5）多囊卵巢综合征　LH/FSH 比值 >3，GnRH 兴奋试验呈现活跃反应。

（二）氯米芬试验

氯米芬（clomiphene citrate）是一种弱雌激素药物，可与内源性雌激素竞争雌激素受体，有抗雌激素作用，可刺激 GnRH 及促性腺激素增多。用以评估闭经患者下丘脑—垂体—卵巢轴的功能，鉴别下丘脑和垂体病变。方法是从月经第 5 天开始口服氯米芬 50～100mg/d，共 5 天。分别在服药第 1、3、5 天测血清 FSH、LH 值。在服用氯米芬第 5 天时，血 FSH、LH 升高，LH 可增加 85%，FSH 增加 50%，停药后 FSH、LH 水平下降。

下丘脑病变时，对 GnRH 兴奋试验有反应，而对氯米芬试验无反应。

（三）FSH 和 LH

FSH 和 LH 是腺垂体在下丘脑促性腺激素释放激素的控制下分泌的促性腺激素，两者均为糖蛋白，受下丘脑 GnRH 和雌、孕激素的调节。育龄妇女的此类激素水平随月经周期而出现周期性变化。FSH 的生理作用主要是促进卵泡成熟及分泌雌激素。LH 的生理作用主要是促进女性排卵和黄体生成，以促使黄体分泌孕激素和雌激素。

临床应用：

（1）FSH 及 LH 水平低于正常值，提示闭经原因在垂体或下丘脑。LH 明显上升，病变在下丘脑。FSH 及 LH 水平均高于正常，病变在卵巢。

（2）测定 LH 峰值，可以估计排卵时间及了解排卵情况，有助于不孕症的治疗。

（3）测定 LH/FSH 比值，如 LH/FSH > 3 表明 LH 呈高值，FSH 处于低水平，有助于诊断多囊卵巢综合征。

（4）诊断性早熟，有助于区分真性和假性性早熟。真性性早熟由促性腺激素分泌增多引起，FSH 及 LH 呈周期性变化。假性性早熟的 FSH 及 LH 水平较低，且无周期性变化。

（四）PRL

PRL 是腺垂体催乳激素细胞分泌的一种多肽蛋白激素，受下丘脑催乳激素抑制激素（主要是多巴胺）和催乳激素释放激素的双重调节。在人体内可能还存在其他一些刺激或抑制因子，如促甲状腺激素释放激素（TRH）、雌激素、5 - 羟色胺等对其均有促进作用。PRL 的分泌受睡眠、进食、哺乳、性交、应激等情况的影响，也可以受某些药物的影响，因此 PRL 的测定水平与生物学作用不一定平行，测定时尽量避免上述因素的干扰。PRL 的主要功能是促进乳房发育及泌乳，与卵巢类固醇激素共同作用促进分娩前乳房导管及腺体发育。PRL 还参与机体的多种功能，特别是对生殖功能的调节。

临床应用：

（1）闭经、不孕及月经失调者无论有无泌乳均应测 PRL，以除外高催乳激素血症。

（2）垂体肿瘤患者伴 PRL 异常增高时，应考虑有垂体催乳激素瘤。

（3）PRL 水平升高还见于性早熟、原发性甲状腺功能低下、卵巢早衰、黄体功能欠佳、长期哺乳、神经精神刺激、药物作用（如氯丙嗪、避孕药、大量雌激素、利血平等）因素等；PRL 水平降低多见于垂体功能减退、单纯性催乳激素分泌缺乏症等。

（五）雌激素测定

育龄妇女体内雌激素主要由卵巢产生；孕妇体内雌激素主要由卵巢、胎盘产生，少量由肾上腺产生，可以从血、尿、羊水中测出。雌激素（E）分为雌酮（E_1）、雌二醇（E_2）及雌三醇（E_3）。以雌二醇（E_2）活性最强，是卵巢产生的主要激素之一，对维持女性生殖功能及第二性征有重要作用。绝经后妇女的雌激素以雌酮（E_1）为主，主要来自肾上腺皮质分泌的雄烯二酮，在外周经芳香化酶转化为雌酮。雌三醇（E_3）是雌酮和雌二醇的降解产物。妊娠期间胎盘产生大量雌三醇（E_3），测血或尿中 E_3 水平可反映胎儿胎盘功能状态。雌激素在肝脏灭活和代谢，通过肾脏由尿液排出。

临床应用：

（1）判断闭经原因　①激素水平符合正常的周期变化，表明卵泡发育正常，应考虑为子宫性闭经；②雌激素水平偏低，闭经原因可能为原发或继发性卵巢功能低下或受药物影响而抑制卵巢功能，也可见于下丘脑—垂体功能失调、高催乳激素血症等。

（2）诊断无排卵　雌激素无周期性变化，常见于无排卵性功能失调性子宫出血、多囊卵巢综合征、某些绝经后子宫出血。

（3）监测卵泡发育　应用药物诱导排卵时，要严密监测卵泡的发育，测定血中 E_2 作为监测卵泡发育、成熟的指标之一，用以指导 HCG 用药及确定取卵时间。

（4）女性性早熟　临床多以 8 岁以前出现第二性征发育诊断性早熟，血 E_2 水平升高 >275pmol/L 为诊断性早熟的激素指标之一。

（5）其他　肝病或肾上腺皮质增生等可以影响雌激素的灭活、排泄或增加其生成和转化，从而导致雌激素水平的升高。

（六）孕激素测定

人体孕激素由卵巢、胎盘和肾上腺皮质产生，可以从血、尿中测出。正常月经周期中卵泡期血孕酮含量极低，排卵后孕酮水平迅速上升，在中期 LH 峰后的第 6～8 日血浓度达高峰，月经前 4 日孕酮含量下降至卵泡期水平。妊娠时血清孕酮水平随孕期增加而稳定上升，早期主要来自卵巢黄体，妊娠中晚期则主要由胎盘分泌。

临床应用：

（1）监测排卵　血孕酮 >15.6nmol/L 提示有排卵，必要时需配合 B 超观察，以防止黄素化未破裂综合征（LUFS）。

（2）了解黄体功能　黄体期血孕酮水平低于生理值，提示黄体功能不足；月经来潮 4～5 日血孕酮仍高于生理水平，提示黄体萎缩不全。

（3）观察胎盘功能　妊娠期胎盘功能减退时，血中孕酮水平下降。

（4）判断异位妊娠　异位妊娠时，孕酮水平较低，如孕酮水平 > 78.0nmol/L（25ng/mL），基本可除外异位妊娠。单次血清孕酮水平不大于 15.6nmol/L（5ng/mL），提示为死胎。先兆流产时，孕酮值若有下降趋势，有流产的可能。

（七）雄激素测定

女性体内雄激素来自卵巢及肾上腺皮质。雄激素主要有睾酮、雄烯二酮。睾酮主要由卵巢和肾上腺分泌的雄烯二酮转化而来；雄烯二酮 50% 来自卵巢，50% 来自肾上腺皮质，其生物活性介于活性很强的睾酮和活性很弱的脱氢表雄酮之间。血清中的脱氢表雄酮主要由肾上腺皮质产生。绝经前，血清睾酮是卵巢雄激素来源的标志，绝经后肾上腺皮质是产生雄激素的主要部位。

临床应用：

（1）评价治疗效果：多囊卵巢综合征患者血清雄激素可能正常，也可能升高。若治疗前雄激素水平升高，治疗后下降，可作为评价疗效的指标之一。

（2）肾上腺皮质增生或肿瘤、卵巢男性化肿瘤时，血清雄激素异常升高。

（3）两性畸形的鉴别：男性假两性畸形及真两性畸形，睾酮水平在男性正常范围内；女性假两性畸形则在女性正常范围内。

（4）应用雄激素制剂或具有雄激素作用的内分泌药物，用药期间有时需做雄激素测定。

（八）HCG 测定

合体滋养层细胞产生人绒毛膜促性腺激素（HCG），少数情况下肺、肾上腺及肝脏肿瘤也可产生 HCG。近年发现血中 HCG 的波动与 LH 脉冲平行，在月经中期也有上升，提示 HCG 由垂体分泌，因此临床分析应考虑垂体分泌 HCG 的因素。

临床应用：

（1）诊断早期妊娠　血 HCG 定量免疫测定 < 3.1μg/L 时为妊娠阴性，血浓度 > 25U/L 为妊娠阳性。可用于早早孕诊断，迅速、简便、价廉。

（2）异位妊娠　血尿 β-HCG 维持在低

水平，间隔 2~3 日测定无成倍上升，应怀疑异位妊娠。

（3）滋养细胞肿瘤的诊断和监测

1）葡萄胎和侵蚀性葡萄胎：血 β-HCG 浓度经常 >100kU/L，且子宫达到或超过妊娠 12 周大小，HCG 维持高水平不降，提示葡萄胎。在葡萄胎块清除后，HCG 应呈大幅度下降，且在清除后的 16 周应为阴性；若下降缓慢或下降后又上升，或 16 周仍未转阴者，排除宫腔内残留组织则可能为侵蚀性葡萄胎。

2）绒毛膜癌：HCG 是绒毛膜癌诊断和活性滋养细胞监测唯一的实验室指标，HCG 下降与治疗有效性一致，尿 HCG <50U/L 及血 HCG <3.1μg/L，为阴性标准，治疗后临床症状消失。HCG 每周检查 1 次，连续 3 次阴性者视为近期治愈。

七、诊断性刮宫与病理检查

诊断性刮宫简称诊刮，是诊断宫腔疾病最常采用的方法。其目的是刮取子宫内膜和内膜病灶行活组织检查，做出病理学诊断。怀疑同时有宫颈管病变时，需对宫颈管及宫腔分别进行诊断性刮宫，简称分段诊刮。

（一）一般诊断性刮宫

1. 适应证

（1）子宫异常出血或阴道排液，须证实或排除子宫内膜癌、宫颈管癌，或其他病变如流产、子宫内膜炎。

（2）无排卵性功能失调性子宫出血或怀疑子宫性闭经，在月经周期后半期确切了解子宫内膜改变和子宫内膜结核。

（3）不孕症行诊断性刮宫有助于了解有无排卵，并能发现子宫内膜病变。

（4）宫腔内有组织残留或功能失调性子宫出血长期多量出血时，彻底刮宫有助于诊断，并有迅速止血效果。

2. 禁忌证　滴虫、假丝酵母菌感染或细菌感染所致急性阴道炎、急性宫颈炎、急性或亚急性盆腔炎性疾病、急性严重全身性疾病。

3. 方法　用专用小刮匙，以取到适量子宫内膜组织为标准。将刮匙送达宫底部，自上而下沿宫壁刮取，夹出组织，置于无菌纱布上。术毕，收集全部组织固定于 10% 甲醛溶液中送病理检查。

如子宫出血时间较长，应全面刮宫并送检，不仅有助于诊断，还有止血效果。

一般不需麻醉。对宫颈内口较紧者，酌情给予镇痛剂、局部麻醉或静脉麻醉。

（二）分段诊断性刮宫

为区分子宫内膜癌及宫颈管癌，应做分段诊刮。

1. 适应证　分段诊刮多在出血时进行，适用于绝经后子宫出血或老年患者疑有子宫内膜癌，或需要了解宫颈管是否被累及时。

2. 禁忌证　滴虫、真菌或细菌感染的急性阴道炎、宫颈炎、急慢性盆腔炎。

3. 方法　先不探查宫腔深度，以免将宫颈管组织带入宫腔而混淆诊断。用小刮匙自宫颈内口至外口顺序刮宫颈管一周，将所刮取组织置于纱布上，然后刮匙进入宫腔刮取子宫内膜。刮出宫颈管黏膜及宫腔内膜组织分别装瓶、固定，送病理检查。若刮出物肉眼观察高度怀疑为癌组织时，不应继续刮宫，以防出血及癌扩散。若肉眼观察未见明显癌组织时，应全面刮宫，以防漏诊。

（三）诊刮时注意事项

1. 不孕症或功能失调性子宫出血患者应选在月经前或月经来潮 6 小时内刮宫，以判断有无排卵或黄体功能不良。

2. 出血、子宫穿孔、感染是刮宫的主要并发症。有些疾病可能导致刮宫时大出血，术前应输液、配血，并做好开腹准备。哺乳期、绝经后及子宫患有恶性肿瘤者均应查清子宫位置并仔细操作，以防子宫穿孔。长期有阴道流血者宫腔内常有感染，刮宫能促使感染扩散，术前术后应给予抗生素，术中严格无菌操作。刮宫患者术后两周内禁性生活及盆浴，以防感染。

3. 疑子宫内膜结核者，刮宫时要特别注意刮子宫两角部，因该部位阳性率较高。

4. 术者在操作时唯恐不彻底，反复刮宫，不但伤及子宫内膜基底层，甚至刮出肌纤维组织，造成子宫内膜炎或宫腔粘连，导致闭经，应注意避免。

八、输卵管通液术、子宫输卵管造影

输卵管通液术、子宫输卵管造影术检查目的是了解输卵管是否畅通，以及宫腔和输卵管腔的形态、输卵管的阻塞部位等。近年来随着内镜的临床应用，已普遍采用腹腔镜直视下输卵管通液检查、宫腔镜下经输卵管口插管通液检查和腹腔镜联合检查等方法。

（一）输卵管通液术

1. **适应证** 疑有输卵管阻塞者，评估输卵管绝育术、输卵管再通术或输卵管成形术的效果。

2. **方法** 月经干净 3～7 日，术前 3 日禁性生活。

患者取膀胱截石位，双合诊了解子宫位置及大小，外阴、阴道常规消毒后铺无菌巾。放置阴道窥器充分暴露宫颈，再次消毒阴道穹隆及宫颈，以宫颈钳钳夹宫颈前唇，沿宫腔方向置入宫颈导管，并使其与宫颈外口紧密相贴。用 Y 形管将宫颈导管与压力表、注射器相连；将注射器与宫颈导管相连，并使宫颈导管内充满，通入液为 0.9% 氯化钠注射液或抗生素溶液（庆大霉素 8 万 U、地塞米松 5mg、透明质酸酶 1500U、注射用水 20mL，可加用 0.5% 利多卡因 2mL 减少输卵管痉挛）。排出空气，后沿宫腔方向将其置入宫颈管内，缓慢推注液体，压力不超过 1600mmHg，观察推注时阻力大小、经宫颈注入的液体是否回流、患者下腹部是否疼痛等。若注入无阻力及外溢，患者无不适感，表示输卵管通畅；反之为阻塞。

术后 2 周禁盆浴及性生活，酌情给予抗生素预防感染。

（二）子宫输卵管造影

子宫输卵管造影是通过导管向宫腔及输卵管注入造影剂，行 X 线透视及摄片，根据造影剂在输卵管及盆腔内的显影情况了解输卵管是否通畅、阻塞部位及宫腔形态。该检查损伤小，能对输卵管阻塞做出较正确诊断，准确率达 80%，且具有一定的治疗作用。

1. **适应证** 可了解输卵管是否通畅及其形态、阻塞部位。可了解宫腔形态，确定有无子宫畸形及类型，有无宫腔粘连、子宫黏膜下肌瘤、子宫内膜息肉及异物等。不明原因的习惯性流产，了解宫颈内口是否松弛，宫颈及子宫有无畸形。内生殖器结核非活动期。

2. **方法** 造影时间以月经干净 3～7 日

为宜，术前 3 日禁性生活。术前需做碘过敏试验。将造影剂充满宫颈导管，排出空气，沿宫腔方向将其置入宫颈管内，徐徐注入造影剂，在 X 线透视下观察造影剂流经输卵管及宫腔情况并摄片。过去造影剂多采用 40% 碘化油，注入子宫后即摄片，24 小时后再摄盆腔平片，以观察腹腔内有无游离造影剂。由于碘油吸收缓慢，目前已被泛影葡胺取代。

造影后 2 周禁盆浴及性生活，可酌情给予抗生素预防感染。有时因输卵管痉挛造成输卵管不通的假象，必要时重复进行。

九、内镜检查（宫腔镜、腹腔镜）

宫腔镜下经输卵管口插管通液检查或/和腹腔镜联合检查等方法，多用于不孕、不育，其中腹腔镜直视下输卵管通液检查准确率达 90%～95%。

（一）宫腔镜

宫腔镜检查与治疗是将循环的液体膨宫介质正压注入宫腔，使宫腔膨胀，同时通过光导玻璃纤维束和柱状透镜将冷光源和宫腔镜导入宫腔内，直视下观察子宫颈管、子宫腔和输卵管开口，对其生理与病理情况进行检查和治疗。

1. 适应证

（1）异常子宫出血，或异常排液。

（2）诊断宫腔畸形或宫腔粘连。

（3）评估超声或子宫造影的异常结果。

（4）宫腔内异物诊断：残留或嵌顿环、流产不全等。

（5）原因不明的不孕。

（6）复发性流产。

（7）宫腔病变治疗后随访等。

2. 治疗

（1）子宫内膜息肉。

（2）子宫黏膜下肌瘤。

（3）宫腔粘连分离。

（4）子宫内膜活检或切除。

（5）子宫纵隔切除。

（6）子宫腔内异物取出。

（7）宫腔镜直视下输卵管插管治疗，如输卵管给药、疏通或黏堵。

3. 禁忌证

（1）绝对禁忌证

①生殖道感染急性期、生殖道结核未经治疗。

②发热期。

③近期（3 个月内）有子宫穿孔史或子宫壁手术史者。

④妊娠期。

⑤宫颈恶性肿瘤。

⑥对膨宫液过敏。

⑦严重心、肝、肾疾病及其他不能胜任手术者。

（2）相对禁忌证

①宫颈瘢痕，不能充分扩张者。

②宫颈裂伤或松弛，灌流液大量外漏者。

4. 并发症　损伤（子宫颈裂伤、子宫穿孔、泌尿道及肠管损伤等）、出血、过度水化综合征、心脑综合征、气体栓塞、盆腔感染、术后宫腔粘连、子宫内膜癌癌细胞播散等。

（二）腹腔镜

1. 适应证

（1）子宫内膜异位症　腹腔镜可观察盆腔、腹腔的子宫内膜异位病灶，对可疑病灶活检并行镜下分期，是诊断子宫内膜异位症的最佳方法。

（2）盆腔肿块 了解腹盆腔肿块的部位、性质或取活检诊断，恶性肿瘤可以进行临床分期。

（3）腹盆腔疼痛 不明原因急性、慢性腹痛和盆腔痛。

（4）不孕或不育患者 可明确或排除盆腔疾病，判断输卵管通畅情况，明确输卵管阻塞部位，观察排卵状况，判断生殖器有无畸形。

（5）计划生育并发症的诊断 包括寻找及取出异位节育环、确诊吸宫术或取环术导致的子宫穿孔或腹腔脏器损伤。

（6）其他 查找腹水原因、不规则阴道流血原因，监护宫腔手术等。

2. 治疗

（1）输卵管手术 输卵管妊娠切开去除胚胎术、输卵管囊肿剥除术、病变输卵管切除术、输卵管吻合术、输卵管疏通术、输卵管绝育术等。

（2）卵巢手术 卵巢良性肿瘤剥除术或卵巢切除术或附件切除术、不孕不育患者多囊卵巢打孔术和卵巢粘连分离术、卵巢脓肿切开引流术或卵巢切除术等。

（3）子宫手术

1）子宫肌瘤或/和腺肌病：行肌瘤或/和腺肌切除术、子宫切除术等。

2）子宫及阴道穹窿脱垂：腹腔镜下子宫悬吊术、阴道穹窿悬吊术。

3）子宫恶性肿瘤：广泛性子宫切除术、盆腔和（或）腹腔淋巴结切除术。

（4）其他手术 盆腔子宫内膜异位症行

病灶电凝或切除、分离粘连、盆腔脓肿引流等。

3. 禁忌证

（1）绝对禁忌证

①严重心、肝、肺、脑、肾功能不全。

②腹腔内广泛粘连。

③凝血功能障碍未纠正。

④大的腹壁疝或横膈疝。

⑤弥漫性腹膜炎。

⑥腹腔内活动性大出血等。

（2）相对禁忌证

①既往有下腹部手术史或腹膜炎病史。

②过度肥胖或过度消瘦。

③盆腔肿块过大，超过脐水平。

④妊娠 >16 周。

4. 并发症

（1）CO_2 气体介质引起的并发症 皮下气肿、腹膜外气肿、气胸和纵隔气肿、气体栓塞、高碳酸血症、膈肌抬高增加呼吸道阻力、刺激膈神经引起术后肩痛等。

（2）心血管并发症 高碳酸血症使体内儿茶酚胺释放，引起心律不齐，甚至心搏骤停。

（3）出血损伤 腹壁血管、腹膜后大血管和盆腹腔器官血管引起出血，严重者可因短时间内大量出血而危及生命。

（4）脏器损伤 主要指与内生殖器官邻近脏器损伤，如膀胱、输尿管及肠管损伤，多因周围组织粘连导致解剖结构异常、电器械使用不当或手术操作不熟练等所致。

（5）其他并发症 感染、切口疝等。

第五章

妇科疾病的治法概要

中医妇科疾病的治疗必须遵循辨证论治，掌握"异病同治""同病异治"的两大原则，以使患者的病理状态尽快恢复为生理状态。中医妇科疾病主要注重脏腑、气血、冲任的整体调摄，此属内治法；有时亦须采取局部治疗法，则属外治法。若属全身性病变，应以内服药为主；若系局部病变，则可单用或兼用外治法处理。

第一节　内治法

内治法是中医妇科的主要治疗方法，包括调理脏腑、调理气血、调理冲任和周期疗法。

一、调理脏腑

（一）滋肾补肾

补肾法是妇科疾病最重要的治法。最常用的方法包括滋养肾阴、温补肾阳和补益肾气。脏腑中肾藏精，而有天癸；肾精化肾气，而有肾阴肾阳；肾主冲任、肾气通于胞，而有任脉通畅、太冲脉盛、胞宫完实，月事以时下。

1. 滋养肾阴　适用于因肾精不足、真阴亏损所导致的以阴亏精少、阴血匮乏及阴虚阳亢等为特征的妇科诸疾。常用药如熟地黄、黄精、墨旱莲、女贞子、龟甲胶、阿胶、紫河车、枸杞子等；常用方如六味地黄丸、左归丸、河车大造丸、大补阴丸等。阴虚阳亢诸候，治宜大补真阴。临床上，宜于滋阴之中加入镇摄潜阳之品，如龙骨、牡蛎、珍珠母之类。

2. 温补肾阳　适用于因肾阳不足、命门火衰所导致的以阴寒弥漫、元阳不振为特征的妇科诸疾。常用药如附子、肉桂、巴戟天、紫石英、淫羊藿、仙茅、补骨脂、菟丝子、益智仁、蛇床子、覆盆子等；常用方如右归丸、温中汤等。

3. 补益肾气　适用于因肾气不充、肾气亏损所导致的天癸迟迟不能成熟而泌至或过早衰竭，冲任、胞宫发育延迟或功能过早减退。常用药如枸杞子、熟地黄、当归、制何首乌、桑椹、菟丝子、续断、桑寄生、金樱子、莲子肉、芡实之类，并加入人参、黄芪等药，使阳生阴长，肾气自旺；常用方如肾气丸、寿胎丸、归肾丸、固阴煎等。

肾阴阳两虚，治宜阴阳并补，常用方如龟鹿二仙膏、肾气丸等。

滋肾补肾法是治疗妇科疾病的一种重要治法，临证时除正确选用滋肾药或温肾药外，还须注意调节肾阴阳的平衡。《景岳全书·新方八略》云："善补阳者，必于阴中求阳，则阳得阴助而生化无穷；善补阴者，必于阳中求阴，则阴得阳生而泉源不竭。"

近代妇科领域的大量研究，揭示了补肾中药对下丘脑—垂体—卵巢性腺功能有调节作用，并对神经—内分泌—免疫网络有重要影响，这正是补肾中药在调经、种子、安胎等妇科疾病中的药效学基础。

（二）疏肝养肝

疏肝养肝是治疗妇科疾病的重要方法之一。临床上分为疏肝解郁和养血柔肝等法。肝藏血主疏泄，肝司血海，故有月经月月如期。

1. 疏肝解郁　适用于肝气郁结、疏泄失常，而影响冲任气血失调。治宜疏肝解郁，理气调经。常用药如柴胡、香附、枳壳、佛手、路路通、郁金、川楝子、香附、青皮、橘叶、白芍等；常用方如柴胡疏肝散、四逆散、越鞠丸等。凡肝郁气盛克脾土者，宜在疏肝基础上佐以健脾之品，常用方如逍遥散等。肝郁化火，治宜清肝凉血泻火，常用药如龙胆草、川楝子、牡丹皮、山栀子、桑叶等；常用方如丹栀逍遥散、清肝引经汤、龙胆泻肝汤等。

2. 养血柔肝　适用于肝血虚，营阴不足。治宜滋阴补血，养肝调经。常用药如女贞子、熟地黄、白芍、桑椹子、枸杞子、墨旱莲、制何首乌、当归、桑寄生、沙参、玉竹等；常用方有杞菊地黄丸、一贯煎、一阴煎等。肝阴不足而致肝阳上亢者，应于育阴之中加入潜阳之品，常用方如三甲复脉汤、大定风珠、小定风珠等。阴虚火旺而致肝风内动者，宜兼镇痉息风，常用药如钩藤、地龙、草决明等；常用方如羚角钩藤汤、镇肝息风汤等。

补肾法与养肝法往往同用。肝肾同源，肝主疏泄，肾司闭藏，一开一阖，一泄一藏，相互协调，以维持月经及妊娠的定期藏泄。且肝肾为冲任之本，冲为血海，与肝经关系密切；任主胞胎，与肾经直接有关，故临床上往往通过滋补肝肾以体现调养冲任。

（三）健脾和胃

健脾和胃以助气血生化之源，是妇科常用的治法。临床上主要有补益脾气、和胃降逆等法。脾生血主统摄，故有气血循经源源不竭。

1. 补益脾气　适用于脾虚而运化水谷不利，气血生化不足。治宜补脾益气。常用药如党参、白术、茯苓、扁豆、黄芪、砂仁、莲子肉、山药、大枣等；常用方如四君子汤、参苓白术散等。若虚甚而致中气下陷者，宜补中益气，升阳举陷，可重用黄芪、人参、白术，佐以升麻、柴胡以升阳；常用方如补中益气汤等。脾虚失于统摄，治宜补脾摄血，可于补脾益气药中加入炮姜炭、荆芥炭、艾叶、煅龙骨、煅牡蛎、山茱萸、五倍子、赤石脂等止血固涩之药；常用方如归脾汤、固本止崩汤、安冲汤等。脾虚水湿运化失调者，则湿从内生，治宜健脾化湿，可于补脾药中加入苍术、白芷、升麻、柴胡等燥湿升阳利水之品；常见方如完带汤等。

2. 和胃降逆　适用于脾胃气虚之胃失和降，治宜和胃降逆止呕，常用方如香砂六君子汤、小半夏加茯苓汤等。若胃热而呕逆者，治宜清热降逆止呕，常用药如竹茹、黄连、代赭石、芦根等；常用方如橘皮竹茹汤、苏叶黄连汤等。如伴有胃阴不足，宜酌加沙参、石斛、麦冬、玉竹之品。若胃寒而呕逆者，治宜温中降逆止呕，常用干姜、砂仁、吴茱萸、丁香、苏叶等；常用方如丁香柿蒂汤、干姜人参半夏丸等。

二、调理气血

气血是机体生命活动的物质基础和动力，气为血之帅，血为气之母。女性特殊的生理活动：月经赖血气化生，孕育赖血气长养，分娩赖血气推动，乳汁赖血气生化。因此血之于气若有不调，无论是气之虚、滞、陷、逆，还是血之寒、热、虚、瘀，抑或是气血两虚、气滞血瘀等，均可导致临床常见的经、孕、产、乳诸疾。

（一）补益气血

1. 补气固摄　适用于气虚冲任不固，治宜补气固摄。常用药如党参、白术、黄芪、炙甘草等；常用方如四君子汤、独参汤、举元煎、补中益气汤、归脾汤等。

2. 养血益精　适用于精血不足，冲任虚损，治宜补血填精。常用药如当归、制何首乌、熟地黄、阿胶、枸杞子、龙眼肉、黄精、紫河车、鸡血藤、鹿茸等；常用方如四物汤、当归补血汤、资血汤、人参养荣汤等。

（二）理气行滞

理气行滞适用于肝失调达，气机郁滞，冲任失调，治宜理气行滞。常用药如香附、乌药、木香、小茴香、橘叶、大腹皮、枳壳、厚朴、苏梗等；常用方如逍遥散、金铃子散、加味乌药汤、香棱丸等。

（三）活血化瘀

活血化瘀适用于瘀血内阻，冲任不畅所导致的妇科疾病。活血化瘀方药不仅用于妇科瘀血病证的辨证治疗，还可与其他治法相互配合运用以增强对多种妇科疾病的疗效。常用的有活血祛瘀、祛瘀消癥和祛瘀止血等法。

1. 活血祛瘀　适用于瘀血留滞于胞宫、胞络、胞脉或者脏腑、经络之间，而致气血运行不畅，治宜活血祛瘀。常用药如桃仁、红花、当归尾、川芎、益母草、泽兰、赤芍、丹参、凌霄花、刘寄奴等；常用方如血府逐瘀汤、少腹逐瘀汤、膈下逐瘀汤、生化汤、失笑散等。

2. 祛瘀消癥　适用于瘀积日久，结而成癥，遂致癥瘕、异位妊娠、子宫内膜异位症等，治宜活血化瘀，攻坚散结。常用药如三棱、莪术、苏木等；常用方如桂枝茯苓丸等。

3. 祛瘀止血　适用于瘀阻冲任，新血不得归经而致月经过多、崩漏、产后恶露不绝，宜佐用化瘀止血药以标本同治，即祛瘀止血法。常用药如三七、蒲黄、益母草、花蕊石、大蓟、小蓟、血竭、荆芥炭等；常用方如失笑散、花蕊石散等。

（四）温经散寒

温经散寒适用于寒邪客于冲任、胞宫、胞脉、胞络，血为寒凝致血行不畅。常用药如肉桂、附子、桂枝、艾叶等；常用方如温胞饮、温经汤等。凡因虚寒内生而致病者，多兼精血不足，治宜温经散寒，养血益精。可于温经散寒药中，加入制何首乌、熟地黄之类；常用方如右归丸、艾附暖宫丸等。

（五）清热凉血

清热凉血适用于外感热邪，或素体阳胜、肝郁化火、久病阴亏等，致血热内蕴，热扰冲任，迫血妄行。临床上有实热、虚热之分。实热者若未影响血分，治宜苦寒清热或甘凉清热，常用药如黄芩、黄连、山栀子、黄柏、金银花、连翘、鱼腥草、败酱草、紫花地丁等；常用方如清经散、保阴煎、抽薪饮。热入血分，则宜清热凉血，常用药如生地黄、赤芍、牡丹皮、茜草根、苏木、红花之类；常用方如芩连四物汤、清热固经汤等。阴虚血热者，治宜养阴清热，常用药如生地黄、地骨皮、牡丹皮、白薇、青蒿、胡黄连、墨旱莲、银柴胡等；常用方如两地汤、知柏地黄丸、加减一阴煎等。

血被热灼，煎熬成瘀，治法除清血热以外，尚应结合凉血化瘀，常用药如赤芍、牡丹皮、蒲黄、红花、桃仁、泽兰等；血热妄行者宜清热凉血止血，常用药如大黄、地榆、槐花、白茅根、桑叶、荠菜、马齿苋、茜草根、白及等。

（六）祛湿化痰

祛湿化痰适用于痰湿内蕴，下注冲任，治宜利湿除痰。常用利湿药如泽泻、薏苡仁、通草、车前子、滑石、猪苓等。湿从寒化则为寒湿，治宜温化水湿，可在利湿药中加入苍术、生姜皮、大腹皮、草果、砂仁等温化之品，常用方如参苓白术散、健固汤等；湿从热化则为湿热，治宜清热利湿，可在利湿药中加入茵陈、败酱草、萆薢等，常用方如止带汤、萆薢渗湿汤等。脾失健运，聚液成痰，治宜燥湿化痰，常用药如皂角刺、法半夏、陈皮、石菖蒲、浙贝母等；常用方如苍附导痰丸、涤痰汤等。

三、调理冲任

冲、任、督三脉，通过带脉的纽带作用，与十二经、五脏六腑相联系，犹如江河与湖泽的关系，起到互相调节与滋养的作用，尤其冲任二脉，不仅与女性生理密切相关，而且在妇产科疾病的发病机制中占有重要地位。对奇经八脉的辨证用药，《得配本草·奇经药考》已有详列。调理奇经以治疗妇科疾病，主要在于调理冲任督带。着重从调肝肾、暖胞宫、填精髓、通血脉这几个方面着手，常用通调冲任督带的治法有补益冲任、固摄冲任、通利冲任、镇安冲任等。

（一）补益冲任

1. 温补冲任　适用于冲任虚寒，督脉虚损，治宜温督脉、补冲任、暖带脉。常用药如附子、肉桂、川椒等；常用方如斑龙丸、温脐化湿汤、温冲汤等。

2. 滋养冲任　适用于精血不足，督脉不充，冲任虚衰，带脉失约，治宜调补冲任，滋养督带。常用药如阿胶、山药、枸杞子、肉苁蓉等，其他如知母、麦冬、玄参等滋阴凉血药亦有此用；常用方如龟鹿二仙膏。

（二）固摄冲任

固摄冲任适用于冲任不固、带脉失约。常用药如芡实、莲子肉、五倍子等；常用方如安冲汤、固冲汤等。

（三）通利冲任

通利冲任适用于寒、热、痰、湿、瘀、郁气犯及冲任督带，致使冲任阻滞，治宜行气活血，祛痰通络或利湿化瘀。常用药如川楝子、郁金、香附等；常用方如少腹逐瘀汤、苍附导痰丸、桃红四物汤等。

（四）镇安冲任

镇安冲任适用于胃气虚而升降失司，不能下行，而冲气上升，治宜安冲降逆。常用药如半夏、麦冬等；常用方如加味麦冬汤、安胃饮等。

调理冲任督带，与肝肾的关系最为密切。

四、周期疗法

周期疗法是根据月经周期不同时期肾阴阳转化、消长节律和气血盈亏变化的规律，结合妇科疾病的病机特点进行分期用药，以调整肾—天癸—冲任—胞宫轴功能的一种治法。药物选择多遵循滋肾养血—补肾活血—调补肾阴肾阳—活血化瘀的序贯立法原则，属于中医的时间治疗法。常用于月经不调、崩漏、闭经、不孕症等的治疗。

用药思路在于月经后血海相对空虚，属于在肾气作用下逐渐蓄积阴精之期，治法上以自身益阴养血为主；经间期为重阴转化期，阴精充盛，由阴转阳，冲任气血活动旺盛，应促进阴阳转化，并疏通冲任血气；经前期为阳长期，治宜平补肾气，使阴充阳长，以维持肾阴阳相对平衡状态；行经期为重阳转化期，血海满盈而溢下，治宜活血调经，以推动气血运行。

周期疗法是根据月经生理特点立法的，临证时还应按不同病种的不同病机变化灵活运用。

第二节　针灸推拿治法

一、针法

针法是针对不同的疾病运用不同的针具，进行针刺施术的过程。其治疗原则可归纳为补虚泻实，清热温寒，治病求本和三因制宜。补虚泻实，即扶助正气，祛除邪气；具体治疗方法是"实则泻之，虚则补之，不盛不虚以经取之"。清热温寒，即热性病证治疗用"清"法，寒性病证治疗用"温"法；具体治疗方法是"热则疾之""寒则留之"。治病求本，即在治疗疾病时要抓住疾病的根本原因，采取针对性的治疗方法；具体治疗方法是"急则治标""缓则治本"或"标本同治"。三因制宜，即因时、因地、因

人制宜，根据患者所处的季节、地理环境和个人的具体情况，而制定适宜的治疗方法；具体治法是因时制宜、因地制宜、因人制宜。

（一）针法的作用

1. 疏通经络　可使瘀阻的经络通畅而发挥其正常生理功能，是针刺最基本和最直接的治疗作用。根据经络的循行，选择相应的腧穴和针刺手法及三棱针点刺出血、梅花针扣刺等方法，使经络通畅，气血运行正常，达到治疗疾病的目的。

2. 调和阴阳　使机体从阴阳的失衡状态向平衡状态转化，是针刺治疗最终达到的根本目的。根据经络阴阳属性，通过经穴配伍和针刺手法完成。

3. 扶正祛邪　扶正祛邪，即扶助机体正气，祛除病邪。通过补虚泻实的原则来实现。

（二）常用针法

毫针为临床中最为常用的针具，在针刺施术中，通过刺激穴位施以相应手法，以控制针感，施行补泻，而达到治疗疾病的目的。应根据患者的性别、年龄、形体肥瘦、体质虚弱、病情虚实、病变部位的表里深浅和腧穴所在部位，选择长短、粗细适宜的毫针，决定针刺角度、针刺深度、行针方法及补泻手法。一般在针刺得气后，留针一段时间，此期间可静留针，亦可间断施以各种手法，待达到针刺要求后慢慢顺势出针。

除毫针外，临床上还有运用三棱针刺破人体的一定部位，放出少量血液以达到治疗疾病目的的三棱针法；使用皮肤针叩刺人体一定部位或穴位，以激发经络功能，调整脏腑气血的皮肤针法；将特制的小型针具固定于腧穴部位的皮内，以达到持续针刺效果的皮内针法；还有将针刺入腧穴得气后，在针

具上通以微量电流，利用针和电两种刺激以达到治疗疾病的电针法等。

（三）注意事项

患者在饥饿、疲劳、精神过度紧张时，不宜立即针刺。

对身体虚弱、气虚血亏的患者，针刺时不宜手法过强，且应选择卧位进行针刺。

妇女怀孕3个月者，不宜针刺小腹部的腧穴。怀孕3个月以上者，腹部、腰骶部腧穴也不宜针刺。三阴交、合谷、昆仑、至阴等一些通经活血的腧穴，在怀孕期间亦应禁针。在妇女经期，调经目的之外的针法，亦应慎用。

二、灸法

灸法是以艾绒为主要材料制成艾灸，点燃后在体表的一定部位或穴位进行烧、灼、熏、熨，给人体温热刺激，以达到温通经络、益气活血、防治疾病的一种外治法。《灵枢·官能》曰："针所不为，灸之所宜。"说明灸与针刺结合可以相得益彰，以提高疗效，所以它是针灸学的重要组成部分。

（一）灸法的作用及适应证

1. 温经散寒　艾叶辛温，可通经络，去寒湿，加上艾火之力可深透肌层，故艾灸可以温通经脉，驱散寒邪。临床上灸法常用于治疗寒邪凝滞，经脉瘀阻或阳虚内寒等原因所致的痛经、经闭、带下或宫寒不孕等。

2. 回阳固脱　《素问·生气通天论》曰："阳气者若天与日，失其所则折寿而不彰。"阳气衰则阴气盛，阴盛则为寒，为厥，甚则欲脱。在这种情况下，施以艾灸，能起到益气回阳固脱的作用。临床上多用于治疗脱证和中气不足、阳气下陷而致的阴挺，崩漏、产后自汗、盗汗、恶露不绝，带下诸疾。

3. 消瘀散结　《素问·调经论》曰："血气者，喜温而恶寒，寒则泣不能流，温则消而去之。"气为血帅，血随气行，灸之能使气机通利，营卫调和，故瘀血自消。临床上常用于治疗气滞血瘀之疾，如乳痈初起、产后腹痛、产后郁证、子宫肌瘤、子宫内膜症、慢性盆腔痛等。

4. 防病保健　无病施灸，可以激发人体正气，增强抗病能力，使人精力充沛，长寿不衰。常用于产后、术后或绝经前后因虚弱所致的病证治疗或保健。

综上所述，灸法的适用范围很广，一般以阴证、虚证、寒证为宜。而阳证、热证、实证不宜用灸或少用。

（二）常用灸法

古代针灸著作中的灸法大多是指的艾炷灸，即以艾绒为主要施灸材料，制成大小不等的圆锥形艾炷，置于穴位上点燃施灸的方法。另外，还有将艾条一端点燃对穴位或经络施灸的艾条灸法；将针刺与艾条相结合使用的在针上施灸的温针灸法；将艾炷放在姜片、蒜片、食盐、药饼等物上施灸的间接灸（隔物灸）法。像日本等国家还将圆锥形艾炷放在支架上制成各式各样方便使用的温灸法。

（三）注意事项

1. 施灸的先后顺序　先灸阳经，再灸阴经；先灸上部，再灸下部；先灸多壮，再灸少壮。

2. 不宜灸的部位　面部穴位、乳头等处不宜灸。孕妇的腹部和腰骶部也不宜施灸。

3. 水疱的处理　如施灸时间过长，局部出现水疱，可任其自然吸收；如水疱较大，可用消毒毫针刺破水疱，压放出渗出液，再涂以消毒液，以防皮肤感染。

三、推拿治疗
（一）推拿手法的作用及适应证

推拿手法是通过作用于人体的体表局部而对机体的生理、病理产生影响的一种手法，具有疏通经络、行气活血、调整脏腑阴阳功能等作用。应用推拿方法治疗妇产科疾病已有数千年的历史。推拿操作需要循经络，按穴位来进行，得气与否及得气感的强弱是判断推拿疗效的前提条件。经气运行于经络之内，穴位是经气汇聚之所。推拿手法直接作用于经穴，主要是通过激发经气的运行、调动与经络相连的心肺等脏腑的功能，以推动全身的气血运行，从而起到疏通经络和行气活血的作用。推拿手法对脏腑的作用主要是通过对经络、募俞穴和特定穴的刺激，达到综合调整与之相连的内在脏腑的功能。总之，推拿手法疏通经络、行气活血、调整脏腑三方面的作用是相互联系的，经络疏通是基础，气血畅达是关键，脏腑功能协调一致是根本。这三方面的作用是推拿手法用于治疗妇科疾病的理论基础。

传统的经络学说在指导推拿手法治疗妇产科疾病方面发挥着重要作用。西医学认为，推拿是机械作用、热作用、生物电作用和生物场的综合作用。可用于治疗妇科疾病，如痛经、带下、乳痈、阴挺、绝经前后诸证、产后耻骨分离、产后腹痛、胎位不正等。

（二）注意事项

1. 影响疗效的因素主要是推拿手法的熟练程度，辨证施治的准确性，包括虚则补之、实则泻之的原则。

2. 根据专科诊断结果，选择一种或多种推拿治疗方法，确定适宜的推拿治疗方案或推拿处方。

3. 明确推拿手法确切的临床作用和地位，是作为主要的治疗措施还是辅助性治疗方法，必要时亦需配合其他治疗手段。

四、拔罐治疗
（一）常用拔罐法、作用及适应证

拔罐法是以罐为工具，借助燃火的热力、抽气等方法排除罐内空气造成罐内负压，使之吸附于腧穴、经络，或体表一定部位，使局部毛孔扩张，皮肤充血，瘀血，给予皮肤机械刺激和温热刺激，以达到防治疾病目的的一种方法。

罐根据材质的不同可分为竹罐、陶罐、玻璃罐和连接抽气泵的抽气罐等种类。近代最常用于临床的是特制的铜罐、玻璃罐和抽气罐。罐的吸附方法可分为火吸法、水吸法和抽气吸法。常用的拔罐方法有留罐、走罐、闪罐，以及罐与毫针、三棱针、皮肤针相结合的刺络拔罐和留针拔罐等种类。起罐时，一般先用一手握住吸拔于体表的火罐，将其倾斜，另一手压住罐口处皮肤，轻轻按压一下，使气体进入罐内，然后顺势将罐取下。切忌生拉硬拽，以免皮肤受损或产生过度疼痛。

临床上，拔罐法可单独或和针灸、中药等并用于妇产科疾病的治疗。如由寒湿、内热、气滞、血瘀等造成的月经诸病，绝经前后诸证，带下病，慢性盆腔痛，子宫肌瘤等疾病。

（二）注意事项

1. 选择适当体位和肌肉丰满的部位施罐。若体位不当，在骨骼或毛发较多的部位

拔罐，容易造成罐体脱落。

2. 根据所拔部位的面积大小选择大小适中的罐，操作要迅速，只有罐体吸附有力才能达到预期的疗效。

3. 用火吸法拔罐时，酒精不宜太多，勿将燃烧的酒精棉置于罐口处燃烧，否则，被烧热的罐口容易造成皮肤灼伤或烫伤。

4. 拔罐时间一般以 10 分钟左右为宜。时间过长容易形成水疱而导致继发感染。

5. 孕妇的腹部、腰骶部位不宜拔罐。

上述常用的针法、灸法、推拿、拔罐等妇科外治方法，各有其特点和适应证，难以互相取代。临床上可根据病情单独使用或交替配合使用，亦可与内治法相配合，对某些疾患会有相得益彰的功效。

第三节　外治法

妇科外治法用于临床已有悠久的历史，是妇科临床常用的一种治法，主要应用于胞中、阴户、阴道等局部病变。近代妇科临床又有所发展，如敷贴、热熨、针灸、冲洗、药物离子导入法、中药宫腔内注入、中药保留灌肠、中药穴位注射、激光穴位辐照等治法，为中药治疗妇科病开辟了多方法、多途径给药的新思路，不仅可以达到杀虫、止痒、清热解毒、止血、止痛、止带、祛寒、消肿、排脓、生肌等功效，也减少了药物对胃肠和肝肾的副作用。若局部病变影响或累及全身，或局部病变为全身病变在局部的反映时，又需外治用药与内服方药合用，进行整体调治。

外治法一般在非行经期进行，凡阴道出血或患处出血、溃疡者禁用，妊娠期慎用。

一、外阴熏洗

此法是将煎好的中药蒸汽向阴户进行熏蒸，以及用温度适宜的药液进行淋洗和浸浴的一种外治方法。主要是借助药液的热度温通经络，促使药物的渗透和吸收，达到清热解毒、止带消肿的目的。

二、阴道冲洗

此法是用阴道冲洗器将中药药液注入阴道，在清洁阴道的同时使药液直接作用于阴道而达到治疗目的。常用于盆腔或阴道手术前的准备，以及带下病、阴痒等的治疗。

三、阴道纳药

此法是用中药研成细末或制成栓剂、胶囊、膏剂等剂型，纳入阴道以达到治疗目的。常用于治疗带下病、阴痒等。其主要机制是利用药物留置阴道内，使局部药物浓度较高，作用时间长，且直接接触患病部位，药物能发挥直接的治疗作用。

四、宫腔注入

此法是将中药制成注射液，常规消毒后注入宫腔及输卵管内，以了解输卵管的通畅情况。具有改善局部血液循环、抗菌消炎、促进粘连松解和吸收，以及加压推注的钝性分离作用等综合治疗效应。用于治疗宫腔及（或）输卵管粘连，阻塞造成的月经不调、痛经、不孕等。

五、肛门导入

此法是将药物制成栓剂纳入肛内，或煎

煮成药液保留灌肠。药物在直肠内吸收，增加盆腔内血循环中药物的浓度，有利于慢性盆腔炎、盆腔瘀血症等病的治疗。

六、外敷热熨

1. 外敷　此法是将外治药物的水剂或制成的膏剂、散剂等，直接贴敷在患部，达到解毒、消肿、止痛、利尿或托脓生肌等治疗作用的一种方法。常用于治疗妇产科痛证，如痛经、盆腔炎腹痛、产后腹痛、产后外阴肿痛、妇产科手术后腹痛等，也用于产后尿闭、癥瘕和不孕症等。常用清热解毒、行气活血、温经散寒、消肿散结、通络止痛、生肌排脓类中药。

膏剂多以温经散寒、通络止痛中药加入皮肤渗透剂制成。用时将橡皮膏贴于气海、关元、三阴交、肾俞、膀胱俞等穴位或痛点，作用时间持久，多用于妇科痛证。散剂由行气活血、祛瘀消癥、通络止痛或佐以温经散寒，或佐以清热凉血的中药加工成粗粒，棉布袋装，封口成包。用时浸湿药包，隔水蒸15分钟，外敷患处。糊剂是将药物加工成细末，用时加水或水与蜜糖等量，调成糊状敷于下腹部或患部。

2. 热熨　本法是将药物加工并加热敷贴患部，借助药理和热力的作用，使局部气血通畅，以达到活血化瘀、消肿止痛或温经通络的目的。适用于寒凝气滞的妇科痛证如痛经、慢性盆腔炎、妇产科术后腹痛，或癥瘕、产后小便癃闭等证。

七、药物离子导入

药物离子导入法是运用中药药液，借助药物离子导入仪的直流电场作用，将药物离子经皮肤或黏膜导入盆腔，并在局部保持较高浓度和较长时间，使药效充分发挥，以治疗慢性盆腔炎和妇科手术后盆腔腹膜粘连、子宫内膜异位症、陈旧性宫外孕等。

第四节　心理治疗

心理治疗是与躯体治疗相对应的一种治疗方法，是医务人员运用心理学的理论和技术，通过其言语、表情、举止行为并结合其他特殊的手段来改变患者不正确的认知活动、情绪障碍和异常行为的一种治疗方法。随着现代医学的发展、医学模式的转变、现代健康内容的演变，心理治疗将是医学科学中不可缺少的重要治疗手段和方法。

在中医学理论体系中贯穿着心身统一的思想，强调"形神合一"，认为形体和精神是一个统一的整体，重视情志致病的病因病机。具体治法多种多样，包括疏导解郁法、定情安神法、情志相胜法、以理遣情法、移情易性法、抑情顺理法、暗示解惑法、澄心清志法等，以达到七情调和之目的。

妇科疾病中七情致病的因素比较多，了解患者的心理状态与疾病的关系，对于妇科疾病的治疗非常重要，据此选择适应的心理治疗方法是治疗成败的关键。因此，从事心理治疗的医务人员应具有丰富的心身医学知识和实践经验。《妇人大全良方·室女经闭成劳方论》曰："改易心志，用药扶持。"即用心理治疗先医其心，并根据病情用药治疗，这样"心身同治"才能取得更好的疗效。

第六章

预防与保健

女性保健以预防为主，以将妇科疾病的发生控制在临床前阶段为目标，重点是经期、孕期、产褥期、哺乳期及绝经前后的保健。

第一节　月经期保健

月经期保健应从青春期开始，包括月经期卫生知识教育。对一些青少年时期发生的妇科疾病如原发性闭经、原发性痛经、青春期月经不调等要及早检查和治疗。

一、行经期间的预防与保健

行经期间，冲任气血下注，血室正开，邪气易于入侵，若失于调摄，容易受病。应注意以下几方面。

1. 防御外邪　经期气随血泄，气虚则卫外功能不固，易受虚侵袭，致经行感冒、痛经、月经不调等，故不宜贪风受凉、淋雨涉水。又经期血室正开，邪气易乘虚而入，滋生疾病，因此必须保持外阴和月经垫的清洁，并禁止房事、盆浴、阴道灌洗和游泳等。

2. 调和情志　月经期间，阴血偏虚，肝气易于偏旺，情绪容易失控，以致气血逆乱，导致月经失调等。若经期伤于七情，易使气血紊乱，导致经量增多、经期延长，甚或崩漏。因此应保持心情舒畅，消除紧张和忧郁心理。

3. 劳逸结合　正常的月经期是可以从事一般工作和学习的，但经期失血可导致气血损耗，机体易感疲劳，故不宜做超越本身体力的劳动或做剧烈运动，并应保证充足的睡眠，以保持充足的精力。

4. 饮食有节　月经期宜食清淡而有营养之品，不宜过服辛辣香燥，以免迫血妄行，致令月经过多；亦不宜过食苦寒生冷，以免凝涩胞脉，经行不畅或紊乱或痛经等。过量饮酒亦可影响冲任而致妇科疾病。

二、经期保健常见误区

1. 按摩腰部　经期腰部酸胀是盆腔充血引起的，此时捶打腰部会导致盆腔更加充血，反而加剧酸胀感。另外，经期捶腰还不利于子宫内膜剥落后创面的修复愈合，导致流血增多，经期延长。

2. 体检　受经期荷尔蒙分泌的影响，难以得到真实数据。

3. 拔牙　月经期间，子宫内膜释放出较多的组织激活物质，将血液中的纤维蛋白质溶解酶原激活为具有抗凝血作用的纤溶酶，同时体内的血小板数目也减少，因此身体凝血能力降低，止血时间延长。

第二节　妊娠期保健

妊娠期保健是以普及孕期保健知识和健全产前检查制度为重点，通过对孕妇和胎儿的系统监护和保健，及时发现并治疗母体和胎儿病变，结合孕妇和胎儿的具体情况确定分娩方式，以保障孕妇和胎儿的健康。

一、妊娠期保健指导

1. 谨慎房事　妊娠早期，胎元稚弱，房事不节易耗损肾气，伤动胎气，致胎漏、胎动不安，甚至发生堕胎；妊娠晚期，胎儿逐渐增大，若房事过度，也易致早产。

2. 产前检查　产前检查是保障母子健康的重要措施，通过检查可以及早发现妊娠期疾病和了解胎儿发育情况并予以治疗或处理，避免妇产科危重疾病的发生和畸形儿的出生。产前检查应从孕 12 周开始至 28 周内每月 1 次；28 到 36 周，每两周 1 次，36 周后每周 1 次，直至临产。

3. 劳逸有度　孕期不适宜剧烈运动和从事负担过重的体力劳动，亦不宜过于安逸，缺乏适当的活动，尤其是长期卧床，对胎儿和生产均不利。因此，孕期应注意适当地活动，尤其是妊娠中期以后，更要注意。

4. 饮食宜忌　孕妇的饮食宜清淡，易于消化和富于营养，饥饱适度，素荤搭配适当。若营养不足，可致胎萎不长，过食肥腻甘味可致胎儿过大，易致难产。妊娠水肿者以低盐饮食，辅以赤小豆、扁豆、鲤鱼、鲫鱼、砂仁等饮食以健脾利水。孕期忌嗜食辛热、苦寒、滑利峻泻之食物。孕期患病，要特别注意用药，虽"有故无殒"，但需注意药物对胎儿的影响。同时，孕期宜戒烟酒，烟酒对胎儿的发育有较大不良影响。

5. 注意胎教　胎儿是人生之始，孕妇的情绪、心态、言行等对胎儿均有影响，古称"胎教"。《叶氏女科证治》指出："胎前静养乃第一妙法。不较是非，则气不伤矣。不争得失，则神不劳矣。心无嫉妒，则血自充矣。情无淫荡，则精自足矣。安闲宁静，即是胎教。"孕妇应静心休养，生活起居有规律，多听柔和悦耳的乐声，保持平静愉悦的心境，有助于胎儿的正常发育。

孕妇第一次进行产前检查时，即应建立围生保健卡（手册）。

自产前检查开始应同时进行产前教育，采取定期授课，观看电视片，或分发简明易懂、图文并茂的宣传小册子等方法。

二、产前保健指导

1. 睡眠及休息　孕妇要保证每天 8 小时睡眠。强调卧床休息，因坐卧往往使下肢受压引起水肿。

2. 体育锻炼及旅行　适宜的体育锻炼对妊娠及分娩一般无碍，如选择散步、游泳或骑自行车等，但不要过于激烈。运动量应以不感觉疲劳为标准。加强孕期运动，尽量保持体重持续稳定增长，避免体重增加太快。整个妊娠期一般不要超过 10～12kg。

3. 工作　孕妇应避免的工作有：重体力劳动及频繁弯腰或上下楼梯的工作；接触有胚胎毒性或致畸危险的化学物质及放射性的工作；剧烈振动或冲击可能波及腹部的工作；中途无法休息或高度紧张的流水线工

作；长时间站立或寒冷、高温环境下的工作等。

4. 衣着　应较平日衣着宽松，选择穿脱方便、质地柔软的衣物。不宜穿高跟鞋，高跟鞋使腰椎前突，背部过度伸展，易跌倒，且易造成踝关节损伤。

5. 性生活　孕早期应节制或避免性生活，以防流产的发生。妊娠最后 6 周应避免性生活，以防胎膜早破。对有反复流产、早产、阴道出血或严重妊娠合并症者，应避免性生活。

6. 药物与烟酒　避免不必要的用药，特别是受孕后 3~8 周更是用药的危险期。考虑对胎儿的影响，必须使用的药物需要征得孕妇及其家属的同意。妊娠后必须戒烟。禁止饮用含酒精的饮料，以免导致胎儿酒精综合征。

第三节　产褥期保健

一、产褥期保健指导

产时耗气、失血、伤津，产后阴血骤虚，营卫不固，胞宫、阴户未复，故最易受病。产褥期母体全身及生殖系统逐渐复原，乳腺开始分泌旺盛。产褥期保健，就是以促进胞宫及全身脏腑、气血的早日康复为目的。

1. 外阴与皮肤保健　产后子宫未闭，恶露未尽，淫邪易入胞而致产后病变，故宜勤洗阴户，注意洁具和卫生垫的消毒清洁。产后汗多，要经常擦浴及换洗内衣。

2. 饮食起居得宜　产后表虚不固，易为风邪所袭，故要避风寒，冷暖要适宜。产

元气未复，故要充分休息，不宜过早及过度操劳，以致中气下陷发生阴挺下脱或产后血崩、恶露不绝。产后要注意补养气血，适当增加蛋、肉、豆类等食物，帮助产后早日康复，亦有助于提高乳汁的质量。但不宜过于滋补，以免胃肠积滞而变生他病。

3. 定期检查　产后 6 周应到医院做产后健康检查，了解子宫、阴户等复原情况，及时发现乳房、阴户、子宫及产科手术伤口的异常情况，给予指导与治疗。

4. 计划生育　产褥期内禁忌性交，产后 6 周起应采取避孕措施，哺乳者应以工具避孕为宜。

二、产后第 1 周保健指导

1. 放松心情，安静休息　产后第 1 天，由于分娩体力的消耗，产妇大都会感到精疲力竭，所以应尽量放松心情，安静地休息，最好能好好地睡一觉。

2. 适当进食，补充营养　产后应注意营养的补充，多喝一些流质或半流质，帮助体力的恢复；由于疲劳和身体消耗，如果产妇不想吃东西也不必勉强；饮食上可以适当增加水分，这会有利于母乳的分泌。一般来说，对没有异常情况的新妈妈，此阶段没有什么忌口的食物，只是要少吃辛辣的食品，以免大便干燥。

3. 清洁身体，保持卫生　产后妈妈的新陈代谢旺盛，容易多汗，如果房间里有空调可以进行淋浴，但不能洗外阴，护理人员会对外阴做局部清洁。同时应注意观察恶露情况，使用大片卫生棉吸收恶露，并经常更换，保持干爽舒适。

4. 按摩和清洁乳房　产后的第 3、4 天，

产妇的乳房开始感到发胀，应随时按摩和清洁乳房；同时，在医护人员的指导下开始喂哺宝宝，每次喂奶后应将残留的乳汁吸出来，防止乳汁淤积并促进乳汁分泌。产妇还应向医护人员学习如何为宝宝换尿布、洗澡、喂哺等。

5. 慢慢下床走动　顺产的产妇如无异常情况，可在产后 8~12 小时试着慢慢下床走动，或去卫生间排便、处理恶露等。活动不宜过度、过多，以不疲劳为原则。

6. 了解产褥期保健知识　在产后第 5~7 天，会阴伤口已经拆线，产妇就要出院了。这时，产妇要接受医生为其准备的一些检查，包括子宫的收缩、恶露的变化、会阴伤口的愈合情况等。出院前，产妇最好向医护人员和有经验的妈妈们讨教一下关于婴儿喂养和产后保健方面的问题。

三、产后第 2 周保健指导

1. 注意休息，保证睡眠　在宝宝睡觉或给宝宝喂奶的时候，产妇应抓紧时间多休息，晚上临睡前可以喝热牛奶，这样有利于睡眠。

2. 加强营养，调养身体　产后第 2 周，产妇的身体仍十分虚弱，需要加强营养进行调养。红枣莲子汤、阿胶等可以补血养肝，以防肝血不足、肝气郁结而致产后忧郁病。如果回家后还要照顾小宝宝，可能会感到很疲劳，这时尽量让丈夫和家人多承担一些，产妇仍然要注意休养。此时，丈夫的关爱和协助是促进产妇身体恢复及乳汁分泌的良药。乳汁分泌不足时，可服通草猪蹄汤。

3. 注意外阴清洁　出院后的产妇可以淋浴清洁身体，但还不能盆浴。同时每天注意观察恶露的变化，应每日清洗外阴至少 2 次，大便后加洗 1 次，如有侧切伤口者，最好用 1∶5000 的高锰酸钾溶液清洗，1 日 2 次，以防伤口感染。要勤换卫生纸（卫生巾）、内裤，内裤和清洗外阴部的毛巾洗净后要放到日光下晾晒消毒。

四、产后第 3 周保健指导

1. 睡好午觉　产妇能够在家人的帮助下照料宝宝，可以做一些简单的家事。由于夜间要起来喂宝宝，所以一定要睡好午觉。

2. 坚持做产后保健操　产后应坚持做保健操，促进子宫、腹肌、阴道、盆底肌的恢复。还应尽量减少亲朋好友的探访，这样可以让产妇和婴儿得到充分的休息，免受打扰。

3. 适当卧床　应适当卧床休息，尽量不要外出或长时间站立，更不要搬重物。

第四节　哺乳期保健

哺乳期保健工作包括宣传母乳喂养的好处和指导母亲以纯母乳喂养婴儿两方面。母乳营养丰富，最适合婴儿的消化吸收，而且含多种免疫物质，能增强婴儿的抗病能力，因而母乳是婴儿最理想的食物。纯母乳哺乳对产妇的康复和新生儿、婴儿的发育均有好处，应积极推广。

1. 生活宜忌　乳汁为气血所化生，泌乳与肝的疏泄功能相关，故哺乳期要保持情志舒畅，要有充足的睡眠、营养丰富的饮食。哺乳期间，产妇用药应谨慎，避免使用对婴儿有影响的药物。

2. 乳房保健 注意清洁卫生，每次哺乳前，产妇要洗手，并用温开水清洗乳房和乳头，以预防乳房疾病的发生。哺乳前按摩乳房以刺激排乳反射，若乳汁过多而致乳房胀痛者，可用吸奶器将乳汁吸空或热敷，以免壅积。发生乳痈者应及时处理，外敷新鲜蒲公英汁等。若出现乳头皲裂，哺乳后将少许乳汁涂在乳头和乳晕，穿宽松衣服，如乳头皲裂疼痛，可暂时停母乳喂养24小时，将乳汁挤出用小杯或小匙喂养。

3. 按时哺乳 产后半小时可开始哺乳，一般每隔3~4小时哺乳一次。哺乳时间15~20分钟，亦可根据婴儿的需要调整哺乳时间。6个月开始适时添加辅食，哺乳期限应在10个月至1年为宜。过长时间哺乳会耗伤精血，使乳母发生月经不调或闭经；或因乳汁不足，不能满足婴儿生长发育的需要，而使婴儿生长发育受到影响。

第五节 绝经前后保健

一、围绝经期

绝经前后是指女性在绝经前出现与绝经相关的迹象，至最后一次月经后一年，即卵巢功能衰退征兆开始一直到最后一次月经后一年这段时期，称为"围绝经期"，以往称为"更年期"，多数发生在45~55岁之间。此时肾气渐衰，天癸将竭，冲任二脉不足，每可致阴阳不相协调，应注意调护，使之健康地进入老年期。

围绝经期是正常的生理变化，大多数妇女没有任何不适，也有些人有某些不适。主要表现为：

1. 月经改变：大多数妇女月经变化从40岁左右开始，绝经年龄平均为49.5岁。少数妇女出现功能性子宫出血，甚至造成严重贫血。

2. 泌尿生殖道改变：生殖器官开始萎缩，黏膜变薄，易发生老年性阴道炎及性交疼痛，憋不住尿等。

3. 神经精神症状：主要为潮红、阵阵发热、出汗等血管舒张症状，还有情绪不稳定、激动易怒、抑郁多烦、记忆力减退、工作能力下降等。

4. 皮肤皱纹逐渐增多，有的出现瘙痒。毛发开始变白脱落。腹部和臀部脂肪增多，容易发胖。

5. 心血管系统变化：血压易波动，常出现高血压、心前区闷痛不适、心悸、气短，动脉硬化发生率增加，冠心病发病率也上升。

6. 骨质疏松：从40岁左右起，女性骨质开始脱钙，每年钙丧失1%，如不补钙，可导致骨质疏松。其后果是脊柱的压缩，身材变矮，脊柱后突和行走困难，严重时产生脊柱压缩性骨折，容易发生骨折，常见于上肢桡骨远端及下肢股骨。女性骨折的发生率为男性的6~10倍，可常服杜仲、枸杞子、排骨汤等，益肾补钙，饮食调治。

二、围绝经期保健

1. 健康教育 开展绝经前后生理卫生教育，使其本人、家庭、保健机构及社会各有关部门认识到，此时期出现烦躁不安、失眠心悸、月经失调等生理变化，可以通过其本人的心理调节和家庭、社会的关怀使大多数女性适应这种变化，从而不发生妇科疾病，减少生理性改变对其本人及其家庭生活的困扰。

2. 生活调理　坚持适当的体育锻炼，但要避免过重的体力劳动，防止子宫脱垂；保持心情舒畅，实事求是地对待绝经前后因肾气渐衰、脑髓不足而出现的健忘、记忆力下降等，不焦躁，也不自卑。饮食起居有规律，应多食豆类制品、牛奶、新鲜蔬菜、水果等，少食油腻、厚甘、辛辣等食物。遇有腰腿酸痛、骨质疏松者，应用杞菊地黄丸、龟鹿二仙膏等补肾滋阴、补益奇经的保健药物，以提高生活质量。

3. 定期体检　绝经前后是心脑疾病和妇科肿瘤的好发时期。绝经前后女性最好每半年至一年进行一次包括妇科检查在内的体格检查，宫颈刮片被列为常规的检查项目。通过妇科检查以便早期发现、早期治疗子宫颈癌、卵巢癌等妇科疾病。

各 论

第七章　月经病   59

第八章　带下病   113

第九章　妊娠病   121

第十章　产后病   153

第十一章　妇科杂病   189

第七章

月经病

凡月经的周期、经期或经量异常，或伴随月经周期或绝经前后出现一系列症候群的疾病，统称为月经病。

常见的月经病有月经先期、月经后期、月经先后无定期、月经过多、月经过少、经期延长、闭经、崩漏、痛经、月经前后诸证、经行吐衄、绝经前后诸证等。

月经病发生的主要病因是外感六淫、内伤七情、饮食劳倦或房劳多产所伤，或因先天禀赋不足；病机是脏腑、气血功能失常导致冲任二脉的损伤。一般无明显器质性病变，是中医药辨证论治具有优势的一类妇科疾病。

月经病的诊断主要以病史和症状为依据，但若偶尔出现周期或经间期异常，一般不作病论。月经病的辨证主要根据月经的期（周期、经期）、量、色、质，结合主症特点、兼症和舌脉征象，并重视对形体、面色的诊察，了解体质禀赋的强弱，全面分析四诊所获得的病历资料，以确定病因病机和证候属性。

月经病的治疗原则重在治本调经。治本，即抓住各病证的基本病机消除病因；调经，即运用各种治疗方法平衡脏腑阴阳，调和气血，使月经恢复正常。

治本大法，重在补肾调肝健脾和胃、调理冲任气血。因肾主生殖而藏精，肾为天癸之源，冲任之本，月经的产生和调节以肾为主导，故调经以补肾为首要治法。补肾重在补益肾精和温养肾气，使阴生阳长，阴平阳秘，阳得阴助而泉源不竭，阴得阳升而生化无穷。肝藏血主疏泄，体阴而用阳，妇女以血为本，易为情志所伤，经孕产乳以血为用，血常不足，造成肝气郁结和肝血亏虚。调肝重在理气解郁，通调气机，养血柔肝。脾胃为后天之本，气血生化之源，气机升降之枢纽，脾主中气而统血，健脾重在运脾除湿，益气摄血。《景岳全书·妇人规·经脉类》指出："调经之要，贵在补脾胃以资血之源，养肾气以安血之室，知斯二者，则尽善矣。"调理气血，首先要辨气病、血病。病在气者治气为主，佐以理血；病在血者治血为主，佐以理气。调理冲任是治疗妇科病的最终目的，冲任气血充盛和调，血海按期满盈，胞宫定时藏泻，月经信而有期。

调经大法，一是辨病之先后：如先因崩漏而致血瘀，当先调经，经调则血自复；若因虫积导致月经过少甚或闭经，则应先治疗原发病，病愈则月经渐复。二是辨病之缓急：根据急则治其标、缓则治其本的原则，病急势危，则速当治标以救急，如暴崩下血之际，亟需塞流止血以治标，待病情缓解后则辨证求因以治本。三是辨年龄与月经周期之不同阶段：女子在不同年龄阶段具有不同的生理与病理特点，青春期少女正当生长发育期，调经重在顾护肾气；育龄期生殖功能旺盛，经孕产乳皆以血为用，往往不足于血，有余于气，调经重在补肾养血、疏肝理气；绝经前肾气虚衰、天癸将竭，调经重在补养肝肾精血；绝经后天癸已竭，肾中阴阳偏颇，并使心肝脾多脏受累，治疗重在平衡阴阳、调和气血以颐养后天。四是分期辨证用药：经期血室正开，胞宫泻而不藏，经血下行，应根据经量多少因势利导，量多者适当收涩，量少者养血活血；经后血室已闭，血海相对空虚，胞宫藏而不泻，治宜养精血、补肝肾；经间期乃重阴转阳之氤氲期，治宜助阳活血；经前期应根据证候虚实，虚者补之，实者泻之。

遣方用药时，须根据证候的属性与月经期量的异常灵活化裁。临床上常有寒热错杂、虚实兼夹者，治疗应分清轻重主次和标本缓急，或寒热并用，或攻补兼施。经期用药，须慎用大寒大热、辛温动血或过于收涩之品，经后慎用猛攻峻伐、辛散香燥之品。

第一节　月经先期

月经周期不足 21 天，甚或半月一行，连续发生 2 个周期以上者，称为"月经先期"。

正常的月经周期为 21 ~ 35 天。本病如伴有月经过多或经期延长，久治不愈可发展为崩漏。

【病因病机】

主要病机是气虚统摄无权，冲任不固；热扰冲任，血海不宁。

1. 气虚

（1）脾气虚　素体虚弱，或饮食失节，或劳倦思虑过度，损伤脾气，致中气虚弱，冲任不固，经血失统，以致月经先期而行。

（2）肾气虚　少女肾气未充，或绝经前肾气渐衰，或多产房劳，或久病伤肾，肾气虚弱，冲任不固，不能约制经血，致月经先期而行。

2. 血热

（1）阳盛血热　素体阳盛，或过食辛辣、助阳之品，或感受热邪，热扰冲任，血海不宁，致月经先期而行。

（2）阴虚血热　素体阴虚，或失血伤阴，或久病致阴液亏损，虚热内生，热伏冲任，血海不宁，则月经先期而行。

（3）肝郁血热　素性抑郁，或情志内伤，肝气郁结，郁久化热，热伤冲任，迫血下行，致月经先期而行。

【诊断要点】

1. 临床表现　月经周期提前，半月到 20 天一行，连续发生 2 个周期或以上，经期、经量正常。

2. 检查

（1）妇科检查　盆腔无明显阳性体征。

（2）辅助检查　基础体温测定呈双相，卵泡期和/或黄体期缩短。

【鉴别诊断】

本病若提前至 10 余天一行者，应注意与经间期出血相鉴别（表 7 - 1）。

表 7 - 1　月经先期鉴别诊断

病名	临床表现
月经先期	每次行经出血量大致相同，持续时间与正常月经相同
经间期出血	常发生在月经周期第 12 ~ 16 天，出血量少，或表现为透明黏稠的白带中夹有血丝；基础体温（BBT）呈双相型，出血发生在低温、高温交替时

【辨证论治】

根据经色、经质，结合全身证候及舌脉进行辨证。经色淡红，质稀，纳少，脉弱为脾气虚；经色暗淡，质稀，腰膝酸软为肾气虚；经色鲜红或深红，质稠，面红唇赤，舌质红，脉数为阳盛血热；经色鲜红，质稠，舌红苔少，两颧潮红，手足心热，脉虚而数为阴虚血热；经色深红或紫红，质稠，有血块，胸胁少腹胀满，脉弦数为肝郁血热。

本病的治疗重在平时的调治，根据证候属性，或补虚，或清热。

1. 气虚证

（1）脾气虚证

临床表现：月经周期提前，经色淡红，质稀；神疲肢倦，气短懒言，小腹空坠，纳少便溏。舌淡红，苔薄白，脉细弱。

治法：补脾益气，摄血调经。

针灸：中极（CV 3）、气海（CV 6）、三阴交（SP 6）、脾俞（BL 20）、胃俞（BL 21）、足三里（ST 36）。针刺，用补法。

选穴依据：中极调理冲任；气海益气摄血；三阴交补脾调经，固冲摄血；脾俞、胃俞、足三里健脾胃，益气血。

方药：补中益气汤（《脾胃论》）。药用人参、黄芪、白术、甘草、当归、陈皮、升麻、柴胡。

方解：人参、黄芪益气；白术、甘草健脾补中；当归补血；陈皮理气；升麻、柴胡升阳举陷。

（2）肾气虚证

临床表现：月经周期提前，经色暗淡，质稀；腰膝酸软，头晕耳鸣，面色晦暗或有暗斑。舌淡暗，苔白润，脉沉细。

治法：补益肾气，固冲调经。

针灸：中极（CV 3）、气海（CV 6）、三阴交（SP 6）、肾俞（BL 23）、太溪（KI 3）。针刺，用补法，亦可用灸。

选穴依据：中极调理冲任；气海益气摄血；三阴交补脾调经，固冲摄血；肾俞、太溪补益肾气。

方药：固阴煎（《景岳全书》）。药用菟丝子、熟地黄、山茱萸、人参、山药、炙甘草、五味子、远志。

方解：菟丝子、熟地黄、山茱萸补肾益精；人参、山药、炙甘草健脾益气，补后天养先天以固命门；五味子、远志交通心肾，使心气下通，以加强肾气固摄之力。

2. 血热证

（1）阳盛血热证

临床表现：月经周期提前，量多，经色鲜红或深红，质稠；心烦，面红唇赤，口渴喜冷饮，小便短黄，大便燥结。舌质红，苔黄，脉数或滑数。

治法：清热降火，凉血调经。

针灸：中极（CV 3）、气海（CV 6）、三阴交（SP 6）、血海（SP 10）、太冲（LR 3）。针刺，用泻法，或配合拔罐法。

选穴依据：中极调理冲任；太冲、气海理气调经；三阴交固冲摄血；血海清血分之热。

方药：清经散（《傅青主女科》）。方用牡丹皮、地骨皮、白芍、熟地黄、青蒿、黄柏、茯苓。

方解：牡丹皮、青蒿、黄柏清热泻火凉血；地骨皮、熟地黄清虚热而滋肾水；白芍养血敛阴；茯苓行水泄热。

（2）阴虚血热证

临床表现：月经周期提前，经色鲜红，质稠；两颧潮红，手足心热，咽干口燥。舌质红，苔少，脉细数。

治法：养阴清热调经。

针灸：中极（CV 3）、气海（CV 6）、三阴交（SP 6）、血海（SP 10）、照海（KI 6）。针刺，用平补平泻法。

选穴依据：中极调理冲任；气海理气调经；三阴交、血海清血分之热；照海滋阴。

方药：两地汤（《傅青主女科》）。方用生地黄、地骨皮、玄参、麦冬、阿胶、白芍。

方解：生地黄、玄参、麦冬养阴滋液，壮水以制火；地骨皮清虚热，泻肾火；阿胶滋阴补血；白芍养血敛阴。

（3）肝郁血热证

临床表现：月经周期提前，经色深红或紫红，质稠，有血块，经行不畅；胸胁、乳房、少腹胀痛，心烦易怒，口苦咽干。舌红，苔薄黄，脉弦数。

治法：疏肝清热，凉血调经。

针灸：中极（CV 3）、气海（CV 6）、三阴交（SP 6）、太冲（LR 3）、行间（LR 2）。针刺，用泻法。

选穴依据：中极调理冲任；气海理气调经；三阴交养阴调血；太冲疏肝解郁；行间清热凉血。

方药：丹栀逍遥散（《女科撮要》）去煨姜。药用牡丹皮、栀子、当归、白芍、柴胡、白术、茯苓、薄荷、炙甘草。

方解：牡丹皮、栀子、柴胡疏肝解郁，清热凉血；当归、白芍养血柔肝；白术、茯苓、炙甘草健脾补中；薄荷助柴胡疏达肝气。煨姜辛热，非血热所宜，故去之。

【案例分析】

病案：李某，女，29 岁，已婚。

初诊：2000 年 8 月 11 日。月经周期提前，病程 1 年。患者以往月经规律，27 ~ 28 天一行，量稍多，近 1 年来月经 20 天左右一行，经量较多，色紫红，质稠，伴心烦不舒，口渴喜冷饮，大便干，小便黄。曾自服乌鸡白凤丸等，未见好转。末次月经：2000 年 8 月 1 日。孕 2 产 1。舌红，苔黄，脉滑数。妇科检查子宫后位，正常大小，无触痛，双侧附件未及异常。

诊断：月经先期。证属血热证。

治法：清热凉血调经。方用芩连四物汤加减。

处方：当归 10g，生地黄 20g，白芍 15g，川芎 5g，黄芩 10g，黄连 5g，旱莲草 20g，女贞子 15g，栀子 10g，牡丹皮 10g。7 剂，水煎服，日 1 剂。

二诊：2000 年 9 月 6 日。末次月经：2000 年 8 月 26 日。此次月经周期为 25 天，经量较前仍多，色紫红，质稠，仍伴有心烦，口渴喜冷饮，大便干，小便黄。治法不变，方药仍以芩连四物汤加减化裁。

处方：当归 10g，生地黄 20g，白芍 15g，川芎 5g，黄芩 10g，黄连 5g，旱莲草 20g，女贞子 15g，栀子 10g，牡丹皮 10g，全瓜蒌 20g，泽泻 10g。7 剂，水煎服，日 1 剂。

三诊：2000 年 10 月 6 日。末次月经：2000 年 9 月 21 日。患者月经周期已基本正常，25 日一行，但唯仍经量多，色红，质稠，伴心烦口渴。概热甚，久伏冲任，治法仍以清热凉血调经为主。

处方：生地黄 20g，白芍 15g，黄芩 10g，黄连 5g，旱莲草 20g，女贞子 15g，鸡血藤

15g，丹参 15g，栀子 10g，牡丹皮 10g。7剂，水煎服，日 1 剂。

后随访，患者经行正常，诸症渐消。

分析：热伏冲任，动血破血，故先期而至，量多；血为热灼则色紫红、质稠；热灼津液则口渴、便干。患者三诊时，月经周期已正常，但经量仍多，故去归、芎，因归、芎辛窜动血，容易导致出血量多，常以辛甘微温之鸡血藤、苦而微寒之丹参代之，既能补血，又可防归、芎动血之弊。（王子瑜医案）

第二节　月经过多

月经量较正常明显增多，总量超过 100mL，而周期和经期正常者，称为"月经过多"。

【病因病机】

主要病机是气虚统摄无权，冲任不固；热扰冲任，血海不宁；瘀血阻滞冲任，血不归经。

1. 气虚　素体虚弱，或饮食失节，或过劳久思，或大病久病，损伤脾气，致中气虚弱，冲任不固，血失统摄，以致经量增多。

2. 血热　素体阳盛，或肝郁化火，或过食辛辣之品，或感受热邪，热扰冲任，迫血妄行，以致经量增多。

3. 血瘀　素多抑郁，气滞血瘀；或经期产后余血未尽，不禁房事，瘀血内停，阻滞冲任，血不归经，以致经量增多。

【诊断要点】

1. 临床表现　月经量明显增多，超过 100mL，但在 7 天内能自然停止，周期正常。可引起继发性贫血。

2. 检查

（1）妇科检查　盆腔无明显阳性体征。

（2）辅助检查　B 型超声或宫腔镜检查可排除子宫肌瘤、子宫内膜息肉。诊断性刮宫可了解宫内膜病理形态。血液学检查可排除全身性凝血机制异常等引起的月经过多。

【鉴别诊断】

月经过多应与崩漏相鉴别。崩漏是月经周期紊乱，经量甚多不能自止，或经期逾半月淋漓不止，是周期、经期和经量均严重紊乱的表现。

【辨证论治】

根据经色、经质，结合全身证候及舌脉进行辨证。经色淡红，质稀，神疲乏力，脉弱为气虚；经色鲜红或深红，质稠，身热面赤，心烦口渴，舌质红，脉数为血热；经色暗，有血块，伴小腹疼痛，舌紫黯，脉涩为血瘀。

治疗原则，经期以止血固冲为主，平时应根据辨证，采用益气、清热、化瘀等法以治本。慎用温燥动血之品，以免增加血量。

1. 气虚证

临床表现：月经量多，色淡红，质稀；神疲肢倦，气短懒言，小腹空坠，面色㿠白。舌淡，苔薄，脉细弱。

治法：补脾益气，摄血调经。

针灸：脾俞（BL 20）、关元（CV 4）、气海（CV 6）、足三里（ST 36）、气穴（KI 13）、三阴交（SP 6）。针刺，用补法。

选穴依据：脾俞补脾摄血；气海与关元相配，调补冲任；足三里益气养血；气穴益肾气，调冲任；三阴交能调整三阴经脉，为妇科调经之要穴。

方药：举元煎（《景岳全书》）。药用人参、黄芪、白术、升麻、炙甘草。

方解：人参、黄芪、白术补气摄血；升麻助黄芪升阳举陷；炙甘草调和诸药。

2. 血热证

临床表现：月经量多，色鲜红或深红，质黏稠，或有小血块；伴口渴心烦，小便黄，大便干。舌红，苔黄，脉滑数。

治法：清热凉血，固冲止血。

针灸：气穴（KI 13）、气海（CV 6）、血海（SP 10）、三阴交（SP 6）。针刺气穴、气海施平补平泻法，血海施泻法，三阴交施补法。

选穴依据：气穴养阴固冲；气海调整冲任；血海凉血止血；三阴交养阴清热。

方药：保阴煎（《景岳全书》）加地榆、茜草。药用生地黄、熟地黄、黄芩、黄柏、白芍、山药、续断、甘草、地榆、茜草。

方解：生地黄清热凉血；熟地黄、白芍养血敛阴；黄芩、黄柏清热泻火；山药、续断补肝肾，固冲任；甘草调和诸药。原方加地榆、茜草，加强清热凉血、化瘀止血之功。

3. 血瘀证

临床表现：月经量多，色紫黯，有血块；经行腹痛，或平时小腹胀痛。舌紫黯或有瘀点，脉涩。

治法：活血化瘀止血。

针灸：合谷（LI 4）、三阴交（SP 6）、血海（SP 10）、太冲（LR 3）。针刺合谷用补法，其余均用泻法。

选穴依据：合谷化瘀破血；三阴交活血化瘀；太冲理气活血；血海为活血调经之要穴。

方药：失笑散（《太平惠民和剂局方》）加益母草、三七、茜草。药用蒲黄、五灵脂、益母草、三七、茜草。

方解：蒲黄、五灵脂活血散瘀，止痛止血。原方加益母草、三七、茜草，增强活血祛瘀止血之效。

第三节　经期延长

月经周期正常，行经时间超过 7 天以上，但在 2 周内能自然停止，称为"经期延长"。

【病因病机】

本病主要是虚、热、瘀致冲任不固，不能制约经血。

1. 气虚　素体虚弱，或饮食、劳倦、思虑伤脾，中气不足，冲任不固，血失统摄，以致经期延长。

2. 虚热　素体阴虚，或久病伤阴，阴虚内热，热扰血海，冲任不固，迫血妄行，以致经期延长。

3. 血瘀　素多抑郁，或恚怒伤肝，气滞血瘀；或经期产后余血未尽，感受外邪或不禁房事，瘀血内停，阻滞冲任，血不归经，以致经期延长。

【诊断要点】

1. 临床表现　月经周期正常，行经时间长，可持续 8～14 天，血量时多时少。

2. 检查

（1）妇科检查　盆腔无明显阳性体征。

（2）辅助检查　B 型超声或宫腔镜检查

可排除子宫内膜息肉、子宫瘢痕憩室。诊断性刮宫可了解宫内膜病理形态。

【鉴别诊断】

本病的特点是经期超过 7 天，但半月内可以自止。应与崩漏相鉴别。

【辨证论治】

经期以止血为主，若经量由少渐多，则以化瘀为主，以活血止血。

1. 气虚证

临床表现：经行时间延长，色淡红，质稀；神疲乏力，气短懒言，面色无华。舌淡，苔薄白，脉沉细弱。

治法：补气固冲止血。

方药：安冲汤（《医学衷中参西录》）。药用白术、黄芪、生龙骨、生牡蛎、生地黄、白芍、海螵蛸、茜草、续断。

方解：黄芪、白术补气升提，固冲摄血；生龙骨、生牡蛎、海螵蛸、续断收敛止血；生地黄、白芍凉血敛阴；茜草止血而不留瘀。

2. 虚热证

临床表现：经行时间延长，色鲜红或深红，质稠；咽干口燥，潮热颧红，手足心热，小便黄。舌红，苔少，脉细数。

治法：养阴清热止血。

方药：清血养阴汤（《妇科临床手册》）。药用生地黄、牡丹皮、白芍、玄参、黄柏、女贞子、旱莲草。

方解：生地黄、玄参、旱莲草滋阴凉血止血；黄柏、牡丹皮清热凉血；女贞子滋肾阴；白芍收敛肝阴。

3. 血瘀证

临床表现：经行时间延长，色紫黯，有血块；经行小腹疼痛。舌紫黯或有瘀点，脉涩。

治法：活血化瘀止血。

方药：桃红四物汤（《医宗金鉴》）合失笑散（《太平惠民和剂局方》）。桃红四物汤药用熟地黄、当归、白芍、川芎、桃仁、红花；失笑散药用蒲黄、五灵脂。

方解：桃红四物汤桃仁、红花活血化瘀；当归、川芎活血养血调经；熟地黄、白芍补血养阴以安血室。失笑散蒲黄祛瘀止血；五灵脂祛瘀止痛。全方共奏活血化瘀止血之效。

第四节 经间期出血

两次月经中间，即氤氲之时，出现周期性少量阴道出血者，称为"经间期出血"。经间期出血多发生于周期的第 12～16 天，一般出血量很少，常点滴 1～2 天则止，若反复经间期出血或持续时间较长，可能影响生育。

中医古籍《证治准绳·女科》中有类似经间期的描述，指出"氤氲""的候""真机"，就是指现在的排卵期。

本病相当于西医学的排卵期出血。

【病因病机】

本病的发生是在经间期，此时氤氲之状萌发，发生排卵。若肾阴虚，或湿热内蕴，或瘀阻胞络，当阳气内动时，阴阳转化不协调，阴络易伤，损及冲任，血海固藏失职，血溢于外，导致经间期出血。

1. 肾阴虚 肾阴偏虚，精亏血损，于氤氲之时，阳气内动，损伤阴络，冲任不固，因而阴道出血。若阴虚日久，耗损阳气，阳气不足，统摄无权，血海不固，以致出血反复发作。

2. 肾阳虚　阴虚及阳，或阴阳两虚而偏阳虚，则出血未能得到有力统摄。此外，肾阳不足无以蒸腾肾阴，化生肾气，影响胞宫的固藏，故致出血。

3. 湿热　湿邪乘虚而入，蕴阻于胞络冲任之间，蕴而生热；或情志不畅，心肝气郁，克伐脾胃，不能化水谷之精微以生精血，反聚而生湿，下趋任带二脉，蕴而生热。湿热得氤氲阳气内动之机，损伤子宫冲任，故见出血。

4. 血瘀　经产留瘀，瘀阻胞络，或七情内伤，气滞冲任，久而成瘀。适值氤氲之时，阳气内动，血瘀与之相搏，损伤血络，故致出血。

【诊断要点】

1. 临床表现　多见于青春期及育龄期妇女，两次月经中间出现规律性的少量阴道流血。

2. 检查

（1）妇科检查　宫颈黏液透明，呈拉丝状，夹有血丝。宫颈无赘生物或重度炎症，无接触性出血。

（2）实验室及其他检查　基础体温多见高温、低温相交替时出血。宫颈黏液结晶检查，B超监测卵泡，月经中期测定血清雌、孕激素水平偏低。

【辨证论治】

本病的治疗重在经后期，以滋肾养血、平衡阴阳为主。一般出血少、时间短且无其他症状者，可暂不予治疗。若反复发作，则平时可根据经间期生理特点滋阴固本，使阴

阳平和，防止出血。

1. 肾阴虚证

临床表现：经间期出血，量少或稍多，色鲜红，质黏；头晕耳鸣，腰膝酸软，五心烦热，便坚尿黄。舌红，苔少，脉细数。

治法：滋肾养阴，固冲止血。

针灸：肾俞（BL 23）、命门（GV 4）、关元（GV 4）、气海（GV 6）、足三里（ST 36）、然谷（KI 2）、太溪（KI 3）。针刺，用补法。

选穴依据：肾俞、命门补肾；关元、气海补益气血；足三里健脾；然谷、太溪滋阴清热。

方药：两地汤（《傅青主女科》）合二至丸（《医方集解》）。两地汤药用生地黄、地骨皮、玄参、麦冬、阿胶、白芍；二至丸药用女贞子、旱莲草。

方解：两地汤生地黄、玄参、麦冬养阴滋液，壮水以制火；地骨皮清虚热，泻肾火；阿胶滋阴补血；白芍养血敛阴。二至丸女贞子、旱莲草补益肝肾，滋阴止血。

2. 肾阳虚证

临床表现：经间期出血，量少，色淡，质稀；腰痛如折，畏寒肢冷，小便清长，大便溏薄，面色晦暗。舌淡暗，苔薄白，脉沉弱。

治法：补肾益阳，固冲止血。

针灸：肾俞（BL 23）、足三里（ST 36）、神阙（CV 8）、气海（CV 6）、关元（CV 4）、子宫（EX-CA 1）。隔附子灸神阙，余穴针用补法。

选穴依据：肾俞补益肾气；隔盐艾炷灸神阙，温针灸足三里温阳固涩止血；气海、关元、子宫固冲止血。

方药：二仙汤（《中医方剂临床手册》）

去黄柏，加紫石英、山茱萸。药用仙茅、仙灵脾、巴戟天、知母、紫石英、山茱萸。

方解：仙茅、仙灵脾、巴戟天温补肾阳；知母清热益阴。原方去黄柏，恐其苦寒伤阳；加山茱萸阳中补阴，紫石英温肾固涩。

3. 湿热证

临床表现：经间期出现少量阴道流血，色深红，质稠；可见白带中夹血，或赤白带下，腰骶酸楚；或下腹时痛，神疲乏力，胸胁满闷，口苦纳呆，小便短赤。舌红，苔黄腻，脉濡或滑数。

治法：清利湿热，固冲止血。

针灸：肾俞（BL 23）、气海（CV 6）、太冲（LR 3）、行间（LR 2）、三阴交（SP 6）、阴陵泉（SP 9）。针刺，用泻法。

选穴依据：肾俞补益肾气；气海补益气血；太冲清泻火热，疏肝理气，养血调经；行间清泻肝胆之火；阴陵泉为脾经合穴，与三阴交合用，健脾利湿降浊。

方药：清肝止淋汤（《傅青主女科》）去阿胶、红枣，加小蓟、茯苓。药用白芍、当归、生地黄、牡丹皮、黄柏、牛膝、香附、黑豆、小蓟、茯苓。

方解：白芍、当归、黑豆养血补肝；生地黄、牡丹皮凉血清肝；黄柏、牛膝清利湿热；香附理气调血。原方去阿胶、红枣，恐其滋腻化湿生热；加小蓟、茯苓，加强清热利湿之效。

4. 血瘀证

临床表现：经间期出血量少或稍多，色暗红，或紫黑或有血块；少腹一侧或两侧胀痛或刺痛，拒按，胸闷烦躁。舌质紫或有紫斑，脉细弦。

治法：化瘀和络，益肾止血。

针灸：肾俞（BL 23）、中极（CV 3）、血海（SP 10）、气海（CV 6）、三阴交（SP 6）、足三里（ST 36）、地机（SP 8）。泻法，可配合灸法。

选穴依据：肾俞补益肾气；中极调理冲任；艾灸血海温宫活血；针刺气海行气活血；三阴交、足三里养血活血；地机活血化瘀统血。

方药：逐瘀止血汤（《傅青主女科》）。药用生地黄、大黄、当归、赤芍、牡丹皮、枳壳、龟甲、桃仁。

方解：桃仁、赤芍、当归活血化瘀；大黄增强逐瘀之力，炭用又有止血之功；生地黄、牡丹皮、龟甲滋阴益肾，凉血固任；枳壳理气行滞，有助化瘀。

【临证思路】

治疗经间期出血，务必把滋阴养血放在第一位，重点不在于止血，而在于促进阴阳的顺利转化。此外，经间期出血必须保证重阴转阳的气血活动，所以需在补肾滋阴兼调气血的前提下，多加用补肾阳、温肾阳之品，如川续断、菟丝子、巴戟天等。

【案例分析】

病案：谯某，女，20岁，否认性生活史。

初诊：2014年3月27日。因阴道少量咖啡色分泌物3天就诊。现月经周期第15天，平素周期28～30天，经期5～7天，月经量中，色红，血块少许，无痛经，经前腰酸时作。现阴道点滴咖啡色分泌物，时作时止，纳寐可，二便调，舌质红，苔薄黄，脉弦细数。

诊断：经间期出血。证属肾阴虚证。

治法：滋肾益阴，固冲止血。

处方：生地黄炭 15g，熟地黄 10g，黄芩 10g，盐黄柏 10g，酒白芍 10g，炒续断 10g，艾叶炭 15g，炙甘草 5g。3 剂，1 日 1 剂，水煎服。

患者服此方后出血止，遵此法于第二周期再服，后未再出血。

分析：患者经间期出血量少，色咖啡，经前腰酸时作，舌红，苔少，脉细数，证属肾阴虚。因此在治疗上宜滋肾益阴，固冲止血，方拟保阴煎加减。药物组成：生地黄炭、熟地黄、黄芩、盐黄柏、山药、炒续断、酒白芍、炙甘草。

保阴煎来源于《顾松园医镜》卷十一，为治"真阴虚衰"之名方。方中熟地黄大滋肾阴，"壮水之主以制阳光"；生地黄滋阴清热，益阴养血；黄柏清热燥湿，退热除蒸；黄芩清热凉血止血；白芍养血敛阴；山药补脾益肾；续断滋补肝肾，止血。全方滋阴凉血，清热止血。出血期药物多炒用以止血，酌加炒地榆、仙鹤草、益母草之属以增其效。

第五节　崩　漏

经血非时暴下不止或淋沥不尽者，称为"崩漏"，是月经周期、经期、经量均严重紊乱的月经病。崩者出血量多而势急；漏者出血量少而势缓。临床上崩与漏可单独出现，亦常交替出现，故临床统称崩漏。本病病因多端，病机复杂，既是妇科临床常见病、多发病，也是疑难急重病。

表 7－2　崩漏历史沿革

春秋战国《内经·素问》	崩的最早记载 病机：阴虚阳搏
东汉《金匮要略》	漏下的最早记载 方药：桂枝茯苓丸、胶艾汤
隋代《诸病源候论》	病机：脏腑损伤，冲任二脉虚损，不能约制经血 临床表现：淋沥不断—漏下；暴下—崩中
明代《丹溪心法附余》	治疗：治崩三法
明代《景岳全书》	疾病范畴：崩漏是严重的月经失调

【病因病机】

崩漏的发病与年龄密切相关，多发生于月经初潮后（青春期），以及月经将断（绝经期前）之时。崩漏的发病机制主要是各种致病因素导致肾—天癸—冲任轴功能紊乱，而以肾的功能失调为主，致使冲任不固，不能制约经血。

1. 肾虚　天癸初至，肾气未盛；或年届七七，肾气渐虚；或中年房劳多产数伤肾气。素体肾阴亏虚，或多产房劳耗伤真阴，或阴虚及阳，导致肾—天癸—冲任轴功能紊乱，不能制约经血，发生崩漏。

2. 脾虚　素体脾虚，或劳倦思虑、饮食不节伤脾，脾虚气弱，中气下陷，冲任不固，血失统摄，非时而下，发生崩漏。

3. 血热　素体阴虚，或久病、失血伤阴，阴虚水亏；素体阳盛，实热内蕴，热伤冲任，迫血妄行，非时而下，发生崩漏。

4. 血瘀　七情内伤，气滞血瘀；或热灼、寒凝、气虚致瘀；或经期产后余血未尽，摄生不慎致瘀。瘀血内阻，血不循经，非时而下，发生崩漏。

【诊断要点】

1. 病史　了解患者的年龄、月经史、产

育史及避孕措施；有无激素类药物使用史；有无饮食失节、生活失度、七情内伤等影响正常月经的因素；有无全身相关疾病史。注意月经紊乱的发病时间、特点、病程及以往治疗经过。

2. 临床表现 月经周期、经期和经量严重紊乱，出血时间长短不一，或先骤然暴下继而淋沥不断，或先淋沥不断又忽然大下，或出血数月可伴有不同程度贫血，大量出血可导致休克。

3. 检查

（1）妇科检查 无明显器质性病变。

（2）基础体温（BBT）测定 BBT呈单相，显示无排卵。

（3）辅助检查 超声检查、诊断性刮宫、宫腔镜检查、生殖内分泌激素与甲状腺功能测定、妊娠试验、血常规及凝血功能检查等。通过检查，排除生殖器官器质性病变、妊娠出血及全身性凝血机制异常导致的阴道出血等。

【鉴别诊断】

崩漏应与其他月经不调、妊娠疾病、肿瘤出血、外阴阴道外伤性出血及出血性内科疾病相鉴别（表7-3）。

表7-3 崩漏鉴别诊断

病名	临床表现	辅助检查
崩漏	月经周期、经期及经量均发生紊乱	生殖器官无器质性病变 B型超声子宫内膜可有增厚 BBT呈单相 血小板、凝血功能正常
月经先期 月经过多 经期延长	月经周期缩短，经期、经量正常 经量异常，周期、经期正常 行经持续时间延长，周期正常	B型超声生殖器官无器质性病变，BBT呈双相 血小板、凝血功能正常
妊娠期出血	胎漏、胎动不安、异位妊娠多有停经史。异位妊娠破裂或流产时腹部撕裂样疼痛及休克表现	血、尿HCG阳性 宫内妊娠B型超声显示宫腔内有妊娠囊；异位妊娠宫腔内无妊娠囊，宫腔外可见混合性包块，或见胎芽、胎心，有内出血时，盆腹腔可见积液
生殖器肿瘤出血	临床可表现如崩似漏的阴道出血	妇科检查、B型超声、MRI检查可发现包块 肿瘤标志物可呈阳性
外伤性出血	多有外伤史，如跌扑损伤、暴力性交等	妇科检查可见外阴或阴道有损伤
全身性疾病	如再生障碍性贫血、血小板减少、严重肝肾疾病等，行经时可见阴道出血过多，甚则暴下如注，或淋沥不尽	血常规、凝血功能、肝肾功能等异常

【辨证论治】

崩漏的辨证，应抓住虚、热、瘀的证候特点。本病虚证多而实证少，热证多而寒证少；出血期主要根据出血的量、色、质，辨寒、热、虚、实之证。

经血量多或淋沥难尽，色淡质稀为虚证；经血量多势急，继而淋沥不止，色鲜红或深红，质稠为热证；经血时出时止，时多时少，色紫黯有块，或伴腹痛为血瘀；久崩久漏，经血色淡暗，质稀为寒证。青春期多属肾气亏虚；育龄期多属肝郁气滞；绝经前多属肝肾亏损或脾气虚弱。

崩漏的治疗，应本着"急则治其标，缓则治其本"的原则，根据发病的缓急，灵活掌握和运用"塞流、澄源、复旧"的治崩三法。

塞流：即是止血，用于暴崩之际，塞流止血以防脱。常采用独参汤（《十药神书》）或生脉散（《医学启源》），补气摄血止崩。若暴崩如注，肢冷汗出，昏厥不省人事，脉微欲绝者，为气随血脱之危急证候，治宜回阳救逆，益气固脱，急投参附汤（《重订严氏济生方》）。贫血严重者，宜输血救急。

澄源：即正本清源，是治疗崩漏的重要阶段。一般用于出血减缓后的辨证论治。

复旧：即固本善后，是巩固崩漏治疗的重要阶段，用于血止后调整月经周期。可采用补虚、清热、化瘀、调理肾肝脾功能及中药人工周期疗法。

1. 肾虚证

（1）肾气虚证

临床表现：经血非时而下，量多或淋沥日久不尽，色淡红或淡暗，质稀；面色晦暗，眼眶暗，腰膝酸软，头晕耳鸣，精神不振，小便频数。舌淡暗，苔白润，脉沉弱。

治法：补益肾气，固冲止血。

针灸：关元（CV 4）、三阴交（SP 6）、肾俞（BL 23）、肝俞（BL 18）。针刺用捻转补法，亦可用艾灸。

选穴依据：关元调补冲任；三阴交益肾之封藏；肾俞、肝俞藏血。

方药：固阴煎（《景岳全书》）。方用菟丝子、熟地黄、山茱萸、人参、山药、炙甘草、五味子、远志。

方解：菟丝子、熟地黄、山茱萸补肾益精；人参、山药、炙甘草健脾益气，补后天

养先天以固命门；五味子、远志交通心肾，使心气下通，以加强肾气固摄之力。

随症加减：腰痛甚者，加炒续断、炒杜仲；夜尿频数者，加益智仁、覆盆子。

（2）肾阴虚证

临床表现：经血非时而下，量多或淋沥日久不尽，色鲜红，质稍稠；头晕耳鸣，五心烦热，腰膝酸痛，潮热颧红，夜寐不宁。舌红，少苔，脉细数。

治法：滋补肾阴，固冲止血。

针灸：肾俞（BL 23）、肝俞（BL 18）、关元（CV 4）、三阴交（SP 6）、血海（SP 10）、然谷（KI 2）、阴谷（KI 10）。用捻转补法。

选穴依据：血海凉血固血摄血；然谷、阴谷滋阴补血，固崩止漏；肾俞、肝俞藏血；关元补气调冲任；三阴交滋阴养血。

方药：左归丸（《景岳全书》）合二至丸（《医方集解》）。左归丸药用熟地黄、山药、山茱萸、枸杞子、菟丝子、鹿角胶、龟甲胶、川牛膝；二至丸药用女贞子、旱莲草。

方解：熟地黄、山药、山茱萸、枸杞子、龟甲胶滋补肝肾，固经止血；菟丝子补阳益阴；鹿角胶温补肝肾止血，于阳中求阴；川牛膝补肝肾。川牛膝具活血通经，引血下行之效，出血量多者不宜应用。二至丸女贞子、旱莲草补益肝肾，滋阴止血。

随症加减：心烦、失眠者，加五味子、柏子仁、夜交藤。

（3）肾阳虚证

临床表现：经血非时而下，量多或淋沥日久不尽，色淡暗，质稀；肢冷畏寒，腰膝酸软，面色晦暗或有暗斑，精神不振，小便清长，夜尿频多，肢肿便溏。舌淡暗，苔白润，脉沉迟无力。

治法：温肾助阳，固冲止血。

针灸：肾俞（BL 23）、肝俞（BL 18）、关元（CV 4）、三阴交（SP 6）、命门（GV 4）、百会（GV 20）、复溜（KI 7）。针刺用捻转补法，亦可用艾灸，百会仅用灸法。

选穴依据：肾俞、肝俞藏血；关元补肾调冲任；三阴交益肾之封藏；命门峻补元阳；复溜补益肾经阳气；百会升提阳气。

方药：右归丸（《景岳全书》）去肉桂。药用熟地黄、山药、山茱萸、枸杞子、菟丝子、鹿角胶、杜仲、当归、制附子。

方解：熟地黄、山药、枸杞子、当归滋补肝肾养血；山茱萸补肾固涩；菟丝子、杜仲温肾固经；附子温肾补阳止崩；鹿角胶温补肝肾止血。原方因肉桂助阳动血故去除。

随症加减：面浮肢肿，脘腹冷痛，大便溏薄者，加茯苓、补骨脂、炮姜；兼瘀滞者，加三七、蒲黄。出血量多者去当归。

2. 脾虚证

临床表现：经血非时暴下不止，或淋沥日久不尽，色淡，质稀；神疲乏力，气短懒言，面色白或萎黄，小腹空坠，面浮肢肿，纳呆便溏。舌淡胖，边有齿痕，苔薄白，脉细弱或缓弱。

治法：补气摄血，固冲止崩。

针灸：脾俞（BL 20）、肝俞（BL 18）、关元（CV 4）、三阴交（SP 6）、气海（CV 6）、足三里（ST 36）。针刺用捻转补法，亦可用艾灸。

选穴依据：脾俞、肝俞共用，加强脾统血、肝藏血之功；关元补气调冲任；三阴交滋阴养血；气海、足三里健脾补中。

方药：固本止崩汤（《傅青主女科》）。

药用人参、黄芪、熟地黄、白术、当归、黑姜。

方解：人参、黄芪、白术补气培元，升阳摄血；熟地黄滋阴养血；黑姜引血归经，使补中有收；当归补血。因当归又有活血之效，出血量多者不宜应用。

随症加减：气虚兼有瘀滞者，加三七、蒲黄、益母草。

3. 虚热证

临床表现：经血非时而下，量多或淋沥日久不尽，色鲜红，质稠；两颧潮红，烦热少寐，咽干口燥，潮热盗汗，大便干结。舌红，少苔，脉细数。

治法：滋阴清热，固冲止血。

方药：保阴煎（《景岳全书》）。药用生地黄、熟地黄、黄芩、黄柏、白芍、山药、续断、甘草。

方解：生地黄清热凉血；熟地黄、白芍养血敛阴；黄芩、黄柏清热泻火；山药、续断补肝肾，固冲任；甘草调和诸药。

随症加减：大便秘结者，加玄参；心烦失眠者，加炒枣仁、柏子仁、莲子心。

4. 实热证

临床表现：经血非时而下，量多或淋沥日久不尽，色深红，质稠；烦热口渴，喜冷饮，面红唇赤，小便短黄，大便干结。舌红，苔黄，脉滑数。

治法：清热凉血，固冲止血。

针灸：血海（SP 10）、三阴交（SP 6）、隐白（SP 1）、大敦（LR 1）、太冲（LR 3）。针刺用泻法。

选穴依据：三阴交调冲任、固崩漏；血海凉血摄血；隐白是治疗崩漏的常用经验穴；大敦、太冲清肝凉肝止血。

方药：清热固经汤（《简明中医妇科学》）。药用黄芩、焦栀子、生地黄、地骨皮、地榆、生藕节、阿胶、陈棕榈炭、龟甲、生牡蛎、甘草。

方解：黄芩、栀子、生地黄、地骨皮、地榆、藕节清热凉血止血；阿胶补血止血；陈棕榈炭收涩止血；龟甲、牡蛎育阴敛血；甘草调和诸药。

随症加减：若兼见少腹或小腹灼热疼痛，苔黄腻者，去阿胶，加黄柏；若兼见心烦易怒，胸胁胀痛，口干而苦，头痛目赤，脉弦，加柴胡、牡丹皮、龙胆草。

5. 血瘀证

临床表现：经血非时而下，量时多时少，时出时止，经行不畅，色紫黯有块；小腹疼痛拒按，面色晦暗，胸胁胀满或刺痛。舌质紫或有瘀斑，脉涩。

治法：活血化瘀，固冲止血。

针灸：三阴交（SP 6）、太冲（LR 3）、隐白（SP 1）、气冲（ST 30）、冲门（SP 12）、膈俞（BL 17）。气冲、冲门用平补平泻法，其他用泻法；隐白用灸法。

选穴依据：三阴交调冲任、固崩漏；膈俞调血止血；气冲、冲门理气调气；太冲理气化瘀；隐白是治疗崩漏的经验效穴。

方药：逐瘀止崩汤（《安徽中医验方选集》）。药用当归、川芎、三七、没药、五灵脂、牡丹皮炭、炒丹参、炒艾叶、阿胶、龙骨、牡蛎、乌贼骨。

方解：没药、五灵脂、川芎活血祛瘀止痛；三七、牡丹皮炭、炒丹参活血化瘀止血；当归养血活血；阿胶、炒艾叶养血止血；龙骨、牡蛎、乌贼骨固涩止血。

随症加减：血量多者，加三七、益母草；兼气虚者，加党参、炙黄芪。

知识链接

异常子宫出血的西医治疗方法

崩漏属西医学异常子宫出血—排卵障碍型（AUB－O）范畴。中华医学会妇产科学分会妇科内分泌学组于 2014 年制定了"异常子宫出血诊断与治疗指南"，治疗原则是出血期止血并纠正贫血，血止后调整周期预防子宫内膜增生，有生育要求者促排卵治疗。止血的方法包括孕激素子宫内膜脱落法、大剂量雌激素内膜修复法、短效口服避孕药或高效合成孕激素内膜萎缩法和诊刮。辅助止血的药物还有氨甲环酸等。调整周期的方法主要是后半期孕激素治疗，青春期及生育年龄患者宜选用天然或接近天然的孕激素（如地屈孕酮），有利于卵巢轴功能的建立或恢复。短效口服避孕药主要适合于有避孕要求的妇女。

【临证思路】

1. 止血调经　止血是治疗崩漏的基本原则。应根据辨证，虚者补之，脾虚、肾虚型重在固摄止血；实者攻之，血瘀型以祛瘀止血为主；热者清之，血热型以凉血止血、养阴清热为主。血止后，青春期患者以补肾为主，以调整月经周期；生育期患者调补肝肾为主，以恢复排卵功能；绝经前期患者以滋肾泻火为主，注意预防子宫内膜病变。

2. 补虚　血止后，应根据患者的具体情况，补气补血，以恢复机体的正气。补气可选用四君子汤（《太平惠民和剂局方》）、异功散（《小儿药证直诀》）等；补血可选用四物汤（《太平惠民和剂局方》）、当归补血汤（《内外伤辨惑论》）、归脾汤（《重订严氏济生方》）、小营煎（《景岳全书》）等；气血双补可选用八珍汤（《正体类要》）、十全大补汤（《太平惠民和剂局方》）、人参养荣汤（《太平惠民和剂局方》）、五福饮（《景岳全书》）等。

3. 清热　热为阳邪，易动血。血止以后，应采用清热的治法，以除体内伏热，防止崩漏复发。方剂可选用清化饮（《景岳全书》）、清海丸（《傅青主女科》）、清经散（《傅青主女科》）、两地汤（《傅青主女科》）等。

4. 化瘀　瘀血内阻，血不归经；瘀血不去，新血不生。出血停止后，针对瘀血形成的原因，如气虚、气滞、寒凝、热灼等，分别采取补气化瘀、理气化瘀、温经散寒化瘀、清热凉血化瘀等治法。方剂可选用《医林改错》中的膈下逐瘀汤、少腹逐瘀汤、血府逐瘀汤，以及温经汤（《金匮要略》）、四草汤（《中医临床妇科学》）等加减。

5. 中药周期疗法　经后期多用滋肾养血法，经前期采用补肾助阳法，行经期采用活血化瘀法，以引血下行。该法主要适用于青春期和育龄期患者。

【预后与预防】

崩漏虽属妇科疑难急重病，但只要治疗得当，善后调治，预后较好。如不引起重视，长期出血有可能发展为子宫内膜息肉，甚至子宫内膜的恶性病变。

对患有月经先期、月经过多及经期延长者，应积极治疗，以防止发展为崩漏。患者不宜过食辛辣，贫血者宜富含营养的食品。流血期间避免剧烈活动及过度劳累，保持外阴清洁，禁房事，以防外邪侵入。

【案例分析】

病案 1：司徒某，女，19 岁，工人，未婚。

1977 年 11 月 19 日入院。主诉：阴道流血已 1 个多月，伴眩晕心悸。患者月经紊乱，14 岁初潮，周期一般为 28～40 日，偶见 2～5 个月一潮，持续时间 7～30 日不等，量多，用卫生纸 3～10 包。1974 年 4 月，曾因月经过多住院治疗。

前次月经为 1977 年 5 月，停经 5 个月后，于 10 月 20 日阴道流血，开始时量多如崩，继则或多或少，以后血量渐次减少，色淡红，无瘀块，但淋沥不断，至 11 月 19 日住院观察治疗。症见面色黄黯，眼眶暗黑，头晕目眩，心悸失眠，短气纳呆，腰酸无力，下肢时有抽搐，舌淡嫩，苔薄微黄稍干，脉弦细虚数。

检查：红细胞 12.4×10^{12}/L，血红蛋白 38g/L。子宫大小正常，活动好，无压痛，双侧附件未扪及包块。

诊断：崩漏。证属脾肾两虚，兼气血不足。

治法：补肾健脾，益气养血。

处方：党参 30g，制何首乌 30g，黄芪 30g，白术 25g，续断 15g，鹿角霜 20g，棕榈炭 12g，阿胶 12g（烊化），砂仁 3g（后下）。每日一剂，再煎。吉林参 12g（另炖服）。

连服 5 剂后，阴道流血减少。因重度贫血，输同型血 300mL。上方去棕榈炭、鹿角霜、何首乌，加菟丝子、桑寄生、乌豆衣、五味子等，终于 1977 年 11 月 29 日阴道流血完全停止，精神好转，胃纳增进，眩晕心悸等症改善，依上法再投培脾补肾、益气养血之品以调经。1977 年 12 月 21 日月经复潮，经量中等，6 ~ 7 日干净，取得近期较好的疗效。

其后继续门诊中药治疗 4 个多月，在观察治疗期间，患者月经周期建立在 28 ~ 32 日之间，经量中等（1 包卫生纸左右）。随访一年余，月经一直正常，精神面色均可。

分析：本例为青春期崩漏，崩证与闭经交替出现，崩证病势发作时较重，以致气血亏虚，碍及脾肾。气虚则难以固摄，血虚则难以润养，故治当补肾健脾，益气养血。急则治其标，以塞流为主，大剂量党参、黄芪，甚至吉林参用之，并加鹿角霜、棕榈炭、阿胶温固以摄血，配以输血，终使经血得固，随后再投培脾补肾、益气养血之品以调经而愈。（罗元恺医案）

病案 2：陈某，女，45 岁。

初诊：2004 年 11 月 13 日。阴道流血 3 个月。1 年前开始月经周期不准，经期先后 10 天不定，但经量不多，7 天干净，未治疗，平时用避孕套避孕。3 个月前月经来潮后一直未净，量时多（似平常经量）时少（呈点滴状），在流血期间或干净 3 ~ 5 天有流血。在外院诊断为"功能失调性子宫出血"，劝其诊断性刮宫，不予接受。曾服西药"止血消炎类药物"（具体不详）及中成药"宫血宁""乌鸡白凤丸"等效不佳。就诊时神疲乏力，心烦少寐，饮食尚可，无腹痛，无发热，阴道流血量不多，经色淡而清稀，每日用纸 2 ~ 3 张。舌胖淡，苔薄黄，脉沉缓无力。

妇科检查：外阴阴道血染，宫颈光滑，子宫后位，大小正常，无压痛，附件阴性。查血红蛋白（Hb）85g/L。

诊断：崩漏（功能失调性子宫出血）。证属肾气虚衰，气血不足。

治法：益气固冲止血。方拟益气固冲止血方。

处方：党参 15g，山药 15g，山茱萸 12g，熟地黄 15g，玉竹 15g，地榆炭 10g，茜草 6g，仙鹤草 20g，女贞子 15g，旱莲草 15g，乌贼骨 15g，阿胶珠 15g，续断 15g，麦冬 12g，白芍 15g，生龙骨 30g，生牡蛎 30g，荆芥炭 10g。5 剂，水煎服，日 1 剂。

二诊：2004 年 11 月 25 日。服药后血止 1 周，要求服中成药，嘱服"归脾丸"，至经来前改用初诊止血方，按此方法调整 3 个周期。

三诊：2005 年 2 月 28 日。述精神好转，月经周期基本恢复正常，30 ~ 35 天一至，6 ~ 7 天干净，用纸两包，Hb105g/L。

分析：患者七七之年，肾气渐衰，天癸将竭，冲任虚损，经血不能制约致经乱无期，淋沥不净；又因流血量多，气血俱虚，见神疲乏力，心烦少寐。此为肾气虚衰，气血不足，冲任不固之证候，故初诊用益气固冲止血方治疗。方中党参、山药益气固冲止血；山茱萸、续断、熟地黄、女贞子、旱莲草益肾固冲止血；玉竹、麦冬、白芍、阿胶珠滋阴止血；生龙骨、生牡蛎、乌贼骨固涩止血；地榆炭、仙鹤草、荆芥炭收敛止血；茜草祛瘀止血，使血止而不留瘀。血止后用"归脾丸"益气养血调经以澄源复旧。用药 3 个多月使病程长达 1 年余的功能失调性子宫出血临床治愈。（丁启后医案）

【文献选录】

《重订严氏济生方·妇人门》：崩漏之疾，本乎一证。轻者谓之漏下，甚者谓之崩中……漏下者，淋沥不断是也。崩中者，忽然暴下，乃漏证之甚者。

《丹溪心法附余·崩漏》：治崩次第，初用止血，以塞其流；中用清热凉血，以澄其源；末用补血，以还其旧。

《景岳全书·妇人规》：崩漏不止，经乱之甚者也。盖乱则或前或后，漏则不时妄行，由漏而淋，由淋而崩，总因血病，而但以其微甚耳。

妇人于四旬外经期将断之年，多有渐见阻隔，经期不至者。当此之际，最宜防察。若果气血和平，素无他疾，此固渐止而然，无足虑也。若素多忧郁不调之患，而见此过期阻隔，便有崩决之兆。若隔之浅者，其崩尚轻，隔之久者，其崩必甚，此因隔而崩者也。当预服四物、八珍之类以调之。否则恐其郁久而决，则为患滋大也。

第六节　月经后期

月经周期错后 1 周以上，甚至 3～5 个月一行，经期正常，连续 2 个月经周期以上者，称为"月经后期"。

【病因病机】

主要发病机制是精血不足或邪气阻滞，血海不能按时满溢，遂致月经后期。常由肾虚、血虚、血寒、气滞所致。

1. 肾虚　先天禀赋不足，肾气亏虚，或房事不节，或早婚多产，损伤肾气，肾虚则冲任不足，血海不能按时满溢，遂致经行错后。

2. 血虚　数伤于血，或产多乳众，病后体虚，饮食减少，化源不足，营血衰少，冲任不足，血海不能按时满溢，遂致经行错后。

3. 血寒

（1）虚寒　素体阳虚，或久病伤阳，阳虚内寒，脏腑失于温养，生化失期，气虚血少，冲任不足，血海不能按时满溢，遂致经行错后。

（2）实寒　经产之时，感受寒邪，或过服寒凉，寒邪搏于冲任，血为寒凝，胞脉不畅，血行迟滞，血海不能按时满溢，遂致经行错后。

4. 气滞　素性抑郁，情志不遂，气不宣达，血为气滞，冲任不畅，气血运行迟滞，血海不能按时满溢，遂致经行错后。

【诊断要点】

1. 临床表现　月经周期推后 7 天以上，甚至 3～5 个月一行，经期基本正常。

2. 检查

（1）妇科检查　一般无明显异常。

（2）辅助检查　基础体温、性激素测定及 B 超等检查有助于诊断。如月经 3～5 个月一行伴月经量少者，临床又称月经稀少，应查血清性激素及胰岛素释放试验，以明确有无高雄激素、高泌乳素、高胰岛素血症，并结合 B 超检查综合判断是否为多囊卵巢综合征。

【鉴别诊断】

1. 月经先后无定期　月经周期或前或后 1～2 周，经期正常，连续 3 个月经周期以上。子宫体大小正常或偏小。血性激素检查有助于诊断。

2. 早孕　月经逾期，一般应先判断是否妊娠。可见脉象滑利，早孕试纸阳性。亦可出现恶心、呕吐等早孕反应。子宫体增大，与孕周相符。血、尿 β-HCG 提示妊娠；B 超可见子宫增大、胎囊、胎芽等。

【辨证论治】

月经后期病机有虚实之分，虚者有肾虚、血虚，实者有血寒、气滞。治疗原则是虚者补之，实者泻之，寒者温之，滞者行之，调理冲任、疏通胞脉以调经。

1. 肾虚证

临床表现：经期延后，量少，色淡，质稀；头晕气短，腰膝酸软，性欲淡漠，小腹隐痛，喜暖喜按，大便溏泻，小便清长。舌淡，苔白，脉沉迟无力。

治法：温肾助阳，养血调经。

针灸：关元（CV 4）、气海（CV 6）、三阴交（SP 6）、肾俞（BL 23）、太溪（KI 3）、命门（GV 4）。针刺用补法，亦可用艾灸。

选穴依据：关元、气海益气生血，调理冲任；三阴交疏通经络，调和气血；肾俞、太溪、命门补益肾阳。温灸可增加温经散寒之功效。

方药：当归地黄饮（《景岳全书》）。药用山药、熟地黄、杜仲、当归、山茱萸、牛膝、炙甘草。

方解：熟地黄、山茱萸、当归补肾益精养血；杜仲、牛膝补肾强腰膝；山药补脾滋生化之源；炙甘草调和诸药。

随症加减：月经量少者，酌加紫河车、益母草、丹参；带下量多者，酌加金樱子、芡实。

2. 血虚证

临床表现：经行错后，量少，色淡，质稀无块；经行小腹绵绵作痛，面色萎黄，头晕眼花，心悸失眠，爪甲不荣。舌淡，苔薄，脉细弱。

治法：补血填精，益气调经。

针灸：关元（CV 4）、气海（CV 6）、三阴交（SP 6）、足三里（ST 36）、脾俞（BL 20）、胃俞（BL 21）、血海（SP 10）。针刺用补法，亦可用艾灸。

选穴依据：关元、气海益气生血，调理冲任；三阴交疏通经络，调和气血；足三里、脾俞、胃俞、血海健脾益气生血。

方药：大补元煎（《景岳全书》）。药用人参、山药、熟地黄、杜仲、当归、山茱萸、枸杞子、炙甘草。

方解：人参、山药、杜仲补肾气以固命门；熟地黄、山茱萸、枸杞子补肾填精而生血；当归养血益阴；甘草调和诸药。

随症加减：经行小腹隐隐作痛者，加白芍、香附、延胡索；若伴肢体酸重不适，苔白腻，加苍术、茯苓、薏苡仁、羌活。

3. 血寒证

（1）虚寒证

临床表现：经行延迟，量少，色淡红，质清稀；小腹冷痛，喜暖喜按，腰膝冷痛，小便清长。舌淡，苔白，脉沉细迟。

治法：温经散寒，养血调经。

针灸：关元（CV 4）、气海（CV 6）、三阴交（SP 6）、命门（GV 4）、肾俞（BL 23）、太溪（KI 3）。针刺用补法，亦可针灸并用。

选穴依据：关元、气海益气生血，调理冲任；三阴交疏通经络，调和气血；针灸命门、肾俞、太溪可温经散寒，止痛。

方药：温经汤（《金匮要略》）。药用人参、当归、川芎、白芍、桂枝、牡丹皮、吴茱萸、法半夏、阿胶、麦冬、生姜、甘草。

方解：吴茱萸、桂枝温经散寒，通利血脉；当归、白芍、川芎活血祛瘀，养血调经；牡丹皮祛瘀通经，并退虚热；人参、阿胶益气健脾，以资气血生化之源；麦冬养阴润肺，益胃生津；法半夏、生姜通降胃气而散结；甘草调和诸药。

随症加减：若经行小腹痛者，酌加小茴香、香附、延胡索。

（2）实寒证

临床表现：经行错后，量少，色暗有块；小腹冷痛，畏寒肢冷，面色苍白，小便清长。舌暗红，苔白，脉沉紧或沉迟。

治法：温经散寒，活血调经。

针灸：中极（CV 3）、关元（CV 4）、气海（CV 6）、三阴交（SP 6）、天枢（ST 25）、归来（ST 29）、地机（SP 8）、神阙（CV 8）。天枢、归来用泻法，宜针灸并用，神阙禁针，可行隔盐艾炷灸。

选穴依据：中极、关元、气海益气生血，调理冲任；三阴交、地机疏通经络，调和气血；天枢、归来调理气血而调经；艾灸神阙可温肾壮阳。

方药：温经汤（《妇人大全良方》）。药用人参、当归、川芎、肉桂、莪术、牡丹皮、甘草、白芍、牛膝。

方解：肉桂温经散寒，通脉调经；当归、川芎养血活血调经；人参甘温补气，助肉桂温阳散寒；莪术、牡丹皮、牛膝活血祛瘀，助当归、川芎通行血滞；白芍、甘草缓急止痛。

随症加减：若腰酸腰痛者，加续断、狗脊、秦艽、延胡索；月经过少者，酌加丹参、益母草、鸡血藤。

4. 气滞证

临床表现：经行延后，量少，色黯红有块；小腹胀满，或胸胁乳房胀痛不适，精神抑郁，时欲太息。舌质正常或略暗，苔白，脉弦。

治法：开郁行气，和血调经。

针灸：中极（CV 3）、关元（CV 4）、气海（CV 6）、三阴交（SP 6）、蠡沟（LR 5）、行间（LR 2）、期门（LR 14）。关元、气海、三阴交平补平泻，蠡沟、行间、期门用泻法。

选穴依据：中极、关元、气海益气生血，调理冲任；三阴交疏通经络，调和气血；蠡沟、行间、期门以疏肝理气解郁。

方药：乌药汤（《兰室秘藏》）。药用乌药、香附、木香、当归、甘草。

方解：乌药、香附、木香理气行滞，调经止痛；当归活血养血调经；甘草调和诸药。

随症加减：若症见胁痛，加川楝子、柴胡、小茴香；月经过少者，酌加鸡血藤、川芎、丹参。

【预后与预防】

本病常伴有月经过少，若治疗及时得当，一般预后较好，反之则可发展为闭经，甚则导致不孕。

注意调情志，慎起居，经期产后避免寒凉，选择切实可行的避孕措施，以防产乳过多或行人工流产手术，均有助于预防月经后期。

【案例分析】

病案：霍某，女，40 岁。

初诊：2012 年 7 月 13 日。近 1 年经水 45~60 天一行，量少，色淡，质稀，伴头晕耳鸣，腰部酸痛，眠差，倦怠乏力；舌淡红，苔薄白，脉沉细。末次月经 2012 年 5 月 26 日。15 岁月经初潮，既往月经规律，孕 3 产 1 流 2。

辅助检查：超声提示子宫及双侧附件未见异常，内膜厚约 8mm；血清性腺激素六项：FSH 28.63mIU/mL，LH 21.97mIU/mL，P 0.4ng/mL。

诊断：月经后期。证属肾虚。

治法：补肾填精，养血调冲。

处方：熟地黄 15g，枸杞子 15g，山药 20g，女贞子 15g，当归 15g，丹参 20g，赤芍 15g，川芎 10g，益母草 15g，牛膝 15g，菟丝子 15g，巴戟天 10g，红花 10g，鳖甲 15g，狗脊 20g，酸枣仁 15g。

调治两月后复诊，诸症好转，无其他不适，月经如期而至。

分析：本案系劳产伤肾，肾精不足，血海不能按时满溢，故经行错后，量少，色淡，质稀；肾虚腰府失养、髓海失充，故腰痛、头晕耳鸣。结合实验室检查提示患者卵巢储备功能下降，治以熟地黄、枸杞子、女贞子、菟丝子、巴戟天补肾填精；赤芍、益母草、丹参、当归、川芎养血活血；牛膝引血下行。当精血充足则诸症自除。全方补肾填精以治其本，活血调经以治其标，标本同治，可获良效。（《韩氏女科》）

第七节　月经过少

月经周期正常，经量明显少于既往，不足 2 日，甚或点滴即净者，称"月经过少"。

【病因病机】

主要机制是精亏血少，冲任气血不足，或寒凝瘀阻，冲任气血不畅，血海满溢不多。常由肾虚、血虚、血寒和血瘀所致。

1. 肾虚　先天禀赋不足，或房事不节，或产多乳众，损伤肾气，或屡次堕胎，伤精耗气，肾精亏损，肾气不足，冲任亏虚，血海满溢不足，遂致经行量少。

2. 血虚　数伤于血，大病久病，营血亏虚，或饮食劳倦，思虑过度，损伤脾气，脾虚化源不足，冲任血虚，血海满溢不多，致经行量少。

3. 血寒　经期产后，感受寒邪，或过食生冷，血为寒凝，冲任阻滞，运行不畅，经血不得畅行，致经行量少。

4. 血瘀　经期产后，余血未净之际，七情内伤，气滞血瘀，或感受邪气，邪与血结，瘀滞冲任，精血运行不畅，致经行量少。

【诊断要点】

1. 病史　询问有无失血性疾病和经期、产后感染史；子宫腔内冷冻、电凝术史；发病前有无使用过避孕药及有无人流、刮宫术史；有无结核病病史。

2. 临床表现　月经周期、经期正常，经量较以往明显减少，或经量减少的同时，经期也缩短不足 2 日。

3. 检查

（1）妇科检查　性腺功能低下引起的月经过少，盆腔器官基本正常或子宫体偏小。

（2）实验室检查　卵巢功能测定，对性腺功能低下引起的月经过少的诊断有参考意义。

（3）其他检查　子宫造影、宫腔镜检查对子宫内膜炎、刮宫术后或子宫内膜结核造成的宫腔粘连的诊断有意义。

【鉴别诊断】

月经过少与妊娠早期有阴道流血的妊娠病相鉴别，如胎漏、胎动不安、异位妊娠等。妊娠病一般有停经史。早孕试验有助鉴别。

【辨证论治】

治疗重在养血活血调经，虚者补肾益

精，养血调经；实者疏肝理气，祛瘀散寒，活血通经；虚实兼夹者补虚泻实。

1. 肾虚证

临床表现：经来量少，不日即净，或点滴即止，血色淡暗，质稀；腰膝酸软，头晕耳鸣，小便频数。舌淡苔薄，脉沉细。

治法：补肾益精，养血调经。

针灸：气海（CV 6）、气穴（KI 13）、三阴交（SP 6）、命门（GV 4）、肾俞（BL 23）、上髎（BL 31）。针刺用补法，亦可艾灸。

选穴依据：气海是任脉穴，气穴是肾经和冲脉之会，二穴相配调和冲任；三阴交为足三阴经之会，能益气调血，补养冲任；命门、肾俞可温经散寒；上髎养血调经。

方药：当归地黄饮（《景岳全书》）。药用山药、熟地黄、杜仲、当归、山茱萸、牛膝、炙甘草。

方解：熟地黄、山茱萸、当归补肾益精养血；杜仲、牛膝补肾强腰膝；山药补脾滋生化之源；炙甘草调和诸药。

随症加减：若形寒肢冷者，酌加肉桂、淫羊藿、人参；夜尿频数者，酌加益智仁、桑螵蛸。

2. 血虚证

临床表现：经来量少，不日即净，或点滴即止，经色淡红，质稀；头晕眼花，心悸失眠，皮肤不润，面色萎黄。舌淡苔薄，脉细无力。

治法：补血益气，养血调经。

针灸：气海（CV 6）、气穴（KI 13）、三阴交（SP 6）、血海（SP 10）、足三里（ST 36）、脾俞（BL 20）。针刺用补法，亦可艾灸。

选穴依据：气海、气穴、三阴交能益气调血，补养冲任；血海养血补血；足三里、脾俞补益气血调经。

方药：滋血汤（《证治准绳》）。药用人参、山药、黄芪、茯苓、川芎、当归、白芍、熟地黄。

方解：熟地黄、当归、白芍、川芎补血调经；人参、黄芪、山药、茯苓补气健脾，补益气血之源。

随症加减：若心悸失眠者，酌加炒酸枣仁、五味子；脾虚食少者，加鸡内金、砂仁。

3. 血寒证

临床表现：经行量少，色黯红；小腹冷痛，得热痛减，畏寒肢冷，面色青白。舌暗，苔白，脉沉紧。

治法：温经散寒，活血调经。

针灸：气海（CV 6）、气穴（KI 13）、三阴交（SP 6）、关元（CV 4）、归来（ST 29）、命门（GV 4）。针刺用补法，针灸并用。

选穴依据：气海益气温阳；气穴调经补肾；三阴交调补三阴，和血调经；归来为足阳明经穴，配气海、关元可调理气血而调经；命门温益肾阳，温灸命门穴可加强温经散寒之功。

方药：温经汤（《妇人大全良方》）。药用人参、当归、川芎、肉桂、莪术、牡丹皮、甘草、白芍、牛膝。

方解：肉桂温经散寒，通脉调经；当归、川芎养血活血调经；人参甘温补气，助肉桂温阳散寒；莪术、牡丹皮、牛膝活血祛瘀，助当归、川芎通行血滞；白芍、甘草缓急止痛。

随症加减：若伴腰膝酸软者，加菟丝

子、桑寄生、狗脊；若胁痛，加川楝子、柴胡、小茴香、乌药。

4. 血瘀证

临床表现：经行涩少，色紫黑有块；小腹刺痛拒按，血块下后痛减。舌紫黯，或有瘀斑、瘀点，脉涩有力。

治法：活血化瘀，理气调经。

针灸：气海（CV 6）、气穴（KI 13）、三阴交（SP 6）、太冲（LR 3）、血海（SP 10）、地机（SP 8）。针刺用泻法，亦可艾灸。

选穴依据：气海益气温阳；气穴调经补肾；三阴交调补三阴，和血调经；太冲疏肝理气；血海活血化瘀，通经活络；地机活血化瘀统血。

方药：通瘀煎（《景岳全书》）。药用当归、山楂、香附、红花、乌药、青皮、木香、泽泻。

方解：当归、山楂、红花活血化瘀；香附理气解郁调经；乌药、青皮、木香行气止痛；泽泻利水以行滞。

随症加减：若少腹冷痛，脉沉迟者，酌加肉桂、吴茱萸；若平时少腹疼痛，或伴低热不退者，酌加牡丹皮、栀子、泽兰。

【预后与预防】

月经过少一般不影响生活工作，但若不及时调治可发展为闭经，甚则导致不孕。如因他病导致月经过少，应积极治疗他病，他病愈则经自调。

注意调节情志，尽量避免宫腔操作，规律作息，经期产后注意保暖，均有助于预防月经过少。

【案例分析】

病案：刘某，女，36 岁。

初诊：1978 年 5 月 19 日。月经量少近一年。经色暗淡，质稀。平素腰膝酸痛，头晕耳鸣，倦怠乏力，手足心热，心烦，夜卧多梦；舌质淡，苔薄白，脉沉细。末次月经1978 年 5 月 11 日。14 岁月经初潮，既往月经规律。

诊断：月经过少。证属肾阴亏虚。

治法：滋肾益阴，养血调经。

处方：熟地黄15g，山药15g，赤芍15g，香附15g，杜仲20g，怀牛膝15g，益母草15g，地骨皮15g，牡丹皮12g，远志15g，酸枣仁10g，制何首乌15g。

两周后再诊，经量较前增多，色鲜红，质黏稠，诸症均有减轻。连续调治两个月经周期后，经量恢复以往，诸症悉除。

分析：经者血也，血者阴也。五脏六腑之精皆藏与肾。该患者由于房事不节，耗伤阴血，伤之于肾，致精血不足，胞脉不充则血少难下；肾虚，腰府失养，脑髓不充，则腰酸头晕耳鸣；气阴匮乏，机体失于濡养则倦怠，心烦夜卧多梦。治以育阴养血，补以有形之血，以生无形之气，使肾精充足，经血旺盛，血海满溢。（《韩氏女科》）

第八节　闭　经

女子年满 16 周岁，月经尚未来潮，为原发性闭经；或已经建立起月经周期，规律后又因病停止 6 个月以上，或根据自身月经周期计算停止 3 个周期以上者，为继发性闭经。

青春期前、妊娠期、哺乳期、绝经后期的月经不来潮及月经初潮后 1 年内月经数月停闭不行，无其他不适者均属生理性停经，不属闭经范畴。因先天性生殖器官缺如或畸形，或后天生殖器官严重损伤而无月经者，非药物所能奏效者，不属本节讨论范围，中药治疗临床多见继发性闭经为主。

表7-4　闭经历史沿革

《内经》，《素问·阴阳别论》	闭经的最早记载 女子不月、月事不来
东汉《神农本草经》	月闭、血闭 水蛭逐恶血、瘀血、月闭、破血瘕
晋代《脉经》	所以利不止而经断者，但下利亡津液，故经断

【病因病机】

闭经的病因病机复杂，但归纳起来不外乎虚实两端（图7-1）。

虚者多为肾气不足，或肝肾虚损、精血匮乏、冲任不盛；或阴虚血燥、血海干涸；或脾胃虚弱、气血乏源，以致血海空虚，无血可下。实者则为气滞血瘀、痰湿阻滞冲任、胞宫，血海阻隔，经血不得下行。

1. 肾气亏虚　禀赋不足，肾气未盛，精气未充，精亏血少，冲任空虚；或因房劳多产，肾精耗损；或久病及肾，精血匮乏，源断流竭，胞宫无血可下而成闭经。

2. 气血虚弱　脾胃素弱，或饮食劳倦；或忧思过度，损伤心脾，营血不足；或大病、久病；或吐血、下血、堕胎、小产等数脱于血；或哺乳过长、过久；或患虫积耗血，以致冲任失养，血海空虚，胞宫无血可下而成闭经。

3. 阴虚血燥　素体阴虚，或失血伤阴，或久病耗血，或过食辛燥灼伤津血，或日久

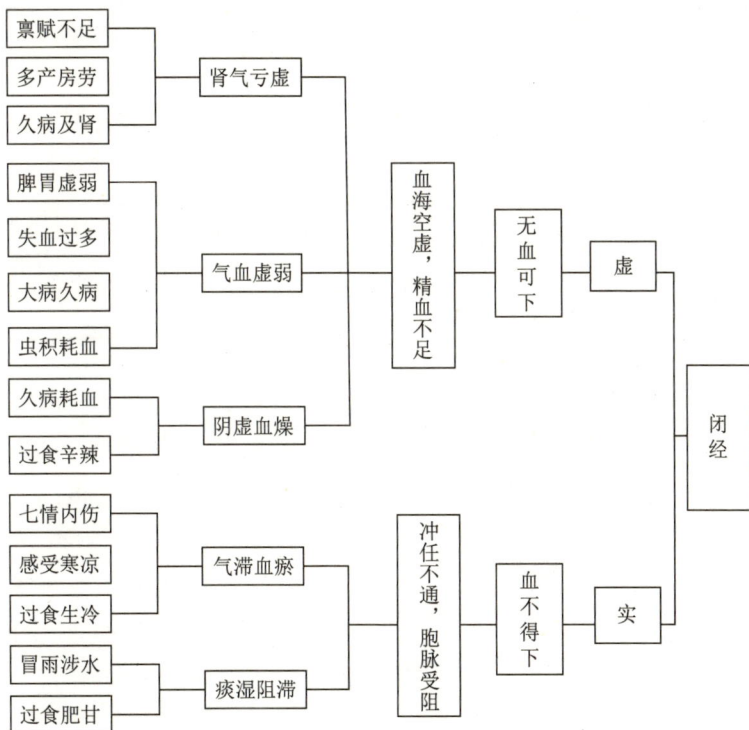

图7-1　闭经病因病机示意图

病深，精亏阴竭，以致血海燥涩干涸而成闭经。

4. 气滞血瘀　因七情内伤，肝气郁结，气滞血瘀；或经、产之时血室正开，感受风冷寒邪；或内伤生冷寒凉，血为寒凝；或因内外热邪煎熬，均可使血结成瘀，冲任瘀阻，胞脉壅塞，经血阻隔不行而成闭经。

5. 痰湿阻滞　肥胖之人，躯脂壅塞，多痰多湿，痰湿壅阻经隧；或脾阳失运，湿聚成痰，痰湿阻滞冲任，胞脉闭塞而经不行。

【诊断要点】

1. 病史　首先应了解有无急性、慢性疾病及其他内分泌疾病史，有无周期性下腹疼痛，其母及同胞姐妹的月经情况等。

2. 临床表现　继发性闭经，要注意有无周期性下腹胀痛、头痛及视觉障碍，有无溢乳、厌食、恶心等，有无体重变化（增加或减少）、畏寒或潮红或阴道干涩等。

3. 检查

（1）体格检查　了解患者体质、发育、营养状况、毛发分布、第二性征发育情况。

（2）妇科检查　了解外阴、阴道、子宫、卵巢的发育情况，有无缺如、畸形和肿块。对原发性闭经患者要注意有无处女膜闭锁，有无阴道、子宫、卵巢缺如或畸形。

（3）辅助检查　子宫功能检查、卵巢功能检查、垂体功能检查、染色体检查、甲状腺功能检查、肾上腺功能检查、腹腔镜检查等均可协助判断闭经的原因和病位。

知识链接

闭经的分类

类型	原因
子宫性闭经	子宫内膜损伤、子宫内膜炎、子宫切除后或宫腔放射治疗后、先天性无子宫或发育不良等
卵巢性闭经	卵巢早衰、卵巢抵抗、多囊卵巢综合征、卵巢肿瘤、先天性无卵巢或发育不良、卵巢切除或组织破坏等
垂体性闭经	垂体肿瘤、闭经溢乳综合征、垂体梗死、空蝶鞍综合征等
下丘脑性闭经	精神紧张、体重下降和营养缺乏、剧烈运动、药物减肥、神经性厌食症等
其他内分泌功能异常闭经	甲状腺功能减低或亢进、肾上腺皮质功能亢进、肾上腺皮质肿瘤等

闭经的诊断步骤及辅助检查见图7-2。

【鉴别诊断】

闭经的原因比较复杂，注意与早孕的鉴别，可通过尿妊娠试验、妇科检查和B超来协助诊断。

【辨证论治】

禀赋不足，初潮较晚，或月经后期量少而逐渐停闭者，多属虚证；以往月经正常而突然停闭，或伴有痰饮、瘀血等征象者，多属实证。本病以虚证为主，或虚实夹杂、本虚标实。

1. 肾气亏虚证

临床表现：年逾16周岁尚未行经，或由月经后期、量少逐渐至经闭；素体虚弱，腰酸腿软，头晕耳鸣。舌淡红，苔少，脉沉弱或细涩。

治法：补肾益精，养血调经。

针灸：关元（CV 4）、中极（CV 3）、归来（ST 29）、血海（SP 10）、三阴交（SP 6）、肾俞（BL 23）、太溪（KI 3）。针刺用补法，亦可艾灸。

闭经

病史与查体，除外假性闭经、全身其他疾病
β-HCG除外妊娠

孕激素试验

有出血
（Ⅰ度闭经）

无出血

雌孕激素试验

有出血
（Ⅱ度闭经）

无出血

血PRL测定

子宫性闭经

宫腔镜检查
宫腔造影
结核、刮宫损伤

正常

高PRL闭经

血LH、FSH、E2、T测定

CT或MRI
甲状腺功能
服药史

LH、FSH
正常或低

LH高
FSH正常或低
T正常或高

FSH高
E2低

GnRH试验

PCOS

卵巢性闭经

性染色体
免疫抗体
腹腔镜

反应低

正常

B型超声或
CT除外肿瘤

垂体性

下丘脑性

血胰岛素

闭经

闭经

17HP
DHEAS

CT或MRI
其他靶腺
检查

CT或MRI
精神因素
药物、运动
消瘦、厌食

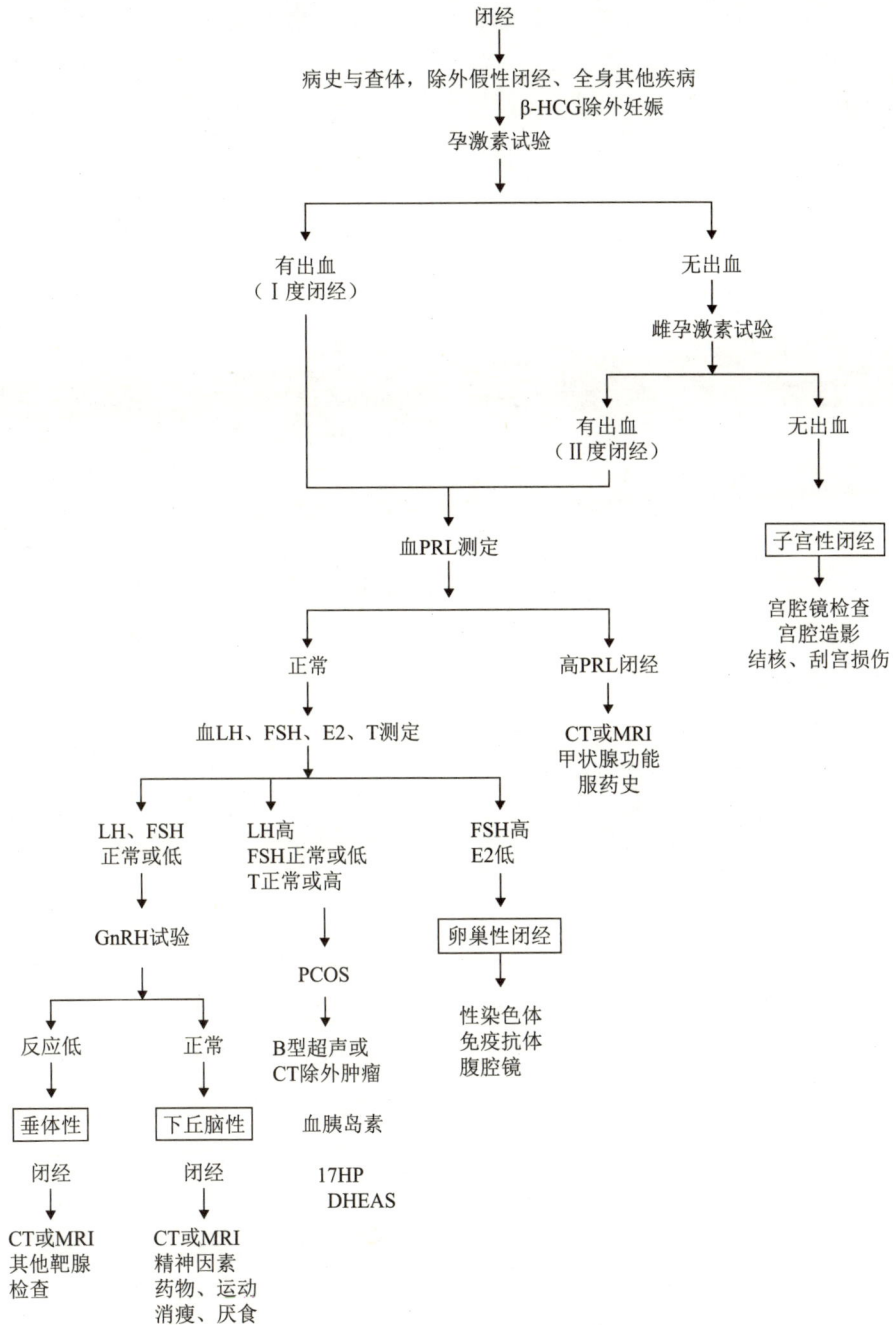

图7－2　闭经的诊断步骤及辅助检查

选穴依据：关元、中极调补冲任；归来为胃经穴，配脾经血海、三阴交以健脾胃而化生气血，血海满溢，月事自能按时而下；肾俞、太溪补肾益精。

方药：加减苁蓉菟丝丸（《卓雨农中医妇科治疗秘诀》）。药用肉苁蓉、菟丝子、桑寄生、覆盆子、熟地黄、当归、枸杞子、艾叶。

方解：肉苁蓉、菟丝子、枸杞子益精填髓，补肾壮阳；当归、熟地黄养血滋阴，补精益髓；覆盆子、桑寄生固精益肾，强筋补肝；艾叶温经散寒。

随症加减：若经闭日久，畏寒肢冷甚者，加肉桂、淫羊藿、紫河车；若夜尿频数者，加金樱子、桑螵蛸。

2. 气血虚弱证

临床表现：月经逐渐后延，量少，经色淡而质薄，继而停闭不行；头晕眼花，或心悸气短，神疲肢倦，食欲不振，毛发不泽或易脱落，身体羸瘦，面色萎黄。舌淡，苔少或薄白，脉沉缓或虚数。

治法：补气健脾，养血调经。

针灸：关元（CV 4）、中极（CV 3）、归来（ST 29）、肾俞（BL 23）、血海（SP 10）、三阴交（SP 6）、中脘（CV 12）、气海（CV 6）、足三里（ST 36）。针刺用补法，亦可艾灸。

选穴依据：关元、中极调补冲任；归来为胃经穴，配脾经血海、肾俞、三阴交、中脘健脾胃以资气血生化之源；气海、足三里补气益血调经。

方药：人参养荣汤（《太平惠民和剂局方》）。药用人参、黄芪、白术、茯苓、远志、陈皮、五味子、当归、白芍、熟地黄、肉桂、炙甘草。

方解：人参大补元气，健脾和胃；黄芪、白术、茯苓、炙甘草补中益气，以益气血生化之源；当归、熟地黄、白芍补血和营调经；远志、五味子宁心安神；陈皮理气行滞；肉桂温阳和营，振奋阳气。

随症加减：眠差梦多者，加远志、茯神、酸枣仁；血虚日久，渐至阴虚血枯经闭者，加麦冬、山药、知母、牡丹皮。

3. 阴虚血燥证

临床表现：月经量少而渐至停闭；五心烦热，两颧潮红，交睫盗汗，或骨蒸劳热，或咳嗽唾血。舌红，苔少，脉细数。

治法：养阴清热，润燥调经。

针灸：关元（CV 4）、中极（CV 3）、归来（ST 29）、血海（SP 10）、三阴交（SP 6）、复溜（KI 7）、照海（KI 6）。针刺用补法。

选穴依据：关元、中极调补冲任；归来为胃经穴，配脾经血海、三阴交健脾胃以资气血生化之源；照海、复溜滋阴止汗。

方药：加减一阴煎（《景岳全书》）。药用生地黄、熟地黄、白芍、地骨皮、知母、麦冬、炙甘草。

方解：生地黄、熟地黄、麦冬滋养肾阴，清解血热；地骨皮、知母养阴除骨蒸劳热，与前药相配有壮水制火之功；白芍敛阴，滋补精血；炙甘草健脾和中，调和诸药。

随症加减：心烦不寐者，加柏子仁、丹参、珍珠母；阴虚肺燥，咳嗽咯血者，酌加沙参、白及、仙鹤草。

4. 气滞血瘀证

临床表现：月经数月不行，精神抑郁，烦躁易怒；胸胁胀满，少腹胀痛或拒按。舌边紫黯，或有瘀点，脉沉弦或沉涩。

治法：理气活血，祛瘀通经。

针灸：关元（CV 4）、肾俞（BL 23）、中极（CV 3）、归来（ST 29）、次髎（BL 32）、血海（SP 10）、三阴交（SP 6）、中脘（CV 12）、膻中（CV 17）、太冲（LR 3）。针刺用泻法。

选穴依据：关元、肾俞、中极补肾调理冲任；归来为胃经穴，配脾经血海、三阴交、次髎、中脘健脾胃以资气血生化之源；膻中以行气活血通经；太冲疏肝理气。

方药：血府逐瘀汤（《医林改错》）。药用桃仁、红花、当归、生地黄、川芎、赤芍、牛膝、桔梗、柴胡、枳壳、甘草。

方解：当归、川芎、生地黄、赤芍、桃仁、红花为桃红四物汤。四物汤养血调经；桃仁、红花活血化瘀；柴胡、赤芍、枳壳、甘草疏肝理气解郁，使气行则血行；桔梗开胸膈之结气；牛膝导瘀血下行。

随症加减：若症见胁痛，乳胀，小腹胀痛，加川楝子、柴胡、小茴香、乌药；若伴口干，便结者，加黄柏、知母、大黄；腰酸腰痛者，加杜仲、狗脊、续断。

5. 痰湿阻滞证

临床表现：月经停闭，形体肥胖，胸胁满闷，呕恶痰多；神疲倦怠，或面浮足肿，或带下量多色白。舌体胖大有齿痕，苔腻，脉滑。

治法：化痰除湿，活血调经。

针灸：关元（CV 4）、肾俞（BL 23）、中极（CV 3）、归来（ST 29）、血海（SP 10）、三阴交（SP 6）、丰隆（ST 40）、阴陵泉（SP 9）。三阴交、阴陵泉针刺用补法；丰隆针刺用泻法；其余穴位用平补平泻法，可配合艾灸疗法。

选穴依据：关元、肾俞、中极补肾调理冲任；归来、血海、三阴交健脾胃以资气血生化之源；丰隆、阴陵泉健脾化痰，祛湿通经。

方药：苍附导痰丸（《叶天士女科诊治秘方》）。药用茯苓、法半夏、陈皮、甘草、苍术、香附、胆南星、枳壳、生姜、神曲。

方解：茯苓、法半夏、陈皮燥湿醒脾；苍术燥湿健脾；香附、枳壳理气行滞；胆南星燥湿化痰；神曲、生姜健脾和胃，温中化痰；甘草调和诸药。

随症加减：胸胁胀闷者，加瓜蒌、紫苏；肢体浮肿明显者，加益母草、泽泻、泽兰；腰膝酸软者，加续断、菟丝子、杜仲。

【临证思路】

继发性闭经应了解其既往月经史，如初潮年龄、经期、经量、经色、经质，闭经前有无精神创伤、体重骤然增减、营养严重缺乏、剧烈运动、环境改变、服用药物（避孕药、镇静药、激素、减肥药）、放疗或化疗等诱因，有无近期分娩、产后出血、宫腔手术史等。治疗原则是：虚者补而充之，实者泻而通之。或补益肝肾，或调补气血；或活血化瘀，或理气行滞，或化痰除湿。切不可不分虚实，滥用猛攻峻伐之方药；如虚实夹杂，亦不可一味峻补，以免留邪壅滞胞宫。至于因他病而致经闭者，如虚劳、血瘕、虫积等，又当先治他病，病愈则经可行。

【预后与预防】

闭经病因复杂，病程较长，故疗程亦长，预后与转归常与病程、病因、病性、患者年龄、依从性有关。年龄较轻，闭经时间较短者，一般疗效和预后好。年龄较大，闭经时间长，辨证属虚证，尤其是肾气虚衰、精血亏虚或阴虚血燥者，可发展成不孕症和早发绝经，治疗较困难，预后差。

注意调节情志，饮食适宜，少食辛辣油炸之品，经期产后勿冒雨涉水；采取避孕措施，避免多次人流术；正确处理产程，防止产后大出血，有助于预防闭经的发生。

【案例分析】

病案：赵某，女，34 岁，已婚。

初诊：1990 年 9 月。近两年月经稀发，现经水8个月未行。既往月经规律，婚后正常产一男孩，而后连续行人流术3次，此后月经量逐渐减少，并经期渐渐至错后。经西医院检查性激素及B超均未发现异常，曾用雌孕激素调理周期，用药期间月经规律，停药后即月经闭止。平素患者自觉腰痛膝软，周身乏力，阴道干涩，口干，时有头晕耳鸣，记忆力减退，便秘；舌红少苔，脉沉细无力。

诊断：闭经。证属肾虚。

治法：补肾填精，养血调冲。

处方：熟地黄25g，山茱萸20g，山药15g，川续断15g，桑寄生15g，杜仲15g，赤芍20g，牡蛎25g，女贞子20g，怀牛膝20g，龟甲20g，甘草5g。

连续诊治半年后，患者复诊告知，近几个月月经基本按月而行，每次行经5~6天，色质无异常。

按语：盖因多产、堕胎，以致肾精亏耗，精血不足，无水舟停而致经闭。肾藏精，肝藏血，肝肾为母子之脏、水火之宅，虚则亦虚，亏则亦亏，肾精不足，则肝血虚少，肝血不足，肾精亦亏，精血匮乏，源断其流，冲任亏损，胞宫无血可下，而成经闭。依据乙癸同源、精血互生之理，施滋水涵木、助水行舟之法而收全功。

（《中国百年百名中医临床家丛书·韩百灵》）

【文献选录】

《素问·阴阳别论》：二阳之病发心脾，有不得隐曲，女子不月。

《金匮要略》：妇人之病，因虚、积冷、结气，为诸经水断绝，至有历年，血寒积结胞门。寒伤经络，凝坚在上，呕吐涎唾，久成肺痈，形体损伤。

《兰室秘藏》：妇人脾胃久虚，或形羸气血俱衰，而致经水断绝不行。

第九节　月经先后无定期

月经周期时或提前，时或延后7天以上，经量、经期正常，连续3个周期以上者，称为"月经先后无定期"。

【病因病机】

月经先后无定期的主要病机是肝失疏泄或肾失封藏，以致血海蓄溢和胞宫藏泻失常。其病因多由肝气郁滞或肾气虚衰所致，以肝郁为主。

1. 肝郁　肝藏血，司血海，主疏泄。肝气条达，疏泄正常，血海按时满盈，则月经周期正常。若情志抑郁，或忿怒伤肝，以致肝气逆乱，疏泄失司，冲任失调，血海蓄溢失常。如疏泄太过，则月经先期而至；疏泄不及，则月经后期而来，遂致月经先后无定期。

2. 肾虚　肾为先天之本，主封藏。素体肾气不足，或年少肾气未充；或因久病失养；或因多产房劳，损伤肾气；或年老肾气渐衰，使肾气亏损，藏泄失司，冲任失调，血海蓄溢失常，以致月经先后无定期。

【诊断要点】

1. 病史　有七情内伤或劳力过度等病史。

2. 临床表现　月经周期或提前或错后7天以上，连续发生3个周期或以上。

3. 检查

（1）妇科检查　一般无明显异常。

（2）辅助检查　基础体温监测、生殖激素测定有助于诊断。

【鉴别诊断】

应注意与妊娠病之阴道流血、生殖器肿瘤、盆腔炎性疾病、血液病及其他内分泌腺疾病等引起的月经异常相鉴别，鉴别要点是阴道流血有无规律。

【辨证论治】

1. 肝郁证

临床表现：经行先期或后期，经量或多或少，色黯红有块；伴情志抑郁，胸胁乳房胀满，脘闷不舒，时叹息，嗳气食少。舌质正常或略暗，舌苔薄白或薄黄，脉弦。

治法：疏肝解郁，和血调经。

针灸：关元（CV 4）、血海（SP 10）、三阴交（SP 6）、太冲（LR 3）、期门（LR 14）。针刺用泻法。

选穴依据：关元调理冲任；血海、三阴交理血调经；太冲、期门疏肝解郁。

方药：逍遥散（《太平惠民和剂局方》）。方用柴胡、当归、茯苓、白芍、白术、炙甘草、煨姜、薄荷。

方解：柴胡疏肝解郁；当归、白芍养血调经；白术、茯苓、甘草健脾和中；薄荷助柴胡疏肝；煨姜温胃行气。

随症加减：若肝郁血滞，经血有块，加丹参、泽兰、川芎活血行气；肝郁化热，经量多，口苦咽干者，去煨姜，加牡丹皮、栀子、黄芩清肝泄热；小腹胀痛加延胡索、炒川楝、木香以行气止痛；胸脘痞闷，纳呆，加陈皮、厚朴、砂仁以行气消痞。

2. 肾虚证

临床表现：经行或先或后，量少，色淡，质清稀；伴面色晦暗，头晕耳鸣，腰膝酸痛，小腹空坠，小便频数。舌淡，苔薄，脉沉细弱。

治法：补肾益精，固冲调经。

针灸：关元（CV 4）、气海（CV 6）、血海（SP 10）、三阴交（SP 6）、肾俞（BL 23）、太溪（KI 3）。针刺用补法，针灸并用。

选穴依据：关元调理冲任；气海、血海、三阴交理气养血调经；肾俞、太溪调补肾气。

方药：固阴煎（《景岳全书》）。药用菟丝子、熟地黄、山茱萸、人参、山药、炙甘草、五味子、远志。

方解：菟丝子、熟地黄、山茱萸补肾益精；人参、山药、炙甘草健脾益气，补后天养先天以固命门；五味子、远志交通心肾，使心气下通，以加强肾气固摄之力。

随症加减：若经血量多，加覆盆子、鹿衔草、仙鹤草益肾涩精止血；腰痛如折，加炒杜仲、桑寄生、狗脊补肾强腰；小腹冷痛，加艾叶、乌药、小茴香以温经止痛；形寒肢冷，加巴戟天、淫羊藿、仙茅温肾助阳；小便频数，加益智仁、桑螵蛸、乌药温肾固涩。

兼有肝郁，治宜疏肝补肾、养血调经，方用定经汤（《傅青主女科》）。药用菟丝子、白芍、当归、熟地黄、山药、茯苓、炒芥穗、柴胡。

【案例分析】

病案：刘某，34 岁。

初诊：多产体虚，经期先后无定，本次迟 10 日而行，行则量少即止，隔 10 日又复行。胸闷腹胀，纳谷不香，周身骨节酸楚。按脉虚细而弦，舌苔薄白。证属肝郁脾虚，气血不调。

治法：理气解郁，扶土益血。

处方：当归9g，川芎4.5g，白芍6g，制香附9g，郁金6g，枳壳4.5g，合欢皮9g，丹参9g，巴戟天9g，焦白术6g，汉防己6g，秦艽9g。

复诊：用上方加减法治后，脉象虚细而数，舌质绛而苔薄黄。诊后认为多产伤肾，肾水不足以涵木，肝郁化火，阴虚内热，乃采用固肾疏肝，养血清热法。

处方：当归9g，白芍9g，山茱萸9g，女贞子9g，玄参9g，合欢皮9g，制香附9g，白术6g，陈皮6g，柴胡4.5g，青蒿6g。

服药后，阴虚火旺的症状日减。而经水已调。

分析：月经不定期，病因不一，但以肝郁的因素占多数，上例即为典型的病例。忽早忽迟，参差不一，盖肝郁能影响气血，气为血帅，气行则血行，气郁则血滞。治疗用香附、郁金、合欢皮以疏肝理气；当归、川芎、丹参调经养血，能使瘀滞的经水得以通畅，以消除量少而腹痛的征象；更用白术健脾；防己、秦艽疏通经络，活血镇痛，解除因气血不调而引起的骨节酸痛。

服药后经水稍调，骨节酸痛已好，而阴虚火旺的脉象显著，因患者肝血虚亏，肾水不足，因而不能涵木。肝木郁而偏亢，发生咽干口燥现象。治疗以当归调经养血；白芍、山茱萸、女贞子以补肾阴；香附、合欢皮以理气解郁；白术、陈皮健脾胃以充气血之源；复合玄参养阴津以清热，柴胡疏肝郁以清热，青蒿清肝经郁热，标本并治。（《朱小南妇科经验选》）

第十节　痛　经

妇女正值经期或经行前后，出现周期性小腹疼痛，或痛引腰骶，甚则剧痛昏厥者，称为"痛经"。

痛经分为原发性和继发性。原发性痛经又称为功能性痛经，一般是指生殖器官无器质性病变者，常见于年轻女性；继发性痛经指盆腔器质性病变导致的痛经，如盆腔炎性疾病、子宫内膜异位症、子宫腺肌症、宫颈狭窄等所致，多发生于育龄期女性。

表7-5　痛经历史沿革

东汉《金匮要略》	痛经的最早记载 少腹满痛
隋代《诸病源候论》	月水来腹痛候 由劳伤血气，复受风冷之气所致痛经
明代《景岳全书》	实证痛于经前，虚证多痛于经后 可按可揉者为虚，拒按拒揉者为实

【病因病机】

痛经以"不通则痛"和"不荣则痛"为主要病机，其所以随月经周期而发作，多由经期或月经前后，气血由盛实而骤虚，冲任、胞宫气血变化急骤，致病因素乘时而作，导致痛经（图7-3）。

1. 气滞血瘀　素多抑郁，或恚怒伤肝，肝郁气滞，气滞血瘀，瘀阻胞宫、冲任。经前、经期气血下注冲任，或复伤于情志，气血壅滞更甚，"不通则痛"，发为痛经。

2. 寒凝血瘀　经期产后感受寒邪，或过食寒凉生冷，寒邪客于冲任，与血相搏结，致胞宫、冲任气血失畅；若经期冒雨、涉水，或久居阴湿之地，而致寒湿凝滞。经前、经期气血下注冲任，胞宫气血更加壅滞不畅，"不通则痛"，导致痛经。

3. 湿热瘀阻　宿有湿热内蕴，或于经期、产后摄生不慎而感湿热之邪，湿热与血相搏结，流注冲任，蕴结于胞宫，阻滞气血。经前、经期气血下注冲任，胞宫气血更加壅滞不畅，"不通则痛"，发为痛经。

4. 气血虚弱　脾胃虚弱，化源不足，或

大病久病或失血过多后，气血俱虚，冲任气血虚少，经期、经后血海气血更加空虚，冲任、胞宫失于濡养，"不荣则痛"；气虚无力推动血的运行，故见气虚血瘀，因而发生痛经。

5. 肾气亏损　禀赋素弱，或因多产房劳，损及肝肾，精亏血少，冲任不足，胞宫失养，经后血海更虚，冲任、胞宫失于濡养，"不荣则痛"，而致痛经。

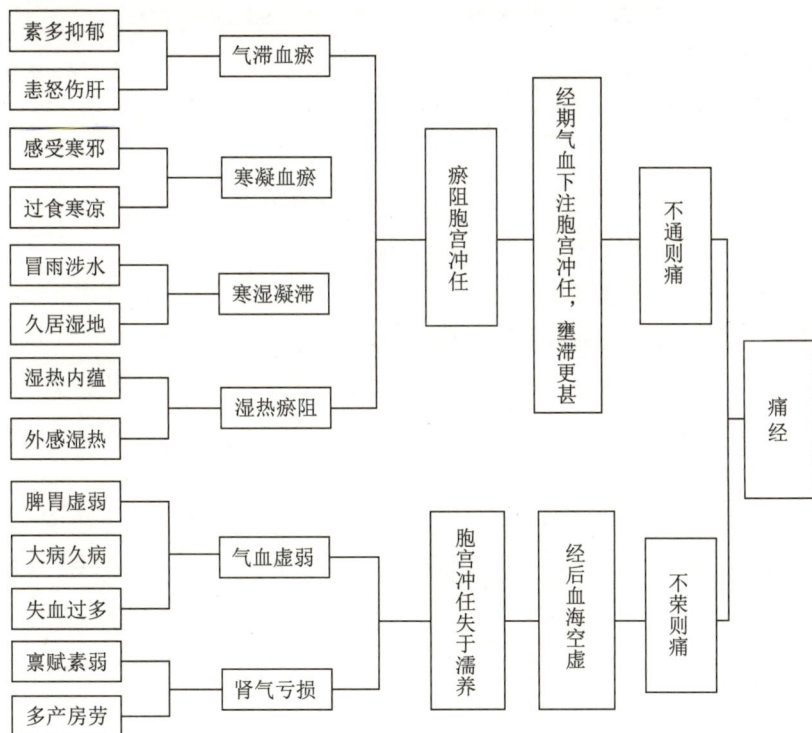

图 7-3　痛经病因病机示意图

【诊断要点】

1. 病史　有痛经史，可伴不孕、盆腔炎性疾病、宫腔手术史。

2. 临床表现　腹痛多发生于经期第 1~2 天或经前 1~2 天，可呈阵发性痉挛性或胀痛伴下坠感，或痛引腰骶，或外阴、肛门坠

痛，严重者面色苍白，出冷汗，手足不温，甚至晕厥。偶有经行腹痛延续至经净，或在经净后发生隐隐腹痛。

3. 检查

（1）体格检查　无腹肌紧张或反跳痛。

（2）妇科检查　无阳性体征者属功能性

痛经,部分患者可见子宫体极度屈曲或宫颈口狭窄,如盆腔粘连、附件区增厚、包块、直肠窝触痛结节,或子宫体增大者,可能是盆腔炎症、子宫内膜异位症、子宫腺肌病等病所致。

(3)辅助检查　妇科超声检查、腹腔镜、宫腔镜检查有助于明确痛经的原因。

【鉴别诊断】

本病应与发生于经期的其他腹痛鉴别,如急性阑尾炎、结肠炎、膀胱炎、卵巢囊肿蒂扭转、黄体破裂等。重点应与异位妊娠、胎动不安或堕胎相鉴别(表7-6)。

表7-6　痛经鉴别诊断

病名	疼痛的时间	疼痛的性质	疼痛的程度	伴随症状
痛经	经期或经行前后,有周期性	小腹胀痛、冷痛、灼痛、隐痛或腰骶酸痛	隐痛属虚,剧痛属实,甚则昏厥	可伴经行不畅
异位妊娠(已破损期)	多有停经史,突然发作	一侧少腹剧痛	剧烈疼痛,甚者晕厥	阴道不规则出血,肛门下坠感
胎动不安	多有停经史	腰酸、小腹隐痛或坠痛	程度轻	可伴阴道少量出血
肠覃	突然发作,无周期性	一侧少腹剧痛	剧烈疼痛,甚至晕厥	伴恶心呕吐

【辨证论治】

痛经的辨证要点是根据痛经的时间、性质、部位而明辨虚实。痛在经前、经行之初、中期者为实证;痛在月经将净或经后者为虚证。疼痛剧烈、拒按、掣痛、绞痛、灼痛、刺痛者为实证;隐隐作痛、坠痛、喜揉喜按者为虚证。痛甚于胀,血块排出疼痛则减轻或刺痛、持续作痛者为血瘀;胀甚于痛,时痛时止者为气滞。绞痛、冷痛得热痛减者为寒证;灼痛而得热痛增者为热证。痛在两侧少腹者为病在肝;痛在腰脊者为病在肾;痛在小腹为血瘀。

痛经以实证居多,而虚证较少,亦有虚实兼夹者。因本病的病位在胞宫、冲任,变化在气血,故治疗以调理冲任、胞宫气血为主。治法分两步:经期调血止痛以治标;平时辨证求因以治本。

1. 气滞血瘀证

临床表现:经前或经期小腹胀痛;经血量少,行而不畅,经色紫黯有块,块下则痛减;乳房胀痛,胸闷不舒。舌质紫黯或有瘀点,脉弦。

治法:理气行滞,化瘀止痛。

针灸:关元(CV 4)、三阴交(SP 6)、地机(SP 8)、十七椎(EX-B 8)、合谷(LI 4)、太冲(LR 3)、次髎(BL 32)。针刺用泻法,可酌情加用温针灸或艾灸。

选穴依据:关元、三阴交、地机行气活血,化瘀止痛;十七椎是治疗痛经的经验效穴;合谷、太冲、次髎调气活血。

方药:膈下逐瘀汤(《医林改错》)。药用当归、川芎、赤芍、桃仁、红花、枳壳、延胡索、五灵脂、牡丹皮、乌药、香附、甘草。

方解:当归养血活血;香附、乌药、枳壳理气行滞;川芎、桃仁、红花活血化瘀;延胡索、五灵脂化瘀定痛;牡丹皮、赤芍凉血活血;甘草缓急止痛,调和诸药。

随症加减:伴有膜样组织排出者,加蒲黄、血竭(冲服)、三棱、没药;恶心呕吐者，为肝气夹冲气犯胃，加吴茱萸、法半夏、陈皮。

2. 寒凝血瘀证

临床表现：经前或经期小腹冷痛拒按，得热则舒；或月经后期，经量少，经色暗而有瘀块；面色青白，畏寒肢凉。舌暗，苔白，脉沉紧。

治法：温经散寒，化瘀止痛。

针灸：关元（CV 4）、三阴交（SP 6）、地机（SP 8）、十七椎（EX-B 8）、水道（ST 28）。针刺用泻法，可用温针灸或艾灸。

选穴依据：关元、三阴交、地机行气活血，化瘀止痛；水道温经止痛；十七椎是治疗痛经的经验效穴。

方药：少腹逐瘀汤（《医林改错》）。药用小茴香、干姜、延胡索、没药、当归、川芎、桂枝、赤芍、蒲黄、五灵脂。

方解：桂枝、干姜、小茴香温经散寒；当归、川芎、赤芍养血活血；蒲黄、五灵脂、没药、延胡索化瘀止痛。

随症加减：若寒凝气闭，痛甚而厥，四肢冰凉，冷汗淋沥，加制附子、细辛、巴戟天；冷痛甚，加艾叶、吴茱萸；胀痛甚，加乌药、香附、小茴香；若伴肢体酸重不适，苔白腻，加苍术、茯苓、薏苡仁、羌活。

3. 湿热瘀阻证

临床表现：经前或经期小腹灼热胀痛，拒按；经色暗红，质稠有块；平素带下量多色黄，或平时小腹疼痛，经来疼痛加剧，或伴经前低热，小便黄赤。舌紫红，苔黄而腻，脉滑数或涩。

治法：清热除湿，化瘀止痛。

针灸：关元（CV 4）、三阴交（SP 6）、地机（SP 8）、十七椎（EX-B 8）、足三里（ST 36）、阴陵泉（SP 9）、丰隆（ST 40）。针刺用泻法。

选穴依据：关元、三阴交、地机行气活血，化瘀止痛；十七椎是治疗痛经的经验效穴；足三里为足阳明经下合穴，阳明为多气多血之腑；阴陵泉、丰隆为清热除湿之效穴。

方药：清热调血汤（《古今医鉴》）加车前子、薏苡仁、败酱草。药用牡丹皮、黄连、生地黄、当归、白芍、川芎、红花、桃仁、莪术、香附、延胡索、车前子、薏苡仁、败酱草。

方解：黄连清热燥湿；牡丹皮、生地黄、白芍清热凉血；当归、川芎、莪术、桃仁、红花活血化瘀止痛；延胡索、香附行气活血止痛。加车前子、薏苡仁、败酱草清热除湿。

随症加减：若痛连腰骶，加续断、狗脊、秦艽；如伴见月经量多或经期延长，加地榆、马齿苋、贯众炭、槐花；带下量多色黄者，加黄柏、土茯苓、椿根白皮。

4. 气血虚弱证

临床表现：经期或经后小腹隐痛喜按，或小腹空坠不适；月经量少，色淡，质清稀；面色无华，头晕心悸，神疲乏力。舌淡，脉细无力。

治法：益气养血，调经止痛。

针灸：关元（CV 4）、三阴交（SP 6）、地机（SP 8）、十七椎（EX-B 8）、血海（SP 10）、脾俞（BL 20）、足三里（ST 36）。针刺用补法，可用温针灸或艾灸。

选穴依据：关元、三阴交、地机行气化瘀，养血活血；十七椎是治疗痛经的经验效穴；血海、脾俞、足三里益气养血调经。

方药：圣愈汤（《医宗金鉴》）加香附、延胡索。药用人参、黄芪、当归、川芎、熟地黄、白芍、香附、延胡索。

方解：人参、黄芪补脾益气；熟地黄、白芍、当归、川芎养血和血。加用香附、延胡索行气止痛。

随症加减：若症见胁痛，乳胀，小腹胀痛，乃血虚肝郁，加川楝子、柴胡、小茴香、乌药；若伴腰腿酸软，加菟丝子、川断、桑寄生。

5. 肾气亏损证

临床表现：经期或经后小腹绵绵作痛；经行量少，色暗淡，质稀薄；腰膝酸软，头晕耳鸣。舌淡红，苔薄，脉沉细。

治法：补肾益精，养血止痛。

针灸：关元（CV 4）、三阴交（SP 6）、地机（SP 8）、十七椎（EX-B 8）、肝俞（BL 18）、肾俞（BL 23）。针刺用补法，可用温针灸或艾灸。

选穴依据：关元、三阴交、地机行气活血，化瘀止痛；肝俞、肾俞调补肝肾；十七椎是治疗痛经的经验效穴。

方药：益肾调经汤（《中医妇科治疗学》）。药用巴戟天、杜仲、续断、乌药、艾叶、当归、白芍、熟地黄、益母草。

方解：巴戟天、杜仲、续断补肾填精；乌药、艾叶温经暖宫止痛；当归、熟地黄、白芍、益母草养血活血止痛。

随症加减：兼少腹或两胁胀痛，加川楝子、延胡索、橘核、郁金。

【临证思路】

中医药治疗痛经有一定优势和良好的治疗效果。临证时首先应询问病史，包括婚姻及性生活史，了解痛经的症状特点与妇科器质性病变。痛经以胞脉不通或不荣为主要病机。实证以瘀阻为主。遵循"急则治标，缓则治本"的原则，治标即止痛。痛经发生时，首选针灸，以三阴交为主穴，配足三里、合谷，疏通经脉，通则不痛。中药则以免煎颗粒剂为主，气滞血瘀者用膈下逐瘀汤；寒凝血瘀者用少腹逐瘀汤；湿热瘀阻者用血府逐瘀汤。

经前的治疗在于疏通或荣养胞脉，避免痛经的发生。气滞者加香附、延胡索、川楝子、枳壳；血瘀者加三七、没药、三棱、莪术、血竭、桃仁、红花、失笑散、益母草；寒者加艾叶、小茴香、肉桂、桂枝、吴茱萸；热者加葛根、黄芩、牡丹皮、赤芍、生地黄；肾虚者加川续断、石楠藤、杜仲、台乌药、巴戟天。经后则求因治本，坚持3个月经周期以上，以巩固疗效，多可治愈。

对青春期痛经患者，需心理疏导，放松疗法有助于减轻焦虑、抑郁及痛经的程度。对于合并盆腔炎、子宫内膜异位症等继发性痛经患者，重在治疗原发病。

此外，注重经期、产后摄生保健，经前和经期忌生冷饮食，慎起居，勿游泳、涉水，避免受寒，均有利于预防和提高疗效。

【预后与转归】

一般而言，原发性痛经者得到及时、有效治疗，常能痊愈。继发性痛经的病情复杂，病程缠绵，难获速效，但经辨证施治，也可控制病灶，减轻疼痛，取得较好的疗效。如盆腔炎性疾病、子宫内膜异位症、子宫腺肌症所致的痛经如不及时治疗，进一步可导致不孕。

【案例分析】

病案1：韩某，女，24岁，未婚。

初诊：1977 年 6 月 16 日。两年来，月经错后，色黑量少，时有血块，小腹冷痛，痛如锥刺，得温较舒，块下痛减，腰背酸楚，四肢不温，面色苍白。证系瘀血阻滞，寒凝胞宫。刻诊适在经期，少腹痛楚异常，舌淡苔白，脉来沉紧。

治法：温经活血，理气定痛。

处方：全当归、京三棱、怀牛膝、刘寄奴各 12g，赤芍、净苏木、川楝子各 9g，延胡索 4.5g，香附米、川芎片各 9g，台乌药、淡吴茱萸各 6g，小茴香 3g，粉甘草 6g。3 剂，水煎服。

二诊：6 月 20 日。药后血下块多，腹痛顿减，肢仍欠温，苔现薄白，脉象沉缓，前方既效，毋庸更张。

处方：当归、川续断、刘寄奴、紫丹参各 12g，赤芍、苏木、川茜草各 9g，香附米 9g，川芎片、台乌药、炮姜炭各 6g，淡吴茱萸 3g，炙甘草 4.5g。3 剂，水煎服。

三诊：6 月 23 日。两进温通行血之剂，胞宫凝寒得散，肢冷较温，腹痛若杳。现已经净，带下腥秽，再依前法，予丸剂缓调。

七制香附丸 10 付，每日临睡前服 1 付；温经丸 5 付，隔日上午服 1 付，均白水送下。另蛇床子 9g，吴茱萸 3g，生黄柏 6g，桑螵蛸 9g。布包，泡水，坐浴熏洗，1 日 2 次。

四诊：7 月 16 日。昨日经至，周期获准，经量仍少，暗红无块，腹痛可忍，腰背酸楚，膝软无力，脉象沉细，舌淡苔薄，再予养血温经法。

处方：秦当归、川芎片各 12g，杭白芍、炒杜仲各 12g，刘寄奴、五灵脂、净苏木、川楝子各 9g，延胡索 4.5g，台乌药、香附米各 9g，淡吴茱萸 4.5g，粉甘草 6g。4 剂，水煎服。

五诊：7 月 21 日。月水已净，此次腹痛基本未作，带下亦少，继服坤顺丹，日 1 付，白水送下，连服 10 天。仍继续使用熏洗药。

停药后观察数月，痛经迄未再发。

分析：本例月经错后，量少有块，小腹冷痛，块下痛减，得温则舒，面白肢冷，诸系瘀血内阻，寒凝胞宫之征。病延日久，精血并损，带脉失约，故腰酸膝软，带下量多。初诊先从实治，以三棱、牛膝、刘寄奴、赤芍、苏木等，活血化瘀，以畅冲任；香附、川芎、延胡索、川楝子、当归等，理气和血，调经止痛；吴茱萸、小茴香暖宫散寒，温通血脉。全方针对血瘀寒凝之证，逐瘀散寒，温运血行。二诊加炮姜炭助阳逐瘀，以扩其效。四诊则养血填精，兼化瘀血，所谓"间者并行"之意。终以丸药缓调，而善其后。治程中从实从虚，孰为先后，随机以赴，冀其巩固。(《哈荔田医案医话选》)

病案 2：连某，女，29 岁，已婚。

初诊：1978 年 8 月 12 日。去岁殒胎，下血量多，淋漓日久，刮宫始止。继则月事不调，提前而至，或一月两潮，量多，色淡红，间有小血块，经期小腹坠痛，延及经后尚绵绵不已。平时腰酸踵痛，头晕心烦，睡中梦飞梦堕，惕然易惊，溲黄便软，纳谷不馨。刻诊正值经期，腹痛如引，舌边嫩红，脉象细数，此属肝肾两损，血热血瘀。

治法：补肝益肾，凉血化瘀。

处方：川续断、桑寄生、炒杜仲、旱莲草各 10g，女贞子、细生地黄、杭白芍、刘寄奴各 12g，川茜草 10g，紫丹参、炒地榆各

12g，粉牡丹皮 9g，川萆薢 5g，粉甘草 5g。4剂，水煎服。

二诊：8 月 16 日。服药两剂，腹痛除，再剂经水至，腰酸踵痛均较前轻，寐梦惊惕已渐减少。治以前法化裁。

处方：川续断、桑寄生、炒杜仲、女贞子、秦当归、杭白芍各 10g，肥知母 9g，香佩兰、川萆薢各 5g，广陈皮 4g，粉甘草 4g。4 剂，水煎服。

嘱药后每日上午服女金丹 1 付，下午服二至丸 15 粒，白水送下，连服 20 天。

此后，经前两天即以一诊方出入，予服 5 至 6 剂，经净后则改服六味地黄丸或二至丸，并配合女金丹或得生丹、加味逍遥丸类，意在养血柔肝，益肾调经。治疗四月，痛经未作，继则受孕。

分析：本例痛经，缘自堕胎小产后。因血去过多，精血亏损，相火不藏，动扰血海，故月事超前，或一月两至；又因肝肾阴虚，肝木失其条达，胞脉不得濡养，故经期腹痛延及经后不已，傅山谓："肾水一虚，则水不涵木，肝木必克脾土，木土相争，则气必逆，故而作痛。"正是对此类痛经机制的阐述。腰酸踵痛，梦飞易恐，乃肝肾阴虚，相火浮动之故；头晕心烦，溲黄，舌红，脉细数，则系虚热内炎之故；纳呆便溏，则为木郁土虚之故。初诊以女贞子、旱莲草、川续断、桑寄生、杜仲等补益肝肾，滋水涵木；生地黄、牡丹皮、茜草、地榆等清热凉血，兼以止血；丹参、刘寄奴、萆薢等活血化瘀，通经止痛；白芍柔肝舒郁，合甘草缓急定痛。全方以养阴涵阳为主，而不用香燥气药，是治本不治标，仿魏玉煌一贯煎之法。加佩兰、陈皮，醒脾和胃，用启化

源，次以丸药亦补亦调，缓急相济，始终恪守益肝肾、调冲任之法，故得经顺而孕。（《哈荔田妇科医案医话选》）

病案 3：郭某，14 岁，未婚。

初诊：1983 年 2 月 2 日。12 岁月经初潮，周期尚准，量中无痛。13 岁一次剧烈运动后饮冷，此后每逢经期腹痛，经量减少。末次月经 1 月 1 日，近日腹胀隐痛，舌淡红，苔薄腻，脉沉细。辨为冲任不足，寒凝气滞。

治法：温经散寒，理气止痛。

处方：当归 12g，赤芍 12g，川芎 4.5g，桃仁 9g，红花 9g，枳壳 6g，陈艾叶 6g，制香附 9g，玄参 6g，小茴香 3g。4 剂。

二诊：2 月 9 日。经水 2 月 2 日转，腹痛减轻，量中，色暗红，夹有小血块，已将净止，现感神疲乏力。舌淡红，苔薄腻，脉沉细。辨为冲任不足，寒凝气滞。

治法：温经散寒，理气止痛。

处方：当归 12g，枸杞子 12g，党参 12g，黄芪 9g，肉苁蓉 12g，桑寄生 12g，菟丝子 12g，川芎 4.5g，生地黄、熟地黄各 9g，白术、白芍各 9g，甘草 4.5g。7 剂。

随访近 5 个月痛经已痊愈。

分析：患者初潮后不久因经期过劳及饮冷以致痛经。如《景岳全书》曰："若寒凝于经，或因外寒所逆，或素日不慎寒凉，以致凝结不行则留聚为痛。"故辨为肾气初盛未充，冲任不足，寒邪凝滞，气机不畅。初诊经期将近，气滞症状明显，以艾附暖宫丸加减暖胞；香附、枳壳理气止痛。二诊经水已转干净，腹痛减轻，因黄芪、白术、甘草健脾益气，四物汤养血，桑寄生、肉苁蓉、枸杞子、菟丝子益肾调冲。随访 5 个月，痛经已愈，经事亦正常。（《近代二十五位中医

名家妇科经验·朱南孙》）

【文献选录】

《格致余论》：将行而痛者，气之滞也；来后作痛者，气血俱虚也。

《金匮要略》：带下，经水不利，少腹满痛，经一月再见者，土瓜根散主。

《诸病源候论》：妇人月水来腹痛者，由劳伤血气，以致体虚，受风冷之气客于胞络，损冲、任之脉。

第十一节 月经前后诸证

每值经期或月经前后出现某些症状，如乳房胀痛、头晕、头痛、身痛、浮肿、泄泻、口舌糜烂、情志异常、风疹块等，严重者影响工作和生活质量，称为"月经前后诸证"。

【病因病机】

本病的发生与月经周期关系密切，具有经前、经期发病，经后自然缓解的特点。

月经之前，阴血下注冲任，血海充盈，冲脉之气较盛；经血下行，全身阴血相对不足。若因禀赋体质之差异，阴阳气血有所偏盛或偏虚，或受到情志、生活因素的影响，在这个生理阶段则易致脏腑功能失调，气血失和，而出现一系列证候。究其病因大多与肝郁、脾虚、肾虚、血虚、血热有关。这些因素可单独为病，也可几种因素互相影响而发病。

1. 肝气郁滞　经前、经期阴血下注血海，肝血不足，失于濡养，疏泄失职，肝气郁结，致经行乳房胀痛、情志异常；肝郁气滞，气机不畅，水湿宣泄不利，溢于肌肤，发为经行肿胀；情志不畅，气滞血瘀，经前冲脉、血海气盛，冲气夹瘀血上逆，上扰清窍，发为经行头痛。

2. 脾肾两虚　脾虚运化不健，则水湿停滞，肾阳不足，则气化无力，关门不利，水湿泛于肌肤则为经行肿胀；水湿下注大肠则为经行泄泻；脾虚运化不及，痰湿内生，经期冲气偏盛，夹痰湿上扰清窍，以致头痛、眩晕。

3. 阴虚　肝肾阴虚，精血同源，肝血不足，气机不畅，乳头属肝，肾经入乳内，乳络不畅，致经行乳房胀痛；阴虚不能制阳，肝阳上亢，则经行头痛、头晕；阴虚火旺，热乘于心，心火上炎，致口舌糜烂。

4. 血虚　素体血虚，经前阴血下注冲任、胞宫，经期经血外泄，机体阴血益虚。血虚不能上荣于脑，致经行头痛、眩晕；不能荣养四肢百骸，则经行身痛；血虚生风，搏于肌肤，发为经行风疹团块；血虚不荣，复感风寒，经脉不利，发为经行身痛。

5. 血热　素体阳盛，或嗜食辛辣，或肝郁日久化热，或素有痰湿，蕴久化热。经期冲气旺盛，夹火上扰清窍，神明逆乱，发为经行情志异常；血分蕴热，外感风邪，风热相搏，经行之际，阴血更虚，风热乘虚发作，搏于肌肤腠理，发为风疹块；平素嗜食辛辣香燥，或肥甘厚味，胃中蕴热，经行冲气夹胃热上逆，热灼口舌，则经行口舌生疮、糜烂。

【诊断要点】

诊断要点是月经前后诸证的症状、体征具有明显的周期性，经前出现，经净即止，相关辅助检查均属正常。

【鉴别诊断】

如头痛、眩晕、浮肿、乳房胀痛等，应与内、外科相关疾病如高血压、脑肿瘤、肾病综合征、乳腺增生、乳腺癌等进行鉴别。

【辨证论治】

经前出现症状者多属实；经将净或经后出现症状者多属虚。

其治疗重在补肾、健脾、疏肝理气、活血祛瘀，使脏腑功能平衡，阴阳气血互济。平时辨证施治以治本，经前、经期则随症加减以治标。

1. 经行乳房胀痛

（1）肝气郁结证

临床表现：经前或经行乳房胀痛，甚则痛不可触衣；或乳头痒痛，精神抑郁，胸闷胁胀，时欲叹息，小腹胀痛，经行不畅，血色黯红。舌黯红，苔薄白，脉弦。

治法：舒肝解郁，理气止痛。

针灸：肝俞（BL 18）、太冲（LR 3）、期门（LR 14）、膻中（CV 17）、三阴交（SP 6）、肩井（GB 21）。针刺用泻法。

选穴依据：肝俞、太冲、期门疏肝、养肝；期门、膻中合用宽胸理气，通络止痛；三阴交滋养肝肾；肩井为治疗乳房肿痛的经验效穴。

方药：柴胡疏肝散（《景岳全书》）加橘叶、川楝子。药用柴胡、枳壳、香附、陈皮、芍药、川芎、炙甘草、橘叶、川楝子。

方解：柴胡、香附疏肝解郁；枳壳、陈皮、川楝子理气行滞止痛；川芎活血理气；芍药养血柔肝；橘叶疏通乳络；甘草调和诸药。

（2）肝肾阴虚证

临床表现：经行或经后两乳作胀作痛，乳房柔软无块；月经量少，色红；耳鸣，目涩，咽干，腰膝酸软。舌红，少苔，脉细数。

治法：滋肾养肝，疏肝止痛。

针灸：肝俞（BL 18）、太冲（LR 3）、期门（LR 14）、膻中（CV 17）、肾俞（BL 23）、太溪（KI 3）。针刺用补法。

选穴依据：肾俞、太溪合肝俞、太冲以补益肝肾；期门、膻中合用宽胸理气，通络止痛。

方药：一贯煎（《柳州医话》）。药用沙参、麦冬、当归、生地黄、川楝子、枸杞子。

方解：当归、枸杞子滋血养肝；沙参、麦冬、生地黄滋阴养血；川楝子疏肝通络止痛。

2. 经行头痛

（1）阴虚阳亢证

临床表现：经行头痛，甚或颠顶掣痛，头晕目眩，烦躁易怒，口苦咽干，手足心热；月经量稍多，色鲜红。舌质红，苔少，脉弦细数。

治法：滋阴潜阳，平肝止痛。

针灸：百会（GV 20）、风池（GB 20）、太阳（EX-HN 5）、三阴交（SP 6）、太溪（KI 3）、太冲（LR 3）、侠溪（GB 43）。太冲、侠溪针刺用泻法，余穴用平补平泻法。

选穴依据：百会可升清阳，止头痛；风池祛风活血，通络止痛；太阳是治疗偏正头痛的经验效穴；三阴交、太溪调理冲任，滋养肝肾；配太冲、侠溪滋阴泻火，柔肝息风。

方药：杞菊地黄丸（《医级》）加钩藤、石决明。药用熟地黄、山茱萸、山药、茯苓、牡丹皮、泽泻、枸杞子、菊花、钩藤、石决明。

方解：枸杞子、菊花养血平肝；熟地黄、山茱萸、山药滋阴补养肝肾；茯苓、牡丹皮、泽泻清泻虚火。加用钩藤、石决明平肝潜阳。

随症加减：肝火旺，头痛剧烈者，加夏枯草、苦丁茶。

（2）血瘀证

临床表现：每逢经前、经期头痛剧烈，痛如锥刺，经行量少，紫黯有块；伴小腹刺痛拒按，胸闷不舒。舌暗或尖边有瘀点，脉弦涩。

治法：活血化瘀，通窍止痛。

针灸：百会（GV 20）、风池（GB 20）、太阳（EX-HN 5）、合谷（LI 4）、太冲（LR 3）、血海（SP 10）、地机（SP 8）。针刺用泻法。

选穴依据：百会可升清阳，止头痛；风池祛风活血，通络止痛；太阳是治疗偏正头痛的经验效穴；合谷、太冲行气活血，化瘀止痛；血海、地机养血通络止痛。

方药：通窍活血汤（《医林改错》）。药用赤芍、川芎、桃仁、红花、老葱、麝香、生姜、大枣。

方解：赤芍、川芎、桃仁、红花行血中之滞，化瘀通络；老葱、麝香辛香开窍，通上下之气，行气活血，通窍止痛；生姜、大枣调和营卫。

（3）血虚证

临床表现：经期或经后头部绵绵作痛，头晕眼花；月经量少，色淡质稀，心悸少寐，神疲乏力。舌淡苔薄，脉虚细。

针灸：百会（GV 20）、风池（GB 20）、太阳（EX-HN 5）、三阴交（SP 6）、太冲（LR 3）、足三里（ST 36）、脾俞（BL 20）、血海（SP 10）。

选穴依据：百会升清阳，止头痛；风池祛风活血，通络止痛；太阳是治疗偏正头痛的经验效穴；三阴交疏调肝、脾、肾之气血以调理冲任；太冲行气活血；足三里、脾俞、血海健脾补气养血。

方药：八珍汤（《正体类要》）加蔓荆子、鸡血藤。药用当归、川芎、白芍、熟地黄、人参、白术、茯苓、炙甘草、蔓荆子、鸡血藤。

方解：当归、川芎、白芍养血和血；熟地黄养肝血，滋肾精；人参、白术、甘草益气健脾生血；茯苓健脾宁心安神。加用鸡血藤养血通络；蔓荆子疏风清热止痛。

3. 经行口糜

（1）阴虚火旺证

临床表现：经期口舌糜烂，疼痛，五心烦热，口燥咽干；月经量少，色红，尿少色黄，眠差梦多。舌红苔少，脉细数。

治法：滋阴降火。

针灸：神门（HT 7）、合谷（LI 4）、足三里（ST 36）、太溪（KI 3）、行间（LR 2）、三阴交（SP 6）。合谷、行间针刺用泻法；余穴针刺用补法。

选穴依据：神门、合谷祛风清热，通络止痛；足三里、太溪、三阴交滋阴降火；行间清肝泻火。

方药：知柏地黄丸（《医宗金鉴》）加竹叶、莲子心。药用熟地黄、山茱萸、山药、泽泻、茯苓、牡丹皮、知母、黄柏、竹叶、莲子心。

方解：全方共奏滋养肝肾、清泻虚火之功。熟地黄、山茱萸、山药补肝肾之阴；知母、黄柏、牡丹皮清肾中之伏火；茯苓、泽泻导热由小便外解。加用竹叶、莲子心清上亢之心火。

（2）胃热熏蒸证

临床表现：经行口舌生疮，糜烂疼痛，口臭，尿黄便结，口干喜饮；月经量多，色深红。舌红，苔黄厚，脉滑数。

治法：清胃泄热。

针灸：合谷（LI 4）、内庭（ST 44）、下关（ST 7）、颊车（ST 6）、曲池（LI 11）、太冲（LR 3）。针刺用泻法。

选穴依据：合谷、内庭祛风清热，通络止痛；下关、颊车疏经止痛，泻火通络；太冲疏肝理气；曲池清泻胃火。

方药：凉膈散（《太平惠民和剂局方》）加黄连。药用大黄、朴硝、甘草、栀子、薄荷、黄芩、连翘、竹叶、黄连。

方解：全方咸寒苦甘，清热泻下。朴硝、大黄清热泻下；连翘、竹叶、栀子、黄芩、黄连清热解毒；甘草缓急和中；薄荷清热疏郁。

4. 经行浮肿

（1）脾肾阳虚证

临床表现：经行面浮肢肿，按之没指，经行量多，色淡质稀；纳呆腹胀，大便溏薄，畏寒乏力，腰膝酸软。舌淡，苔白腻，脉沉缓。

治法：温肾化气，健脾利水。

针灸：关元（CV 4）、脾俞（BL 20）、肾俞（BL 23）、阴陵泉（SP 9）、三阴交（SP 6）、水分（CV 9）、水道（ST 28）、三焦俞（BL 22）。针刺用补法，针灸并用。

选穴依据：关元、脾俞、肾俞温补脾肾；阴陵泉、三阴交健脾补肾利水；水分、水道共用化湿利水；三焦俞调整三焦的气化

功能，利气行水。

方药：苓桂术甘汤（《伤寒论》）加党参、巴戟天。药用茯苓、白术、桂枝、甘草、党参、巴戟天。

方解：茯苓利水渗湿健脾；桂枝、巴戟天温阳化气行水；党参、白术健脾化湿；甘草调和诸药。

（2）气滞证

临床表现：经前及经行肢体肿胀，两手不能握固，皮色不变，按之随手而起；月经量少，色暗有块，胸胁、乳房胀痛，善叹息。苔薄白，脉弦。

治法：理气行滞，化湿消肿。

针灸：肝俞（BL 18）、太冲（LR 3）、三阴交（SP 6）、水分（CV 9）、水道（ST 28）、三焦俞（BL 22）。针刺用泻法，或平补平泻法。

选穴依据：肝俞、太冲疏肝理气，活血调经；三阴交健脾化湿，养血调经；水分、水道化湿利水；三焦俞行气利水。

方药：八物汤（《医垒元戎》）去熟地黄，加泽兰、茯苓皮。药用当归、川芎、白芍、延胡索、川楝子、炒木香、槟榔、泽兰、茯苓皮。

方解：当归、川芎、白芍补血养肝，行血通滞；延胡索、川楝子疏肝理气，活血行滞；木香温中助运，理气导滞；泽兰活血利水；槟榔、茯苓皮理气祛水除湿。原方去熟地黄，免其滋腻有碍水湿运化，加泽兰、茯苓皮加强利水。

5. 经行泄泻

（1）脾虚证

临床表现：月经前后，或正值经期，大便溏泄，脘腹胀满，神疲肢软，或面浮肢

肿；经行量多，色淡质薄。舌淡红，苔白，脉濡缓。

治法：健脾益气，除湿止泻。

针灸：脾俞（BL 20）、足三里（ST 36）、天枢（ST 25）、三阴交（SP 6）、肝俞（BL 18）、太冲（LR 3）。肝俞、太冲针刺用泻法，余穴用补法，并灸。

选穴依据：脾俞、足三里健脾益气除湿；天枢健补脾胃，调理肠腑，止泻调经；三阴交健脾补肾，止泻调经；肝俞、太冲疏肝理气。

方药：参苓白术散（《太平惠民和剂局方》）。药用人参、白术、白扁豆、茯苓、甘草、山药、莲子肉、桔梗、薏苡仁、砂仁。

方解：人参、白术、山药、甘草健脾益气；茯苓、白扁豆、莲子肉、薏苡仁健脾化湿止泻；砂仁理气醒脾和胃；桔梗载药上行，宣肺利水，通调水道。

（2）肾虚证

临床表现：经行或经行前后五更泄泻，腰膝酸软，头晕耳鸣，畏寒肢冷；月经量少，经色淡，质清稀。舌淡，苔白，脉沉迟。

治法：温肾健脾，除湿止泻。

针灸：肾俞（BL 23）、命门（GV 4）、气海（CV 6）、脾俞（BL 20）、天枢（ST 25）、三阴交（SP 6）。针刺用补法或温灸法。

选穴依据：肾俞、命门、气海温肾固本；脾俞、天枢健脾益气，祛湿止泻；三阴交健脾补肾，止泻调经。

方药：健固汤（《傅青主女科》）合四神丸（《证治准绳》）。健固汤药用人参、白术、茯苓、薏苡仁、巴戟天；四神丸药用补骨脂、吴茱萸、肉豆蔻、五味子、生姜、大枣。

方解：巴戟天、补骨脂补肾温阳；人参、白术、茯苓、薏苡仁健脾益气，淡利水湿以止泻；肉豆蔻、吴茱萸温中理气，涩肠止泻；五味子固肾止泻；大枣、生姜滋养脾胃，散寒行水。

6. 经行风疹块

（1）血虚证

临床表现：经行肌肤风疹团块频发，皮疹色淡，瘙痒难忍，入夜尤甚，肌肤枯燥；月经后延，量少色淡，面色不华。舌淡，苔薄，脉细无力。

治法：养血祛风。

针灸：三阴交（SP 6）、关元（CV 4）、合谷（LI 4）、曲池（LI 11）、风门（BL 12）、脾俞（BL 20）、足三里（ST 36）、膈俞（BL 17）。合谷、曲池、风门针刺用泻法；余穴针刺用补法。

选穴依据：三阴交、关元养血调经；合谷、曲池可清热透表，凉血润燥；风门祛风止痒；脾俞、足三里、膈俞益气养血，祛风润燥。

方药：当归饮子（《外科正宗》）。药用当归、川芎、白芍、生地黄、防风、荆芥、黄芪、甘草、白蒺藜、何首乌。

方解：当归、川芎、白芍、生地黄养血活血；荆芥、防风祛风止痒；白蒺藜疏肝止痒；何首乌养血润燥；黄芪、甘草益气固表，扶正达邪。

（2）风热证

临床表现：经前及经行身发红色风团，瘙痒不堪，感风遇热尤甚；月经提前，量多色红，口干喜饮，尿黄便结。舌红苔黄，脉浮数。

治法：疏风清热。

针灸：三阴交（SP 6）、太冲（LR 3）、合谷（LI 4）、曲池（LI 11）、大椎（GV 14）、风池（GB 20）。针刺用泻法，大椎以三棱针点刺出血2～3滴，或配合拔罐法。

选穴依据：三阴交、太冲理气活血；合谷、曲池可清热透表，凉血散风；大椎、风池祛风清热。

方药：消风散（《外科正宗》）加地肤子、白鲜皮。药用荆芥、防风、当归、生地黄、苦参、炒苍术、蝉蜕、木通、胡麻仁、生知母、煅石膏、生甘草、牛蒡子、地肤子、白鲜皮。

方解：当归、生地黄、牛蒡子养血清热疏风；荆芥、防风、蝉蜕疏风止痒；苦参、苍术燥湿清热解毒；胡麻仁养血润燥；知母、石膏清热泻火；木通、甘草清火利尿，导热由小便下行。加用地肤子、白鲜皮燥湿清热止痒。

7. 经行情志异常

（1）肝气郁结证

临床表现：经前、经期精神抑郁不乐，情绪不宁，胸闷胁胀，不思饮食。苔薄白，脉弦细。

治法：舒肝解郁，养血调经。

针灸：太冲（LR 3）、神门（HT 7）、内关（PC 6）、肝俞（BL 18）、合谷（LI 4）、风池（GB 20）、心俞（BL 15）。针刺用平补平泻法。

选穴依据：神门、内关理气安神；肝俞疏肝解郁；太冲、合谷为四关穴，助肝俞清肝开郁；心俞调养心神，风池醒脑开窍，二穴合用安神定志。

方药：逍遥散（《太平惠民和剂局方》）。

方用柴胡、当归、茯苓、白芍、白术、炙甘草、煨姜、薄荷。

方解：柴胡疏肝解郁；当归、白芍养血调经；白术、茯苓、甘草健脾和中；薄荷助柴胡疏肝；煨姜温胃行气。

随症加减：若肝郁血滞，经血有块，加丹参、泽兰、川芎活血行气；肝郁化热，经量多，口苦咽干者，去煨姜，加牡丹皮、栀子、黄芩清肝泄热；小腹胀痛加延胡索、炒川楝、木香以行气止痛；胸脘痞闷，纳呆，加陈皮、厚朴、砂仁以行气消痞。

（2）痰火上扰证

临床表现：经行狂躁不安，语无伦次，头痛失眠，面红目赤，心胸烦闷；经后复如常人，尿黄便坚。舌红，苔黄厚或腻，脉弦滑而数。

治法：清热化痰，宁心安神。

针灸：丰隆（ST 40）、侠溪（GB 43）、内庭（ST 44）、行间（LR 2）、神门（HT 7）、内关（PC 6）、四神聪（EX-HN 1）、心俞（BL 15）。针刺用泻法。

选穴依据：丰隆健脾祛痰；侠溪清肝化痰；内庭清利胃热；行间、内关疏肝理气清热；神门、四神聪、心俞调养心神。

方药：生铁落饮（《医学心悟》）加郁金、黄连。药用天冬、麦冬、贝母、胆南星、橘红、远志、连翘、茯苓、茯神、玄参、钩藤、丹参、辰砂、石菖蒲、生铁落、郁金、黄连。

方解：生铁落重镇降逆泻火，安神定志；胆南星、橘红、贝母化痰清热；石菖蒲、远志、茯神、辰砂、丹参安神定志；茯苓健脾和中；天冬、麦冬、玄参、黄连滋阴清热；连翘、钩藤、郁金清热凉肝。

【案例分析】

病案1：陆某，20岁。

经前数日胸胁两乳作胀，牵引少腹，扶之益甚，口苦善怒，经血紫黯有块，脉沉弦，舌赤。此肝郁气滞，并见化火，适值经前1周，理应清肝化瘀，以丹栀逍遥散加减。

处方：炒牡丹皮、柴胡各9g，当归、白术各12g，炒山栀子9g，郁金12g，炮姜6g，茯苓12g，广木香6g，白芍12g。

二诊：经来3天，虽感胸闷，但乳胀大减，少腹亦不作痛，经血色紫块少，脉来弦滑，乃肝热见清，气滞亦减，但血行仍感不畅，适值经后，再以养血调肝为法。

处方：柴胡9g，郁金、当归、白芍、白术、熟地黄、益母草各12g，川芎6g，丹参12g，香附9g。并嘱服逍遥丸，再次经潮，胸乳少腹胀痛未作。

分析：本病多由七情内伤，肝气郁结，气血运行不畅，脉络欠通，或因肝肾精血不足，经脉失于濡养所致。临床宜辨其虚实。实证多痛于经前，按之有块，经后乳房胀痛渐止；虚证多痛于行经之后，按之乳房柔软无块。本案胀痛在经前数日，口苦善怒，经血紫黯有块，舌赤，脉沉弦。辨为实证，属肝气郁结化火之证。黄氏以分期疗法，经前用丹栀逍遥散去薄荷，加炮姜，理血祛瘀，疏肝解郁；经后再以逍遥丸养血调肝而乳胀消。（《湖北老中医药经验学术选编·黄寿人医案》）

病案2：陈某，34岁，已婚，工人。

婚后未孕，经期尚准，唯量少色淡，而每临经期，头部疼痛如锥钻刺，几不能忍，规律性发作已数年，常需经期请假，影响工作。就诊时适值临经前，头痛如裂，用布紧束额部，如新产妇然。据述上月2日经转，刻又降临，头痛异常，乳部作胀，腰酸肢楚，咽干口燥。切脉细弦而数，舌质红，苔薄黄。依照症状诊断为肾亏肝旺，水不涵木。嘱在每次行经先兆期直至临期，为最适当的治疗时机，每月服药4天。现将三阶段的治疗过程介绍如下：

初诊：以头痛、经来不爽为主症，治以平肝清热疏肝调经法。

处方：嫩钩藤18g（后下），明天麻2.4g，川芎4.5g，生石决明24g（先煎），白芍9g，川牛膝9g，枸杞子9g，滁菊花6g，合欢皮9g，茯苓皮9g，佩兰6g。

二诊：上次经期服用平肝清热药后，此次经来日期推后十余日，但经前头痛已缓和，所以来时已不扎头布。据述：刻尚有乳部发胀、腰酸神疲等症，与上次相比，已经轻快不少。现经量不多，色淡红，脉象细弦，苔薄黄。治疗用疏肝理气，潜阳清热法。

处方：嫩钩藤18g（后下），石决明24g，陈青蒿9g，夏枯草9g，炙香附9g，广郁金6g，橘叶、橘核各6g，白蒺藜9g，稆豆衣12g，合欢皮9g，杜仲9g。

三诊：服药后隔3个月又来复诊，头痛已愈，三次临经未发作，症已大好，乳部作胀也已日渐减轻，此次经来，仅感头眩腰酸，精力疲乏，经量则仍不多，色亦较淡，脉虚细，苔薄白。治以滋补肾阴养血扶土法。

处方：全当归6g，大熟地黄（砂仁2.4g拌）9g，山茱萸9g，女贞子9g，白芍6g，茯苓9g，稆豆皮9g，焦白术6g，川芎4.5g，巴戟天9g，嫩钩藤9g（后下）。经过这次调理后，症已痊愈。

分析：肝为将军之官，阴常不足，阳常有余，平日赖肾水以滋养，柔其刚悍之性。朱氏案例证属肾阴亏损，血衰水亏，所以经来量少，色亦浅淡，肝木乏水濡养，肝阳遂致偏亢，沿经络直上颠顶，每次临经头痛剧烈，患者痛苦异常，几不能忍。急则治标，所以一诊以平肝潜阳为主，抑制其上扰之势，以缓解头痛，处方用天麻钩藤饮加减，滋阴清热，潜镇肝阳，使肝阳得以下降。二诊，肝阳头痛已减，但肝郁不舒、乳胀的症状显著，所以采用疏肝化郁法，酌加平肝潜阳为辅，用合欢皮解厥阴之郁，香附、郁金、橘叶、橘核等疏通经络气滞，使胸肋部肝经的气血得以恢复正常运行，以解除胸胁闷胀及乳部作胀的症状，再用钩藤、石决明、青蒿、夏枯草等平肝潜阳，免其复燃。三诊，由于调治后肝郁阳亢症状好转，但肾水亏损情况仍然存在，故滋水养血以涵木，所谓治子益其母之法，采用调补肝肾为主，用山茱萸、女贞子、熟地黄等滋补肾阴，当归、川芎、白芍等调经养血，钩藤等潜阳平肝，白术、茯苓健脾胃，益中宫。服后获效，使顽固性的经来头痛霍然解除。（《朱小南妇科经验选》）

病案3：王某，女，38岁。

初诊：1985年7月13日。主诉：每逢经前、经期口渴喜饮，口腔及舌面溃疡，便秘已两年多。现病史：患者每月月经提前3天，色红，量中等。唯月经前3天开始至月经期大约1周即出现乳房胀痛，心烦易怒，情绪激动，身热气粗，口苦咽干，口渴喜凉饮，口腔溃疡，大便秘结，然口渴等症每至经净后自行消失，待下次月经前复发。舌质红，边暗，中见黄薄苔，脉弦数。末次月经为6月18日。此病经多方治疗不愈，曾多次妇科检查无异常发现，化验检查尿糖、血糖均正常。

西医诊断：经前期紧张综合征。辨证：肝郁胃热，热扰冲任。

治法：疏肝清胃，凉血调经。

处方：生地黄15g（酒炒），杭白芍15g（酒炒），醋香附9g，刺蒺藜9g，麦冬15g，芦根15g，酒大黄6g，盐黄柏4.5g，牡丹皮10g，五味子9g。水煎服。

连服十剂后，此次月经量中等，色红，前胸乳胀轻，经前、经期口渴减，由治疗前每日饮2000mL暖水瓶2瓶水减为1瓶，口腔溃疡减愈，但便秘仍未解除。

二诊：1985年7月27日。查舌质红，苔微黄，脉弦细。拟经后嘱患者口服四制香附丸，每日2次，每次6g，白开水送服。并告患者8、9月待经来潮之前再服初诊时处方，加黑玄参15g，每次连服9剂。

于1986年7月25日随访，经行口渴一病已逾，未再复发。

分析：此系肝郁胃热，热扰冲任而致经行口渴，口糜之症。丛先生自拟"经期止渴消糜汤"，选生地黄、杭白芍、牡丹皮甘寒养阴，滋水涵木；佐醋香附、刺蒺藜疏肝郁理气除胀；麦冬、芦根清阳明胃热；酒大黄除清血中伏热外，另有降胃肠实热以通燥结之用；黄柏可泻伏火，救肾水，治冲脉气逆。次方以盐黄柏与五味子相配伍，有生津液、救肾水、平相火之功效。连续坚持3个月在月经前与月经期进行治疗而痊愈。在治疗过程中不因经前、经期口渴一症有所好转而松懈治疗，嘱患者在月经后坚持口服"四制香附丸"以善其后。四制香附丸首先将香附用米泔浸入制其暴烈之性，借谷气以入胃；二用酒炒之，借酒通血脉，周行一身，通利三焦；三用醋炒，入足厥阴肝经；四用童便，童便咸寒，为下焦之药，引入阴分，潜纳相火。诚妇科之良药也。（《中医妇科临床经验选·丛春雨医案》）

病案4：盛某，23岁，未婚。

患者月经偏后，经前有胸闷乳胀、食欲不振现象，并出现遍体浮肿，至经净后数日内，逐渐消退，如此发作已3年余。小便颇为浑浊，尿常规仍属正常。初诊：9月。经水降临之际，患者面目浮肿已颇为显著，面色惨白，按其手指则冷而不温。脉沉弱而弦，舌苔薄白。平时怕冷，精神疲倦，现感乳胀腰酸，食欲不佳，经来时遍身浮肿，经色紫黑，量少不爽，脾肾阳虚，肝郁气滞。

治法：温肾健脾，疏肝渗湿。

处方：淡附片4.5g，黄芪皮12g，当归9g，炙香附9g，焦白术9g，茯苓皮9g，炒枳壳4.5g，路路通9g，合欢皮9g，怀山药9g，陈皮（新会皮）6g。

上服2剂，经水已来，虽尚略有浮肿，但比上次已改善，于次月临经前来就诊，任用上方加减，服药4剂，临时已无浮肿现象。

分析：浮肿的发生，与脾肾两脏关系最密，因为脾为水之制，肾为水之本，脾运化不利，肾开阖失司，致水失蕴聚，泛滥横溢，形成水肿。朱氏之案，脾肾阳虚，水失内停，经前及经期气血下注，脾肾益虚，水湿不化，泛滥肌肤，故见经行浮肿。脾虚，运化失司，气血生化不足，则经量少。湿邪内阻，气机不利，气滞而血瘀，则乳胀、胸闷、经色紫黑。处方以附子为君，壮命门之火以温运脾胃，并助三焦、膀胱之气化；山药补脾胃；白术、茯苓皮、黄芪皮、陈皮等健脾利水，消退浮肿；佐以香附调经开郁，路路通通经活络，枳壳理气宽中，以解除胸闷乳胀等。（《朱小南妇科经验选》）

病案5：贾某，女，36岁，已婚。

初诊：1979年9月9日。患者经行泄泻2年。经前数日必作，稀薄清冷，黎明尤甚，便意频频，腹痛不舒，急于登厕，解后方舒。伴神疲乏力，腰痛畏寒，少腹凉痛，带下如水，月经量少，舌淡苔薄白，津润，脉沉迟无力。询问病史，3年前夏第4个孩子临产时，因担心临产努则用力，婆母劝食过量而伤及脾胃，次日出现腹胀、大便次数增多且多稀溏。其后数月便亦如斯，一日二三至，除乏力乳汁稀少外，尚无大碍。次春因郁怒而加重，自觉腹痛急于如厕，且便次增多，延医以参苓白术散和逍遥丸治疗显效。曾一段时间大便已成形。当产后第1次行经时，忽觉随着经行而大便稍稀至经尽数日可自然成形，因平时未发作，只有经期作泄，遂未就医。近年来有加重之势，不仅经期泻甚，平时亦作泻于五更。故求诊于予。脉证合参，本例证属脾肾阳虚、火不燠（音同欲：热）土、肝脾不调、湿注大肠。

治法：益肾健脾，扶土抑木，涩肠止泻。方以四神丸加味。

处方：橘红6g，罂粟壳6g，诃子6g，肉豆蔻4.5g，吴茱萸6g，破故纸6g，五味子4.5g，木香4.5g。2剂，水煎服。

二诊：9月11日。上药后腰背觉温，腹部亦感舒服，但泄如故。"肾司二便，亦主开阖"，泄不减，说明命火尚嫌不足，拟改破故纸为30g。

处方：橘红6g，诃子6g，罂粟壳6g，炮姜4.5g，破故纸30g，五味子4.5g，肉豆蔻4.5g，吴茱萸4.5g，木香2.1g，白芍9g，赤石脂15g（先煎）。3剂，水煎服。

三诊：9月14日。泄大瘥，已能安睡到天明。拟上方继服5剂，两天1剂服如前法。

四诊：9月26日。药后泄止，白带正常，腰痛未作，周身温和，精力充沛。嘱以二诊方每月经行3剂，平时以金匮肾气丸、参苓白术散、逍遥丸按早午晚分服而愈。

分析：《素问·至真要大论》曰："诸病水液，澄澈清冷，皆属于寒。"《叶氏女科证治》云："经来之时五更泄泻……此乃肾虚。"本例房劳多产，劳极伤肾；饮食自倍，肠胃乃伤；郁怒伤肝，木来乘土，此三者为病之始因。久之命门火衰微，火不煖土；附加经行之际，血注冲任，脾虚不运，湿注大肠，遂成斯证。以四神丸补火煖土，温肾暖脾。诃子酸平，涩肠止泻，下气消胀。罂粟壳涩平，敛肺涩肠固肾。橘红苦温，开启肺气。《素问·五脏别论》云："魄门亦为五脏使。"木香苦温而行气止痛，《本草衍义》云："木香专泄决胸腹间滞塞冷气，得橘皮、肉豆蔻、生姜相佐使绝佳，效尤速。"二诊用白芍者，"白芍能益太阴之脾阴，而收涣散之大气，亦补益肝阴，而安靖甲乙之横逆"（《本草正义》）。赤石脂补心血，厚肠胃，除水湿，加强涩肠止泻之功。泻止后以二诊方每月经行3剂。陈氏治妇科每以经期而药，暗寓时间治疗学之理。实践证明，妇科病经期服用汤药，其疗效优于平常。（《中医妇科经验集要·陈伯祥》）

病案6：张某，22岁，未婚，学生。

初诊：1965年。时发瘾疹，经前较甚，今临床未转，腹胀，瘾疹剧发，呈片状，瘙痒难忍，得热卧床则减，头痛目赤，口糜便坚。舌暗，脉弦。肝气阻滞，风热相搏。

治法：祛风活血，疏化导滞。

处方：豨莶草12g，赤芍9g，红花6g，当归9g，桃仁9g，月月红3g，全瓜蒌12g，枳壳4.5g，大黄䗪虫丸12g（包煎），2帖。服药后便泄经转，瘾疹即瘥。

分析：瘾疹俗称风疹块，无论因寒因热，均与风有关，与风相搏终为热也。患者临经便感头痛，目赤口糜，肝热甚盛，与风相搏，肌肤发疹瘙痒难忍。治以桃红四物加月月红、全瓜蒌、枳壳、大黄䗪虫丸疏化导滞；豨莶草祛风通络，活血止痒。服药后便畅经通，风火内热得以疏泄，瘾疹遂不复作，随访数月均未复起。（《朱南孙医案》）

病案7：韩某，女，23岁，未婚。

初诊：1974年2月13日。素性抑郁寡欢，每因小事而执拗不解。于两年前逐渐发现神情呆滞，语多怪诞，或怒目瞪视，或自怒自责，或多言兴奋，或向隅独泣。诸般表现多在经前数天开始发作，经后始渐趋平静，一如常时。曾在某医院住院治疗，诊为周期性精神病，经用中西药物治疗，效果不彰而自行出院。询之素日抑郁寡欢，痰多口黏，不食不寐，惕然易惊，胸闷呕恶。月经周期尚准，经量或多或少，色鲜无块，每次带经4~5天。视苔白腻，舌边尖红，切脉沉弦略滑，此系肝郁失志，心营暗耗，痰气互结，蒙蔽心窍所致。治法：导痰开窍，养心安神。

处方：清半夏、云茯苓、炒枳壳各9g，淡竹茹、广陈皮各6g，节菖蒲、广郁金各9g，浮小麦30g，炙甘草9g，生龙牡各15g，龙眼肉 9g，夜交藤 15g，朱砂粉、琥珀粉各 1.5g（冲）。3~6 剂，水煎服。

二诊：2 月 20 日。服药期间已停用镇静药，夜寐可得 3~4 小时，泛恶口黏有减，惊悸渐平。纳食呆少，腑行不畅。上方减龙眼肉、生龙牡。加焦三仙各 9g，大枣 5 枚，酒大黄 6g（后下）以健脾和胃。予 3~6 剂。水煎服。

调治两月后，月事正常，症无反复，遂停药观察。

分析：本例经前如癫似狂，状类脏躁，而发作有周期性，多在经前发作，经后则渐如常人，西医诊断为周期性精神病。是症乃由郁怒不解，心营暗损，郁久生热，痰涎沃心所致。因经前冲任脉盛，气充而流急，易导致冲气上逆，激动痰浊蒙蔽心窍，故而诸症多在经前诱发。方用导痰汤合甘麦大枣汤化裁，一则导痰开窍，一则养心安神。盖"痰为有形之火"，祛痰即所以泻火，火降则肝能遂条达之性；心为肝之子，养心即所以柔肝，肝柔则冲气不复上逆为患，始终守定此法，遂得以获愈。（《哈荔田妇科医案医话选》）

第十二节 经行吐衄

每值经行前后或正值经期，出现周期性的吐血或衄血者，称"经行吐衄"。又称"倒经""逆经"，临床上常伴月经量减少。

【病因病机】

本病之因，由血热而冲气上逆，迫血妄行所致。出于口者为吐，出于鼻者为衄。临床以鼻衄为多，常见的证型则有肝经郁火、肺肾阴虚两种。

1. 肝经郁火 素性抑郁，或恚怒伤肝，肝郁化火。经期冲脉气盛，气火上逆，循经上犯，损伤血络，迫血上溢，发为经行吐血、衄血。

2. 肺肾阴虚 素体阴虚，或大病久病，耗损精血，阴虚内热。经行时阴血下溢，阴血亏虚，虚火上炎，灼肺伤津，损伤肺络，发为经行吐衄。

【诊断要点】

1. 病史 精神刺激或鼻咽部炎症病史。

2. 临床表现 每逢月经来潮前 1~2 日，或正值经期，亦有少数在经将净时出现吐血或衄血，血量多少不一，经净后便停止，多伴有月经量减少，甚则无月经，连续 2 个月经周期以上。

3. 检查

（1）体格检查 详细检查鼻、咽部及气管、支气管、肺、胃等黏膜有无病变，必要时行活检以辅助诊断，排除恶性肿瘤及炎症所致出血。

（2）妇科检查 无异常。

（3）辅助检查 胸部 X 线片、纤维内镜检查以排除鼻、咽部及气管、支气管、肺、胃等器质性病变。

【鉴别诊断】

本病随月经周期反复出现，应注意详细询问病史，了解出血是否与其他内科疾病有关，胸片、纤维内镜等检查均有助于鉴别。

【辨证论治】

本病治疗上应本着"热者清之""逆者平之"的原则，以清热降逆平冲，引血下行为主，或滋阴降火，或清泄肺胃之火，不可过用苦寒克伐之剂，以免耗伤气血。

1. 肝经郁火证

临床表现：经前或经期吐血、衄血，量较多，色深红；经量减少，甚或无月经；头晕目眩，烦躁易怒，两胁胀痛，口苦咽干，小便短赤，大便秘结。舌红，苔黄，脉弦数。

治法：清肝调经。

针灸：印堂（EX-HN 3）、迎香（LI 20）、合谷（LI 4）、膈俞（BL 17）、曲池（LI 11）、阴交（CV 7）、太冲（LR 3）。针刺用泻法。

选穴依据：督脉总督诸阳，方中印堂位于督脉循行线上，泄本穴可泄诸阳经之热，清口鼻之火；迎香位于鼻旁，为治鼻疾之要穴；合谷清头面之热而止吐衄；阴交为任脉经穴，与冲脉相交会，故可调理冲任，平降冲脉之气，引血下行；太冲疏肝解郁，清泻肝火；膈俞理气宽中；曲池清泻胃火。

方药：清肝引经汤（《中医妇科学》四版教材）。药用当归、白芍、生地黄、牡丹皮、栀子、黄芩、川楝子、茜草、牛膝、白茅根、甘草。

方解：当归、白芍养血柔肝；生地黄、牡丹皮凉血清热；栀子、黄芩清热降火；川楝子疏肝理气；茜草、白茅根佐生地黄以增清热凉血之效；牛膝引血下行；甘草调和诸药。

2. 肺肾阴虚证

临床表现：经前或经期吐血、衄血，量少，色暗红；月经先期，量少；平素可有头晕耳鸣，手足心热，两颧潮红，潮热咳嗽，咽干口渴。舌红绛，苔黄剥或无苔，脉细数。

治法：滋阴养肺。

针灸：印堂（EX-HN 3）、迎香（LI 20）、合谷（LI 4）、膈俞（BL 17）、阴交（CV 7）、尺泽（LU 5）、太冲（LR 3）、孔最（LU 6）、太溪（KI 3）。

选穴依据：督脉总督诸阳，方中印堂位于督脉循行线上，泄本穴可泄诸阳经之热，清口鼻之火；迎香位于鼻旁，为治鼻疾之要穴；合谷清头面之热而止吐衄；阴交为任脉经穴，与冲脉相交会，故可调理冲任，平降冲脉之气，引血下行；膈俞、太冲理气宽中；肺经之郄穴孔最养肺止血，配合尺泽清潮热，肾经之原穴太溪以补肾阴、清虚热。

方药：顺经汤（《傅青主女科》）加牛膝。药用当归、熟地黄、沙参、白芍、茯苓、黑芥穗、牡丹皮、牛膝。

方解：沙参养阴润肺；熟地黄、白芍、当归养血调经；牡丹皮、黑芥穗滋阴降火，凉血止血；茯苓健脾益肺。方中加牛膝引血下行。

【案例分析】

病案1：刘某，女，32岁，已婚。

初诊：1971年3月12日。既往月事正常，因家庭不睦，伉俪失和，精神忧郁，以致经来趋前，量少色褐，经期吐血，每因情绪影响而量多，两胁及少腹胀痛，头晕烦躁，手足心热。末次月经在2月18日，经行二日即止，经后带下量多，腰膂酸楚，口苦苔黄，脉弦小数。此肝气郁结，久而化热，迫血上溢。经期在即，拟予疏肝解郁，清热凉血之剂。

处方：醋柴胡6g，杭白芍、秦当归各12g，云茯苓、炒白术、粉牡丹皮、炒山栀子、香附米各9g，怀牛膝12g，川楝子9g，延胡索4.5g，麦冬12g，白茅根30g，生赭石（捣碎）12g。5剂，水煎服。

二诊：3 月 17 日。15 日月经来潮，未见吐血，头晕烦躁，胁腹胀痛及手足心热等症亦均减轻，脉略弦，苔微黄。此郁热渐清，血已归经，再予原方去牡丹皮、栀子、延胡索，加刘寄奴、泽兰叶各 9g。3 剂，水煎服。

三诊：3 月 21 日。行经四天而止，吐血迄未发作，唯感腰酸体疲，带下量多。此郁热虽清，而脾湿下注未已，拟予调肝益肾，健脾祛湿之剂。

处方：秦当归 12g，杭白芍 9g，川芎片 4.5g，炒杜仲、川续断各 12g，刘寄奴、香附米各 9g，云茯苓、炒白术、车前子（布包）各 9g，醋柴胡 4.5g，炙甘草 6g。5 剂，水煎服。

另以蛇床子 9g，川黄柏 6g，淡吴茱萸 3g，布包，泡水，坐浴熏洗，日 2 次。

四诊：3 月 28 日。带下已止，腰酸略轻，尚感乏力，少寐纳呆，脘闷腹胀，苔脉同前。此肝气条达之性未遂，气血之虚未复，改予健脾养心，疏肝益肾为治。

处方：野党参 15g，炒白术、云茯苓、远志肉、炒枣仁各 9g，首乌藤 15g，秦当归、桑寄生、炒杜仲各 12g，醋柴胡 4.5g，香附米、川厚朴各 6g，焦三仙各 9g；6 剂，连服两剂停 1 天。汤剂服后嘱每日上午服加味逍遥丸 1 付，临睡服人参归脾丸 1 付，均白水送下，连服 10 天。

分析：本例因肝郁化热，迫血妄行，故月经趋前，经期吐血，且血量每因情志影响而增多，并见胁腹胀痛，头晕烦躁，口苦苔黄等；又肝火下汲肾水，阴血为之煎熬，故经量少而色褐，手足心热。初予丹栀逍遥散加味，疏肝解郁为主，使郁解火降，虽不止血而血自止。二诊侧重疏肝调经，使气顺血调则不妄行上溢。三诊郁热已清而带下未已，则予疏肝理脾，益肾除湿（兼用熏洗药）。俾脾健湿去，带下自清。四诊益心脾，调肝肾，使气能摄血而虚循常道，则伍外溢之虞。

病案 2：王某，女，12 岁。

初诊：1970 年 9 月 6 日。11 岁月经初潮，行经十天始净，此后月经常不及期而至，甚或一月再潮，来则量多色红。近数月来，又发现经期鼻衄，盈杯盈盏，经量减少，时有潮热，头晕耳鸣，寐中盗汗，咳嗽无痰，便秘溲黄，唇红口干。现值经期。鼻衄时发时止，已经两天，色红苔黄，脉呈细数。阴血内亏，相火失潜，灼伤肺络。治以滋阴降火，清上导下之法。

处方：南沙参、麦冬、细生地黄各 9g，大玄参 12g，肥知母 9g，白茅根 24g，女贞子、墨旱莲各 9g，干藕节 6g，仙鹤草 15g，地骨皮 9g，淡青蒿 6g，桃仁泥、怀牛膝各 6g。3 剂，水煎服。

二诊：9 月 10 日。鼻衄已止，大便得润，潮热盗汗亦平，月经尚未净，脉仍细数，舌红苔白。原方去牛膝、桃仁、藕节、仙鹤草，加陈阿胶（烊化冲服）9g，杭白芍 9g，再予 3 剂。

三诊：9 月 12 日。月经已净，略感腰酸，头晕，嘱每日上午服知柏地黄丸半付，下午服二至丸 15 粒，连服 8 天。

分析：本例方在童幼，发育未全，肾本不充，11 岁即月经来潮，真阴尤易亏损。经行之时，阴血更虚，相火失藏，故时有潮热，睡中盗汗；虚火上炎，直犯清窍，故头晕耳鸣，鼻衄不止。此虚损之象已露端倪。故初诊先予沙参、麦冬润肺清热；知母、玄参、生地黄滋阴降火；茅根、藕节、仙鹤草、牛膝凉血止血，引血下行；女贞子、墨旱莲滋肾养肝；地骨皮、青蒿退热除蒸；加桃仁以防止血留瘀，兼能润肠通便。二诊衄血已止，即侧重滋肾养血，壮水制火，以治其本。(《哈荔田妇科医案医话选》)

第十三节 绝经前后诸证

女性在绝经前后，伴随月经紊乱，烘热汗出，烦躁易怒，潮热面红，眩晕耳鸣，心悸失眠，腰背酸楚，面浮肢肿，皮肤蚁行样感，尿频失禁，情志不宁等与绝经有关的症状，称"绝经前后诸证"。

表 7-7 绝经前后诸证历史沿革

东汉《金匮要略》	妇人脏躁，喜悲伤欲哭……甘麦大枣汤主之 妇人年五十所，病下利数十日不止，暮即发热，少腹里急，腹满，手掌烦热，唇口干燥……当以温经汤主之
明代《景岳全书·妇人规》	妇人于四旬外经期将断之年……当此之际，最易防察

西医学的更年期综合征、围绝经期综合征，或手术切除双侧卵巢、放射或药物损伤卵巢功能出现相关表现者，均可参照本病治疗。

【病因病机】

绝经前后，肾气渐衰、天癸将竭是本病的发病基础，肾阴阳失衡为病机之关键。肾气的盛衰决定了女性天癸的至与竭，月经的潮与绝，生殖功能的盛与衰。肾为先天之本，肾阴阳失衡，常引起其他脏腑功能失调，主要涉及心、肝、脾三脏，由此引发诸

多病理改变，出现复杂多样的临床表现（图 7-4）。

1. 肝肾阴虚　"七七"之年，肾精亏虚，天癸渐竭。若素体阴虚，或房劳多产耗伤精血，或失血久病损耗阴血，复加忧思失眠，营阴暗耗，致肾阴更虚，肝肾同源，精血互生，肝肾所藏之精血俱虚，脏腑失养，遂致绝经前后诸证。

2. 肾虚肝郁　肾阴亏虚，肝血不足，肝失柔养。若素性抑郁或急躁易怒，肝之疏泄功能严重失常，肝肾二脏之阴阳平衡失调，则出现绝经前后诸证。

3. 心肾不交　肾水不足，不能上济心火。若有思虑过度，心火亢盛，神明不安，则心肾不交，引发经断前后诸证。

4. 肾阴阳两虚　肾乃水火之宅，内藏元阴元阳。若阴虚日久，阴损及阳，或阳虚日久，阳损及阴，真阴真阳不足，不能濡养、温煦脏腑或激发推动机体的正常生理活动，而致本病的发生。

【诊断要点】

1. 病史　发病年龄多在 45~55 岁，可有月经不调病史，或因手术切除双侧卵巢，或因放射或药物治疗引起卵巢功能下降。

2. 临床表现

（1）月经改变　月经周期紊乱，延长或缩短，经量逐渐减少而停止；周期紊乱，经量增多，淋沥不尽或出现血崩；也有突然停闭而不再潮者。

（2）血管舒缩症状　烘热，汗出，面色潮红，头晕耳鸣，心悸等。

（3）精神神经症状　注意力不集中，烦躁易怒，或情绪波动，抑郁，失眠，健忘，或喜怒无常。

素体阴虚
房劳多产
失血久病
忧思失眠
→ 肝肾阴虚

素性抑郁
急躁易怒
肝失疏泄
→ 肾虚肝郁

肾水不足
思虑过度
→ 心肾不交

阴损及阳
阳损及阴
→ 肾阴阳两虚

→ 脏腑功能失常 → 绝经前后诸证

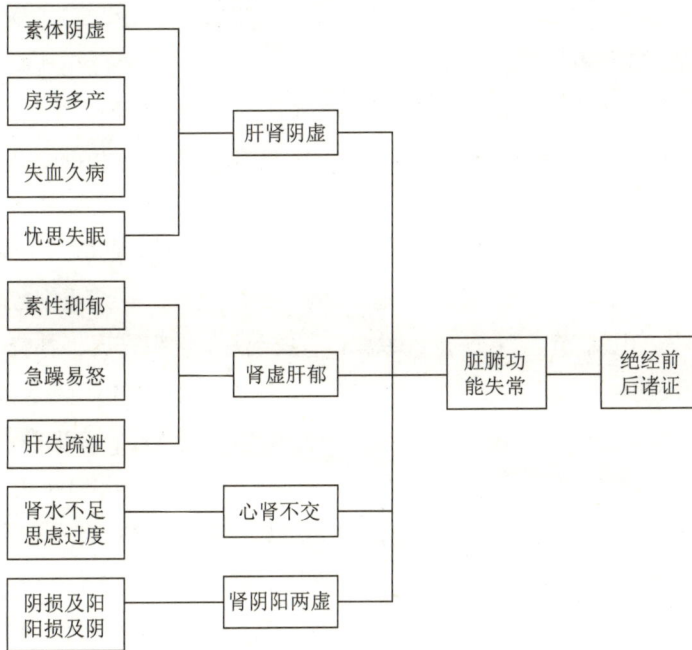

图 7 - 4　绝经前后诸证病因病机示意图

（4）泌尿生殖系统症状　绝经后期可出现尿频尿急或尿失禁，阴道干涩，灼热，阴痒，性欲减退，性交困难。

（5）心血管疾病　冠状动脉及脑血管病变。

（6）皮肤症状　皮肤干燥、瘙痒，感觉异常，或如蚁行感。

（7）骨、关节症状　肌肉、关节疼痛，腰背酸痛等骨质疏松症状。

3. 检查

（1）妇科检查　外阴、阴道、子宫萎缩，阴道皱襞消失，阴道分泌物减少。

（2）实验室检查　测定基础激素 FSH > 10U/L，提示卵巢储备功能下降；FSH > 40U/L，提示卵巢功能衰竭。

【鉴别诊断】

根据临床表现的不同，头晕、头痛、心悸者应注意与高血压病、冠状动脉粥样硬化性心脏病相鉴别，异常子宫出血者应与子宫内膜癌、宫颈癌等疾病相鉴别。

【辨证论治】

本病以肾虚为本，故治疗时在平调肾中阴阳基础上，应注意根据辨证采用养血柔肝、疏肝解郁、交通心肾等治法综合施治。除药物治疗外，心理疏导、生活调摄等方面的辅助疗法也很重要。治疗以平调肾中阴阳为原则，涉及他脏者，同时治之。

1. 肝肾阴虚证

临床表现：经断前后，月经紊乱，量或多或少，或崩或漏，经色鲜红；烘热汗出，头晕耳鸣，目涩，五心烦热，失眠健忘，腰膝、足跟疼痛，阴中干涩，皮肤瘙痒，口干，尿少便秘。舌红，苔少，脉细数。

治法：滋养肝肾，育阴潜阳。

针灸：肾俞（BL 23）、肝俞（BL 18）、太溪（KI 3）、三阴交（SP 6）、风池（GB 20）、

太冲（LR 3）、神门（HT 7）。风池、太冲针刺用平补平泻法，其余穴位用补法。

选穴依据：肾俞、肝俞、太溪、三阴交滋补肝肾；太冲、风池平肝潜阳；神门宁心安神。

方药：杞菊地黄丸（《医级》）加白蒺藜、生石决明，去泽泻。药用枸杞子、菊花、熟地黄、山药、山茱萸、牡丹皮、茯苓、白蒺藜、生石决明。

方解：六味地黄汤熟地黄、山药、山茱萸、牡丹皮、茯苓、泽泻滋肾养肝；枸杞子、菊花养血平肝。原方去泽泻，防其利水太过伤阴，加白蒺藜、生石决明以平肝潜阳，清肝明目。

2. 肾虚肝郁证

临床表现：绝经前后，月经紊乱；烘热汗出，精神抑郁或烦躁易怒；胸闷叹息，睡眠不安，大便时干时溏。舌红，苔薄白或薄黄，脉沉弦或细弦。

治法：滋肾养阴，疏肝解郁。

针灸：肾俞（BL 23）、肝俞（BL 18）、内关（PC 6）、三阴交（SP 6）、太冲（LR 3）、合谷（LI 4）、期门（LR 14）。肾俞、肝俞、三阴交针刺用平补平泻法，太冲、合谷、期门针刺用泻法。

选穴依据：肾俞、肝俞、三阴交调补肝肾；太冲、合谷名曰四关穴，配肝经募穴期门，可疏肝理气解郁；内关理气宽胸。

方药：一贯煎（《柳州医话》）加女贞子、熟地黄、白芍、郁金。药用沙参、麦冬、当归、生地黄、川楝子、枸杞子、女贞子、熟地黄、白芍、郁金。

方解：当归、枸杞子滋血养肝；沙参、麦冬、生地黄滋阴养血；川楝子疏肝通络止痛。原方加女贞子、熟地黄以滋补肝肾；白芍养血柔肝；郁金行气疏肝解郁。

3. 心肾不交证

临床表现：绝经前后，月经紊乱；烘热汗出，心悸怔忡，心烦不宁，失眠多梦；健忘，易惊，腰膝疲软，精神涣散，思维迟缓。舌红少苔，脉细或细数。

治法：滋阴降火，补肾宁心。

针灸：肾俞（BL 23）、心俞（BL 15）、三阴交（SP 6）、神门（HT 7）、太溪（KI 3）、照海（KI 6）。针刺用平补平泻法，可酌情用灸。

选穴依据：肾俞、太溪、三阴交、照海滋阴补肾；心俞、神门宁心安神。

方药：天王补心丹（《摄生秘剖》）加桑椹、何首乌。药用生地黄、人参、丹参、玄参、茯苓、五味子、远志、当归、麦冬、酸枣仁、朱砂、桔梗、天冬、柏子仁、桑椹、何首乌。

方解：生地黄、玄参、麦冬、天冬滋肾水以济心火；人参、茯苓益心气；丹参、当归、何首乌活血补血；朱砂、远志、桑椹安心神；柏子仁、酸枣仁、五味子酸以敛心气而安心神；桔梗载药上行。

4. 肾阴阳两虚证

临床表现：绝经前后，月经紊乱，量多或少；乍热乍寒，既有烘热汗出、头晕耳鸣、失眠烦躁等阴虚见症，又有腰背冷痛、面浮肢肿、便溏等阳虚证候。舌淡，苔薄白，脉沉弱。

治法：阴阳双补。

针灸：肾俞（BL 23）、太溪（KI 3）、命门（GV 4）、气海（CV 6）、关元（CV 4）、三阴交（SP 6）、太冲（LR 3）、百会（GV 20）。百会针刺用平补平泻法，其余穴位用补法，可酌情用灸。

选穴依据：肾俞、太溪、命门培元滋阴，补益肾阳；气海、关元补肾调经，益气固本；三阴交养阴健脾；太冲疏肝止眩；百会镇静安神。

方药：二仙汤（《中医方剂临床手册》）合二至丸（《医方集解》）。二仙汤药用仙茅、仙灵脾、巴戟天、知母、黄柏；二至丸药用女贞子、旱莲草。

方解：二仙汤仙茅、仙灵脾、巴戟天温补肾阳；知母、黄柏清热益阴。二至丸女贞子、旱莲草补益肝肾，滋阴止血。

【临证思路】

1. 本病临床表现错综复杂，需注意与相似的内外科疾病鉴别。例如，血压不稳定者应注意警惕高血压病的发生，心悸怔忡者须进行心脏功能相关检查，以排除心脏的器质性病变等。

2. 本病以肾虚为本，又以肾阴虚证为多见，治疗时要注意明辨寒热阴阳，同时，肾、心、肝、脾脏腑功能失调，气血阴阳失衡，又可变生出瘀血、痰浊等病理产物，临证还须依据患者个体证候采用或祛瘀，或降浊的药物，方能达到标本兼治。

3. 心理调护在该病治疗中有重要意义，对这一年龄段的女性进行健康宣教、心理疏导，可有效缓解患者抑郁、焦虑、恐怖等心理问题，使其增强病愈的信心，从而提高临床疗效。

【预后与预防】

本病是临床常见病证，经过积极调治，多可减缓症状，缩短病程，预后较好。

在进入围绝经期前防治"未病"。注意饮食有节，加强营养，增加蛋白质、维生素、钙的摄入；生活起居规律，锻炼身体，保持心情舒畅；适当的性生活有利于身心健康；定期体检，及时治疗和预防器质性病变。

【案例分析】

病案：患者，女，49 岁。

患者停经近半年，近两三个月来无故心情不好，阵阵心烦不寐，善怒太息，怕乱喜独居一室，时有悲伤欲哭之状，下午手足心热，面部烘热汗出，大便偏干，舌淡红，苔薄白黄，脉弦细。

此属肝郁血虚，神魂失养。治以疏肝解郁，养血安神。

处方：柴胡 10g，白芍 15g，当归 10g，生地黄、熟地黄各 10g，黄芩 10g，炒酸枣仁 15g，牡丹皮 10g，炙甘草 6g。连服 5 剂。

二诊：3 月 22 日。自感心烦、失眠、手足心热、悲伤欲哭等症大为减轻，大便已不干，日一行。舌淡红，苔薄白，脉弦细。守上方加生牡蛎（先煎）30g，又进 5 剂。

三诊：3 月 27 日。喜告诸症均好转，精神大增，要求服用成药治疗。虑其病效较显，仍需坚持治疗，以资巩固，改服加味逍遥丸 6g 晨服，安神补心丸 1 丸晚服，丸药连服月余，5 月 25 日带其女儿来就诊，言其诸症悉愈，药已停服。

分析：七七之年，肾精亏虚，天癸渐竭，经水停闭；水不涵木，致肝血不足，失于疏泄，故善怒太息，喜独处，或悲伤欲哭；阴不守阳，阴虚内热，故烘热汗出，手足心热，大便干；肾水既乏，不能上济于心，心肾不交，则心烦不寐。此因围绝经期肝肾不足，致肝郁血虚，神魂失养之证，故治疗以疏肝解郁、养血安神为法。白芍、生地黄、熟地黄、当归滋阴养血柔肝；柴胡、黄芩、牡丹皮清肝泻火，疏肝解郁；炒酸枣仁养心安神；炙甘草调和诸药。（《全国中医妇科流派研究·祝谌予》）

【文献选录】

《傅青主女科》：夫妇人至五十岁之外，天癸匮乏，原宜闭关守寨，不宜出阵战争，苟或适兴，不过草草了事，尚不至肾火大动，倘兴酣浪战，亦如少年之好合，鲜不血室大开，崩决而坠矣。

《女科百问》：七七则卦数以终，终则经水绝止，任脉虚衰，天癸绝。

《妇人良方》：况男子六十四岁而精绝，女子四十九岁而断精。

第八章

带下病

带下量明显增多或减少，色、质、气味异常，或伴全身或局部症状者，称为带下病。

"带下"首见于《素问·骨空论》，曰："任脉为病，女子带下瘕聚。"带下包括生理性带下和病理性带下。生理性带下，是指阴道内所流出的一种白色或无色的，透明或蛋清样的，无臭，黏而不稠的，适量的液体，也称白带；病理性带下，首见于《诸病源候论》作为疾病而提出的五色带下，即白带、黄带、赤带、青带、黑带或者五色杂下之带，但临床上多见的主要是白带或黄带。

带下病的病因病机主要是湿邪所伤，任脉不固，带脉失约，则带下过多；若精亏血少，任带二脉失养，则带下过少。

带下病的诊断主要根据带下量、色、质的异常，并参考妇科检查、白带检查和其他检查综合判断。许多疾病可出现带下过多或带下过少，临证时应分辨主次。辨证主要根据带下量、色、质、气味的异常，结合全身、局部证候及舌象、脉象等，以辨寒热虚实。

第一节　带下过多

带下过多是指带下量明显增多，色、质、气味异常，或伴有全身、局部症状。

《傅青主女科·带下》以此列为首篇，提出"带下俱是湿证"，并根据带下颜色的不同，分述了白、黄、赤、青、黑五色带下的论治。

西医学的阴道炎、宫颈炎、内分泌功能失调（尤其是雌激素水平偏高）等疾病引起的阴道分泌物异常增多可参照本病论治。

【病因病机】

病因以湿邪为主，包括内湿和外湿。主要病机是经脉不固，带脉失约。湿邪分为外感和内生两种，内湿缘于脾气不足，水湿失运，流注任带二脉；外湿往往是经期、产后乘虚而入或久居湿地或过食生冷，或摄生不慎，感受湿邪，蕴为湿热或热毒。

1. 脾虚　素体脾虚，劳倦过度，或忧思气结，损伤脾气，水失运化，聚而成湿，流注下焦，伤及任带，以致任脉不固，带脉失约，而为带下过多。

2. 肾阳虚　素体肾气不足，或恣情纵欲，房劳多产，肾阳虚损；或年老体虚，久病伤肾，命门火衰，气化失常，水湿下注，以致任脉不固，带脉失约；或肾气不固，封藏失职，阴液滑脱，而致带下过多。

3. 湿热下注　久居阴湿之地，感受湿邪，或经行、产后涉水冒雨，或摄生不洁，湿邪乘胞脉空虚而入；湿滞体内日久化热，伤及任带，以致任脉不固，带脉失约；或肝郁化热，肝气乘脾，脾虚失运，肝火夹脾湿流注下焦，伤及任带而发病。

4. 阴虚夹湿　素体阴虚，或年老体弱，真阴渐亏，或久病失养，暗耗阴津，肾阴不足，相火偏旺，阴虚失守，复感湿邪，伤及任带，以致任脉不固，带脉失约，发为带下过多。

5. 热毒蕴结　经期产后，胞脉空虚，房事不洁，或手术损伤，致湿热乘虚直犯阴户、胞宫，酿而成毒；或因热甚化火成毒，或湿热遏久成毒，热毒损伤任带，以致任脉不固，带脉失约，发为带下过多。

【诊断要点】

1. 病史　经期、产后摄生不洁，或手术感染病邪。

2. 临床表现　带下量明显增多，色、质、气味异常或伴有外阴、阴道瘙痒、灼热、疼痛等局部症状或伴有全身症状。

【鉴别诊断】

1. 带下呈赤色时需与月经病的经间期出血、漏下鉴别。

（1）经间期出血　是在两次月经中间出现少量规律性阴道出血，血液出自胞宫。而赤带出自阴道，无周期性，其月经正常。

（2）漏下　是指经血非时而下，或行经时间超过两周以上，淋沥不尽，属月经周期、经期、经量异常。

2. 带下呈赤白带或黄带淋沥时，需与阴疮、子宫黏膜下肌瘤鉴别。

（1）阴疮　指阴户生疮，红肿热痛，或化脓腐烂，脓水淋沥。

（2）子宫黏膜下肌瘤　当子宫黏膜下肌瘤突入阴道伴感染时，可见脓性白带或赤白带，伴臭味。通过妇科检查或 B 超可鉴别。

3. 带下呈白色时需与白浊鉴别，白浊出自尿窍，混浊如米泔，可伴尿频急涩痛，淋沥不净；而带下出自阴道。

带下呈五色杂下，气味臭秽，应注意子宫颈或子宫内膜恶性肿瘤，须进行病理检查以确诊。

【辨证论治】

辨证要点主要是根据带下的量、色、质、气味以辨其寒热虚实。

治疗以除湿为主。一般治脾宜升、宜燥、宜运；治肾宜补、宜涩、宜固；阴虚夹湿宜滋阴与清利兼施；湿热和热毒宜清、宜利；局部症状明显者宜配合外治法，方可提高疗效。

1. 脾虚证

临床表现：带下量多，色白或淡黄，质稀薄，无臭气，绵绵不断；神疲倦怠，面色㿠白或萎黄，四肢不温或浮肿，纳少便溏。舌淡苔白或腻，脉缓弱。

治法：健脾益气，升阳除湿。

针灸：脾俞（BL 20）、气海（CV 6）、带脉（GB 26）、足三里（ST 36）、三阴交（SP 6）、阴陵泉（SP 9）。针刺用平补平泻法，亦可艾灸。

选穴依据：气海、脾俞调理冲任，健脾益气；带脉可固摄经气，约束带脉而治带下病；足三里、三阴交、阴陵泉调理肝肾，健脾除湿止带。

方药：完带汤（《傅青主女科》）。药用白术、山药、人参、白芍、苍术、甘草、陈皮、荆芥穗、柴胡、车前子。

方解：人参、白术、苍术、陈皮、山药健脾燥湿，理气和胃；白芍、柴胡柔肝疏泄；车前子清热利湿；荆芥穗收敛止带；甘草调和诸药。

2. 肾阳亏虚证

临床表现：白带量多，色白清冷，质稀薄，淋沥不断；腰酸如折，畏寒肢冷，小腹冷感，小便频数清长，夜间尤甚，大便溏稀。舌质淡润，苔薄白，脉沉迟。

治法：温肾培元，固涩止带。

针灸：关元（CV 4）、肾俞（BL 23）、次髎（BL 32）、带脉（GB 26）、白环俞（BL 30）。针刺用补法，亦可艾灸。

选穴依据：关元是足三阴与任脉之会，能补精固肾气；肾俞可调益肾气；次髎是治疗带下之效穴；带脉可固摄带脉经气；白环俞可助膀胱气化，固肾止带。

方药：内补丸（《女科切要》）。药用鹿茸、菟丝子、潼蒺藜、黄芪、肉桂、桑螵蛸、肉苁蓉、附子、白蒺藜、紫菀。

方解：鹿茸、肉苁蓉、菟丝子填精益髓；附子、肉桂温肾壮阳补火；黄芪益气固摄；潼蒺藜、桑螵蛸涩肠止带；白蒺藜疏肝泄风；紫菀温肺益肾。

3. 湿热下注证

临床表现：带下量多，色黄或呈脓性，质黏稠，有臭气，外阴瘙痒；胸闷纳呆，口苦而腻，小腹疼痛，小便短赤。舌红，苔黄腻或厚，脉濡数。

治法：清利湿热，健脾止带。

针灸：带脉（GB 26）、中极（CV 3）、阴陵泉（SP 9）、三阴交（SP 6）、行间（LR 2）。均用泻法。

选穴依据：带脉为足少阳与带脉之交会穴，取之可调节带脉而止带下；配中极调理任带，利湿化浊；行间、阴陵泉疏导湿热下行；三阴交健脾利湿止带。

方药：止带方（《世补斋医书》）。药用

猪苓、茯苓、车前子、泽泻、茵陈、赤芍、牡丹皮、黄柏、栀子、牛膝。

方解：猪苓、车前子、茵陈、黄柏、栀子清热利湿；茯苓、泽泻健脾渗湿；赤芍、牡丹皮凉血和血；牛膝引药下行。

4. 阴虚夹湿证

临床表现：带下量多，色黄或赤白相兼，质黏稠，有气味，阴部灼热或瘙痒；腰膝酸软，头晕耳鸣，烘热汗出，五心烦热，咽干口燥，失眠多梦。舌红，苔少或黄腻，脉细略数。

治法：补肾益阴，清热利湿。

针灸：带脉（GB 26）、中极（CV 3）、阴陵泉（SP 9）、三阴交（SP 6）、照海（KI 6）、行间（LR 2）。采用平补平泻法。

选穴依据：带脉为足少阳与带脉之交会穴，取之可调节带脉而止带下；配中极调理任带，利湿化浊；阴陵泉疏导湿热下行；三阴交、照海滋阴补肾；行间为肝经荥穴以泄肝经郁热。

方药：知柏地黄丸（《医宗金鉴》）加金樱子、芡实。药用熟地黄、山茱萸、山药、泽泻、茯苓、牡丹皮、知母、黄柏、金樱子、芡实。

方解：全方共奏滋养肝肾、清泻虚火之功。熟地黄、山茱萸、山药补肝肾之阴；知母、黄柏、牡丹皮清肾中之伏火；茯苓、泽泻导热由小便外解。原方加金樱子、芡实补肾固涩止带。

5. 热毒蕴结证

临床表现：带下量多，黄绿如脓，或赤白相兼，或五色杂下，质黏腻，或如脓样，臭秽难闻；小腹作痛，腰骶酸痛，口苦咽干，烦热头晕，大便干结或臭秽，小便短赤。舌红，苔黄或黄腻，脉滑数。

治法：清热解毒，除湿止带。

针灸：带脉（GB 26）、中极（CV 3）、阴陵泉（SP 9）、三阴交（SP 6）、下髎（BL 34）、行间（LR 2）、隐白（SP 1）。均用泻法。

选穴依据：带脉为足少阳与带脉之交会穴，取之可调节带脉而止带下；配中极调理任带，利湿化浊；脾经合穴阴陵泉，配下髎可清热解毒，调理任带；三阴交滋补肝肾；行间能泻肝火而清热解毒；隐白是足太阴井穴，可清利热毒。

方药：五味消毒饮（《医宗金鉴》）加白花蛇舌草、椿根皮、白术、薏苡仁、白扁豆。药用蒲公英、金银花、野菊花、紫花地丁、天葵子、白花蛇舌草、椿根皮、白术、薏苡仁、白扁豆。

方解：蒲公英、金银花、野菊花清热解毒；紫花地丁、天葵子清热凉血。方中加入白花蛇舌草清热祛湿；白术、薏苡仁、白扁豆健脾利湿；椿根皮祛湿止带。

【临证思路】

带下过多是妇科临床的常见病、多发病，是多种疾病的共同症状。其病因复杂，但总以湿邪为患。临证时首先应明确引起带下过多的原因，对于赤带、赤白带、五色杂下、气味秽臭者，需首先排除子宫颈或子宫内膜恶性病变。

一般而言，阴道炎、盆腔炎所致的炎症性带下过多以湿热或湿毒为主证型，少数兼有气滞血瘀者，大多与慢性炎症有关；非炎症性带下过多则往往与肾虚、脾虚、肝郁有关。

带下过多的治疗以利湿为主，实证佐以清热、解毒、燥湿等法；虚证则以调理脾、肾、肝三脏为主。

除内服中药外，配合外治法，方能提高临床疗效。对于反复发作的带下过多，应综合治疗，增强体质。

外治法治疗期间，应注意外阴、阴道清洁，避免盆浴、游泳，防止交叉感染。

【预后与预防】

及时治疗多可痊愈，预后良好。若治疗不及时或不彻底，或病程迁延不愈，反复发作或病情加重，可能影响孕育；若癥瘕恶疾复感邪毒，五色杂下，臭秽难闻，形体消瘦，预后不良。

预防以增强体质为主，适当运动，避免劳累过度，配合食疗，忌食生冷助湿之品而伤及脾虚生湿，带脉不固。

【案例分析】

病案：李某，女，32岁，工人。

初诊：1975年5月21日。主诉：带下色白量多如水样1年有余。现病史：带下量多，质稀如水。腰痛如折，伴头晕耳鸣，四肢欠温，小便清长，胃纳差，口淡，大便溏，日2~3次。既往史：曾服避孕药1年。经孕产史：16岁月经初潮，月经周期、经期基本正常，孕2产2。查体：面色晦暗，唇色淡润，苔白滑，脉沉缓。妇科检查：外阴发育正常，阴道通畅，分泌物量多，色白质稀，无味，表面光滑，余未查。分泌物涂片检查：白细胞（＋＋），球杆菌（＋），清洁度Ⅲ级。

辨证：根据带下量多，质稀如水，诊断为带下病。肾阳不足，命火虚衰，气化失司，脾土失于温煦，阴寒内盛，水湿不运，下注任带而致带下病发生；肾阳虚，膀胱气化失常，则小便清长；脾虚运化失职，则纳少便溏；阳虚不能达外，则四肢欠温；肾阳虚不能荣于外府，则腰痛如折；肾阳不足，不能上荣清空，故头晕耳鸣。

治法：健脾温肾，固冲止带。

方药：加味补肾固精丸（临床经验方）加减。

处方：人参10g，白术15g，杜仲20g，续断15g，艾叶10g，补骨脂15g，赤石脂15g，茯苓20g，芡实15g，龙骨20g，牡蛎20g，甘草5g。7剂，水煎服，日1剂，早晚分服。

二诊：服药后带下量明显减少，胃纳增进，睡眠好转，小便基本正常。舌淡红，脉细滑。仍按上方加薏苡仁20g，山药15g，续服6剂后，白带已净。

分析：患者因带下色白量多，清稀如水样，诊断为带下病。根据其病程长达1年余，伴见腰痛如折，头晕耳鸣，四肢欠温，小便清长，胃纳欠佳，口淡无味，大便溏泄，面色晦暗，唇舌淡润，苔白滑，脉沉缓，辨证为脾肾阳虚证。选用药物既有健脾益气，渗湿利水之白术、茯苓、薏苡仁、山药，又有温肾助阳之杜仲、续断、补骨脂；同时还有固涩止带之龙骨、牡蛎、赤石脂、芡实；诸药合用，健脾益肾，渗湿燥湿，固涩止带，标本同治，充分体现了"治带必先祛湿，祛湿必先理脾，佐以温肾固涩"的学术思想。（韩百灵医案）

第二节 带下过少

凡女子阴道内液体过少，以致不能润泽阴道，表现出带下过少，甚至全无，或伴阴道内干枯涩痛者，称之为带下过少。

西医学的严重卵巢炎、卵巢早衰、手术切除双侧卵巢、盆腔放射治疗、肿瘤化疗及其他药物性损伤等导致雌激素水平低落，可参照本病治疗。

【病因病机】

主要病机是任带失养。肝肾亏损、血枯瘀阻是导致带下过少的主要原因。

1. 肝肾亏损 禀赋不足，肝肾阴虚，精血不足；或房劳多产，大病久病，以致精血匮乏；或年老体弱，肾精亏损；或七情内伤，肝阴暗耗。肝肾亏损，精亏血少，阴液不充，任带失养，不能滋润阴窍，发为带下过少。

2. 血枯瘀阻 素体脾胃虚弱，化源不足；或大病久病，或产后血晕，阴血耗损；或经产感寒，余血内留，新血不生，均可致精亏血枯，瘀血内停，阻滞血脉，阴津不得敷布、滋润阴窍，发为带下过少。

【诊断要点】

1. 病史 可有卵巢早衰、手术切除双侧卵巢、盆腔放疗、肿瘤化疗、产后大出血等病史。

2. 临床表现 带下过少，甚至全无，阴道干涩、痒痛，甚至阴部萎缩。或伴性欲低下，性交疼痛，烘热汗出，月经错后、稀发、经量偏少，甚至闭经、不孕等。

【鉴别诊断】

育龄期女性带下过少，往往是卵巢功能低下的征兆，应进一步检查雌激素水平以明确诊断。自然绝经后带下减少属于生理现象。

【辨证论治】

1. 肝肾亏损证

临床表现：带下量少，甚至全无，阴部干涩灼痛，或伴阴痒，阴部萎缩，性交疼痛；头晕耳鸣，腰膝酸软，烘热汗出，烦热胸闷，夜寐不安，小便黄，大便干结。舌细数或沉弦细。

治法：滋补肝肾，养血益精。

针灸：三阴交（SP 6）、太溪（KI 3）、血海（SP 10）、足三里（ST 36）、关元（CV 4）、气海（CV 6）、太冲（LR 3）。太冲平补平泻，其余诸穴施以补法。

选穴依据：三阴交、太溪滋补肝肾之阴；血海、足三里补益气血；关元、气海调理冲任；太冲疏肝理气。

方药：归肾丸（《景岳全书》）加知母、肉苁蓉、紫河车、麦冬。药用熟地黄、山药、山茱萸、菟丝子、茯苓、当归、枸杞子、杜仲、知母、肉苁蓉、紫河车、麦冬。

方解：山茱萸、熟地黄、枸杞子补肾养肝；菟丝子、杜仲补益肾气；山药、茯苓健脾调中；当归滋血调经。方中加入知母、麦冬滋阴清热；肉苁蓉、紫河车温肾益精。

2. 血枯瘀阻证

临床表现：带下量少，甚至全无，阴中干涩，阴痒；面色无华，头晕眼花，心悸失眠，神疲乏力，或经行腹痛，经色紫黯，夹有血块，肌肤甲错，或下腹有包块。舌质暗，边有瘀点、瘀斑，脉细涩。

治法：补血益精，活血化瘀。

针灸：关元（CV 4）、气海（CV 6）、三阴交（SP 6）、血海（SP 10）、地机（SP 8）、足三里（ST 36）、脾俞（BL 20）、胃俞（BL 21）、太冲（LR 3）。太冲施以捻转泻法，其余诸穴施以提插补法。

选穴依据：关元、气海、足三里补益冲任气血；三阴交、血海、地机养血活血；太冲理气和血；脾俞、胃俞健脾胃益气血。

方药：滋血汤（《证治准绳》）加丹参、桃仁、川牛膝。药用人参、山药、黄芪、茯苓、川芎、当归、白芍、熟地黄、丹参、桃仁、川牛膝。

方解：熟地黄、当归、白芍、川芎补血调经；人参、黄芪、山药、茯苓补气健脾，补益气血之源。方中加入丹参、桃仁、川牛膝活血化瘀。

【临证思路】

带下过少在临床上若能够重视并及时处理，可预防月经病、不孕不育病的发生。

带下是癸水中阴水充盈的标志，癸水不充，治疗上，应以滋阴养水为主。配合紫河车、阿胶等血肉有情之品。结合针灸，常有显著疗效。

在治疗肝肾不足，阴水亏少的同时，亦要注意一些变证，若阴虚及阳，而又转变为阳虚者，临床上见带下很少，甚则全无，头昏腰酸，胸闷烦躁，但又见腰腿酸冷，小便频数清长，脉象细濡，舌苔白腻，感寒则大便易溏。对此，在治疗上亦得阴阳并用，补阳为主，可用加减二仙汤治之。药用仙灵脾、仙茅、肉桂、山药、炒黄柏、白芍、黄连、杜仲等品。若伴有脾胃失和，应加入健脾和胃的药物。

【预后与转归】

若为非器质性病变者，经适当治疗，一般预后良好；若因手术切除或放射治疗引起卵巢功能衰退，伴见月经过少、闭经和不孕，则疗效较慢。

【案例分析】

案例：莫某，女，48 岁。

初诊：2008 年 6 月 12 日。患者近三年来月经量少、推迟，阴道干燥，带下全无，性欲淡漠，面色萎黄、满布黄褐斑，头晕神疲乏力，胸闷，情绪低落，嗜睡，腰痛，胃纳一般，大便调，舌质淡红、体胖、边有齿痕，苔薄白，脉沉迟细弱。已生育一儿一女，均已成年。

诊断：带下过少。证属脾肾两虚，冲任气血不足，血海失充，气滞血瘀。

治法：健脾补肾，益气养血，理气活血。

针灸：关元（CV 4）、气海（CV 6）、百会（GV 20）、天枢（ST 25）、足三里（ST 36）、血海（SP 10）、太溪（KI 3）、太冲（LR 3）。以上除太冲捻转平补平泻外，均采用提插补法。

处方：女宝胶囊，每次 2 粒，一日两次；八珍益母丸加减，每次 8 粒，一日三次；针灸每周一次。

一个月后带下明显增多，阴道干燥除，性欲恢复，连续治疗三个月后，诸证改善，面色荣泽，精神有增。

分析：该患者年近围绝经期，肾气亏虚，加之平素在超市工作劳累，近日心情紧张压抑，而致脾肾亏虚，肝郁不疏，冲任气血不足，气滞血瘀而致带下过少，月经不调诸证。针药并用以调治，每次针后都有明显好转。配合中药八珍益母丸，补益冲任气血，益母草引药入胞宫。女宝含人参、川芎、鹿胎粉、当归、延胡索、桃仁、红花、白术、龟甲、鳖甲、熟地黄等健脾补肾、养血活血及血肉有情之品，使血海气血充。肾中精气盛，脾气健，肝气疏，瘀血祛，而带脉及各经络功能通畅，带下和月经亦随之恢复正常。

（汤淑兰临床医案）

第九章

妊娠病

妊娠期间，发生与妊娠有关的疾病，称妊娠病，亦称胎前病。妊娠病不但影响孕妇的健康，还可妨碍胎儿的正常发育，甚至造成堕胎、小产，因此必须注意妊娠病的预防和治疗。

临床常见的妊娠疾病有妊娠恶阻、妊娠腹痛、异位妊娠、胎漏、胎动不安、堕胎、小产、滑胎、胎萎不长、葡萄胎、子肿、子晕、子痫、子满、妊娠小便不通等。

妊娠病的常见病因有素体虚弱，气血不足，或外感六淫，或情志内伤，以及劳逸过度，房事不节，跌仆闪挫等。其发病还与妊娠期母体内环境的特殊改变密切相关。

妊娠病的发病机制可概括为四个方面：一是阴血亏虚：阴血素虚，孕后阴血下注冲任以养胎，加重阴血偏虚，则阳气易亢，阳浮于上，可导致妊娠恶阻、子烦、子晕、子痫等病；二是气机阻滞：孕后胎体渐长，使气机升降失调，形成气滞、气逆、痰郁的病理变化，常见子烦、子肿、子满等病；三是脾胃虚弱：生化之源不足，而胎元赖血以养，若脾虚血少，胎失所养，可致胎漏、胎动不安、胎萎不长等病；四是肾气虚损：肾气不足、胞失所系，以致胎元不固，易发生胎动不安、堕胎、小产、滑胎等病。

妊娠病的诊断：首先是确定妊娠，根据停经史、早孕反应、临床症状、妊娠试验测定及 B 超等，可判断是否妊娠及妊娠的部位，同时要注意确定胎元有无异常。

妊娠病的辨证要点：根据妊娠月份、胎儿情况、孕妇的全身症状及舌苔、脉象等，进行脏腑气血辨证。

妊娠病的治疗原则：胎元正常者，治病与安胎并举。因母病而致胎动不安者，重在治疗母病，病去则胎自安；因胎不安而致母病者，重在安胎，胎安则母病自愈。安胎的具体方法是以补肾健脾，清热养血为主。补肾是固胎之本，培脾乃益血之源，本固血充则胎自安，同时佐以清热养血，使血能循经，以安胎元。胎元异常者，或胎堕难留，或胎死腹中，或孕妇有病不宜继续妊娠者，均宜从速下胎以益母。

妊娠期间选方用药须时刻顾护胎元，凡峻下、滑利、祛瘀、破血、耗气、散气及一切有毒或可能致畸药品都宜慎用或禁用。某些理气活血的药物，在病情需要的情况下，可慎重选用，但须严格掌握适应证、禁忌证、药物剂量和疗程，"衰其大半而止"，以免动胎、伤胎。

表9-1　妊娠期禁用、忌用和慎用的中药

	植物药	动物药	矿物药
禁用	阿魏、巴豆、巴豆霜、附子、草乌、川乌、川牛膝、三棱、莪术、甘遂、黑草种子、京大戟、马钱子、马钱子粉、牵牛子、商陆、芫花、闹羊花、益母草、天南星、猪牙皂、罂粟壳、马兜铃、红大戟、两头尖	斑蝥、蜈蚣、水蛭、土鳖虫、麝香	玄明粉、芒硝、轻粉、雄黄
忌用	丁公藤、千金子、千金子霜、天仙子、关木通、天山雪莲、大皂角、蓖麻油		
慎用	草乌叶、制草乌、制川乌、冰片、天然冰片、常山、大黄、番泻叶、白附子、干漆、红花、虎杖、华山参、急性子、瞿麦、卷柏、凌霄花、漏芦、牛膝、片姜黄、蒲黄、肉桂、桂枝、三七、苏木、桃仁、制天南星、通草、王不留行、西红花、郁李仁、禹州漏芦、枳壳、枳实、木鳖子、金铁锁、苦楝皮、芦荟、没药、牡丹皮、乳香、天花粉、薏苡仁	穿山甲、蟾酥、牛黄、人工牛黄、体外培育牛黄	禹余粮、硫黄、赭石

第一节　妊娠恶阻

妊娠早期出现严重的恶心呕吐，头晕厌食，甚则食入即吐者，称为"妊娠恶阻"，又称"妊娠呕吐"等。

西医学的妊娠剧吐可参照本病辨证治疗。

若妊娠早期仅见恶心、择食，或偶有晨起呕吐，为早孕反应，不作病论，一般三个月后可逐渐消失。

表9-2　妊娠恶阻历史沿革

东汉·张仲景《金匮要略·妇人妊娠病脉证并治》	最早记载治疗：妊娠呕吐不止，干姜人参半夏丸主之
宋·陈自明《妇人大全良方》	病机：停痰积饮
元·朱丹溪《素问病机气宜保命集》	病因：怒气所激，肝气伤又夹胎气上逆
清·傅山《傅青主女科》	肝急则火动而逆也，故于平肝补血之中，加以健脾开胃之品……宜用顺肝益气汤

【病因病机】

主要病机是冲气上逆，胃失和降（图9-1）。

【诊断要点】

1. 病史　有停经史及早期妊娠反应，多发生在妊娠3个月内。

2. 临床表现　频繁呕吐，厌食，恶闻食气，食入即吐，不食也吐，甚则呕吐苦水或夹血丝；伴精神萎靡，身体消瘦，目眶下陷；严重者可出现血压降低，体温升高，脉搏增快，黄疸，少尿，嗜睡和昏迷等危象。

3. 检查

（1）妇科检查　子宫增大符合孕周。

（2）实验室检查　血常规及血球比积有助于了解有无血液浓缩；血清钾、钠、氯、二氧化碳结合力可判定有无电解质紊乱及酸碱失衡；肝肾功能化验以确定有无肝肾受损；尿酮体、尿比重、尿蛋白及尿三胆（尿胆红素、尿胆原及尿胆素）了解脂肪代谢情况和评估病情；心电图检查可发现有无低血钾的影响；必要时做眼底检查以了解有无视网膜出血。

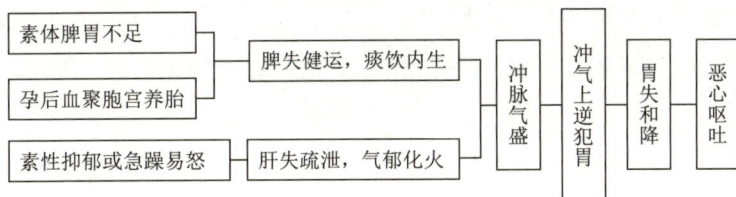

图 9 - 1　妊娠恶阻病因病机示意图

【鉴别诊断】

本病应与葡萄胎相鉴别。

葡萄胎：月经停闭，恶心呕吐严重，无腹痛；妇科检查：子宫大于妊娠月份；B超提示：子宫内无胚囊，胚芽反射，见落雪现象。

【辨证论治】

呕吐清涎或食糜，口淡者为脾胃虚弱；呕吐痰涎，口中黏腻者为脾虚痰饮；呕吐酸苦水，口干口苦者为肝胃不和；口干烦渴，干呕或呕吐血丝者为气阴两伤之重症。

治疗以调气和中、降逆止呕为法，同时注意饮食和情志的调节。用药宜平和，不可用辛燥、升散之品。

1. 脾胃虚弱证

临床表现：妊娠早期，恶心呕吐清水、清涎或食糜，甚或食入即吐；神疲思睡，脘腹坠胀，纳差便溏。舌质淡，苔白润，脉缓滑无力。

治法：健脾和胃，降逆止呕。

针灸：内关（PC 6）、足三里（ST 36）、丰隆（ST 40）、中脘（CV 12）、胃俞（BL 21）。针刺用平补平泻法，手法轻柔，也可艾灸。

选穴依据：内关和胃降逆，理气宽胸，为治妊娠恶阻之效穴；足三里健脾和胃，降逆止呕；丰隆祛痰降浊；中脘、胃俞温养脾胃，可治脾胃虚寒所致呕吐。

方药：香砂六君子汤（《名医方论》）。

药用人参、白术、茯苓、甘草、制半夏、陈皮、木香、砂仁、生姜、大枣。

方解：人参、白术、茯苓、甘草健脾补气；砂仁、制半夏醒脾和胃，降逆止呕；陈皮、木香理气和中；生姜、大枣温胃止呕，大枣补脾和中。

若频繁呕吐痰涎黏液，口中淡腻，胸脘满闷，舌淡，苔厚腻，脉缓滑者，属脾虚痰浊壅盛。治以健脾祛痰，降逆止呕。

针灸：手三里（LI 10）、足三里（ST 36）、上巨虚（ST 37）、下巨虚（ST 39）、丰隆（ST 40）。针刺用平补平泻法，手法轻柔，也可艾灸。

选穴依据：足三里健脾和胃；手三里、上巨虚、下巨虚理气通腑，调和肠胃；丰隆祛痰降浊。

方药：小半夏加茯苓汤（《金匮要略》）加白术、砂仁、陈皮。药用制半夏、生姜、茯苓、白术、砂仁、陈皮。

方解：茯苓健脾祛痰；制半夏燥湿化痰，和胃降逆；生姜温胃止呕。方中加白术健脾；陈皮、砂仁调中理气。

2. 肝胃不和证

临床表现：妊娠早期，呕吐酸水或苦水；胸胁胀满，嗳气叹息，心烦口苦。舌红，苔黄，脉弦滑。

治法：清肝和胃，降逆止呕。

针灸：内关（PC 6）、太冲（LR 3）、足三

里 (ST 36)、丰隆 (ST 40)、膻中 (CV 17)、期门 (LR 14)、行间 (LR 2)。针刺用平补平泻法，手法要轻柔。

选穴依据：内关和胃降逆，理气宽胸，为治妊娠恶阻之效穴；太冲为肝经原穴，清肝疏肝；足三里健脾和胃，降逆止呕；丰隆祛痰降浊；膻中理气和胃；期门、行间清肝降火，和胃止呕。

方药：加味温胆汤（《医宗金鉴》）。药用陈皮、制半夏、茯苓、炙甘草、枳实、竹茹、黄芩、黄连、麦冬、芦根、生姜。

方解：竹茹、黄芩、黄连清肝热，除烦止呕；枳实、陈皮宽胸和胃，调气降逆；制半夏、茯苓、生姜除湿化痰，降逆止呕；麦冬、芦根养阴清热，除烦止呕；甘草调和诸药。

恶阻病情若持续日久，不能缓解，终可导致阴液亏损，精气耗散。症见呕吐咖啡色或血性分泌物，精神萎靡，唇舌干燥，身体消瘦，目眶下陷，发热口渴，尿少便秘，舌红无津，苔薄黄而干或花剥，脉细滑数无力，此为气阴两亏重症。治宜益气养阴，和胃止呕。

方药：生脉散（《内外伤辨惑论》）合增液汤（《温病条辨》）加陈皮、竹茹、芦根。生脉散药用人参、麦冬、五味子；增液汤药用生地黄、玄参、麦冬。

方解：生脉散人参、麦冬、五味子益气养阴，宁心安神；增液汤生地黄、玄参、麦冬养阴增液。加陈皮、竹茹、芦根以和胃止呕生津。

【临证思路】

妊娠恶阻以妊娠期出现频繁剧烈呕吐，不能进食为主要临床表现，多发生在妊娠早期。诊断时应注意与葡萄胎及妊娠期合并的消化系统疾病相鉴别，确诊后需积极治疗，以中医辨证施治为主，以免病情加重，影响胎元发育。可选中脘穴拔罐，留罐 20~30 分钟，拔罐期间鼓励患者进食流质饮食及中药。中药宜浓煎，少量频服，使药液易于吸收；可用灶心土（伏龙肝）60~120g 煎汤代水送服，或在服中药前用生姜汁少量频服，以增强止呕效果。生半夏为妊娠禁忌药。经过炮制的法半夏、姜半夏则基本消除毒性，可适量使用，但须注意剂量、配伍与疗程，衰其大半而止。还须注意治病与安胎并举，方中加入安胎之品，针刺时尽量避免选用腹部穴位。

若病情持续日久，发展为气阴两亏证候，须结合补液、纠正电解质及酸碱平衡紊乱。对患者进行心理疏导也能起到一定的缓解作用。

【案例分析】

病案：李某，女，26 岁。

妊娠 60 多天，出现恶心呕吐，不思饮食，食入即吐，脘部胀满不适，吐出酸苦黄水，伴有头昏乏力，胸闷烦躁，夜寐欠安，大便艰行，小便黄少，时或有轻度腰骶酸楚，舌质淡红，苔黄腻，脉细弦滑。

诊断：妊娠恶阻。证属肝胃不和。

治法：抑肝和胃，降逆止呕。

方药：抑肝和胃饮加减。药用苏叶 5g，黄连 5g，陈皮 6g，炒竹茹 10g，当归 10g，白芍 10g，佛手片 6g，钩藤 12g，茯苓 9g，桑寄生 9g，炒谷芽 10g，炒麦芽 10g，广木香 6g。药服 5 剂，同时给补液。

二诊时恶心呕吐有所好转，出现烦躁不已，口苦口干，脉象弦滑带数，舌苔由黄腻转为黄燥。故从原方去当归、佛手片，加入芦根 10g，北沙参 12g，再服 7 剂，同时每日补液 1000～1500mL。前后服药半月有余，恶心呕吐减轻，已能进食，小便醋酮试验转为阴性，但又转为腰酸加重，小便频数，小腹胀坠，转用补肾养血，抑肝和胃法。

处方：炒当归、白芍各 10g，苏叶 5g，黄连 3g，陈皮 6g，炒竹茹 9g，炒谷芽 10g，炒川续断、桑寄生、杜仲各 9g，苏梗 5g，钩藤 12g。

服药 7 剂，腰酸已减，继续服药，诸症渐平。药服至 100 天后始停药，足月分娩一男婴。

分析：本证从妊娠早期开始恶心，呕吐频作，且吐出酸黄苦水，伴胸闷烦躁，大便艰行，小便黄少，结合舌脉，可见此属肝经郁热，胃失和降之证。运用验方抑肝和胃饮加减，方中苏叶行气宽中，和胃止呕；黄连、钩藤、佛手清肝降火，疏肝理气；当归、白芍养血柔肝；陈皮、竹茹、茯苓、木香行气健脾，化痰止呕；炒谷麦芽健脾开胃；桑寄生补肾安胎。全方抑肝和胃，降逆止呕，效果显著，服后恶心呕吐症状明显缓解。再诊时患者出现腰酸、小腹胀坠等先兆流产的症状，考虑其有过两次流产，且第二次流产是自然流产，当加强安胎措施，故处方有所调整，以补肾养血，抑肝和胃为主。临床注意病情变化，随症加减。（《中医妇科理论与实践》）

【文献选录】

《妇人大全良方》：夫妊娠阻病……《巢氏病源》谓之恶阻。

《胎产心法》：恶阻者，谓有胎气，恶心阻其饮食也。

第二节 妊娠腹痛

妊娠期间，出现小腹疼痛者，称为"妊娠腹痛"。

表 9-3 妊娠腹痛历史沿革

东汉·张仲景《金匮要略·妇人妊娠病脉证并治》	最早记载 症状：妊娠下血者，假令妊娠腹中痛，为胞阻 治疗：胶艾汤主之。当归芍药散主之
隋代·巢元方《诸病源候论·妇人妊娠病诸候》	病因：由风邪入于腑脏，与血气相击搏所为 病机：胞络宿有冷，而妊娠血不通，冷血相搏，故痛也。痛甚亦令动胎也
清代·傅青主《傅青主女科》	病机：脾肾之亏

【病因病机】

主要病机是胞脉阻滞或失养，气血运行不畅，不通则痛或不荣则痛（图 9-2）。

【诊断要点】

1. 临床表现　妊娠期间，出现以小腹或少腹疼痛为主症，或隐隐作痛，或冷痛，或伴胸胁胀痛，疼痛程度不甚，病势较缓。

2. 检查

（1）妇科检查　子宫增大如孕周，腹部柔软而不拒按。

（2）辅助检查　妊娠试验阳性。B超检查示宫内妊娠，胚胎或胎儿大小与停经时间相符，一般妊娠 7 周以上可见胚胎原始心管搏动。

【鉴别诊断】

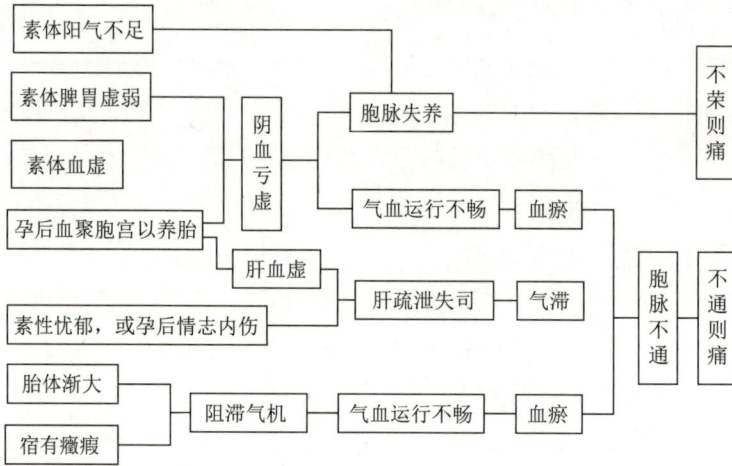

图 9-2 妊娠腹痛病因病机示意图

表 9-4 妊娠腹痛鉴别诊断

病名	病史	疼痛性质	辅助检查
妊娠腹痛	有停经史及早孕反应	妊娠期出现小腹部疼痛，多为隐痛，无阴道流血	B 超检查提示：宫内活胎
异位妊娠	多有输卵管不通或通而不畅，多有停经史或月经失调	疼痛多呈患侧下腹胀痛、隐痛或撕裂样痛。多伴少量不规则阴道流血，严重时血压下降，甚至休克	妇科检查：宫颈举痛明显；患侧附件可扪及包块，压痛明显；异位妊娠破裂时，可扪及阴道后穹隆饱满。该处穿刺可抽出不凝固血液。血尿妊娠试验阳性，B 超可见子宫增大，内无胚囊，患侧附件可探及包块。宫外孕破裂，可于盆腔内探及多量积液
胎动不安	有停经史及早孕反应	腹痛发生于妊娠 3 个月内，伴有腰酸	B 超检查提示：宫内活胎
堕胎、小产	有停经史及早孕反应	小腹疼痛加重，呈阵发性，且伴阴道流血增多，或有胎块排出	妇科检查宫颈已扩张或有组织物阻塞；宫体较孕周小；B 超宫内部分残留妊娠组织
妊娠合并急性阑尾炎（孕痈）	有饮食不节、劳累过度、情志不畅病史	体温升高，多先见胃脘部及脐周疼痛，而后移至右下腹疼痛	白细胞计数升高，麦氏点压痛，反跳痛，肌紧张明显

【辨证论治】

1. 血虚证

临床表现：妊娠后小腹绵绵作痛，按之痛减；面色萎黄，头晕目眩，或心悸少寐。舌质淡，苔薄白，脉细滑弱。

治法：健脾养血，止痛安胎。

针灸：足三里（ST 36）、血海（SP 10）、脾俞（BL 20）、胃俞（BL 21）。针刺用补法，手法要轻柔，适宜温和灸。

选穴依据：足三里、血海、脾俞、胃俞健脾胃而养血。

方药：当归芍药散（《金匮要略》）去川芎、泽泻，加熟地黄、桑寄生。药用当归、白芍、茯苓、白术、熟地黄、桑寄生。

方解：白芍柔肝和营，缓急止痛；当归养血和血；白术、茯苓健脾以益生化之源。加熟地黄、桑寄生养血、益肾、安胎。去川芎、泽泻，川芎活血，泽泻利水，故不宜用。

2. 气滞证

临床表现：孕后小腹胸胁胀满疼痛，或少腹胀痛；情志抑郁，或急躁易怒。苔薄黄，脉弦滑。

治法：舒肝解郁，止痛安胎。

针灸：足三里（ST 36）、太冲（LR 3）、内关（PC 6）、血海（SP 10）。针刺用平补平泻法，注意手法不宜过重。

选穴依据：足三里主治腹部疼痛性疾病；太冲为肝经原穴，清肝疏肝；内关理气止痛；血海行滞止痛。

方药：逍遥散（《太平惠民和剂局方》）加苏梗。药用柴胡、当归、白芍、白术、茯苓、甘草、煨姜、薄荷、苏梗。

方解：柴胡疏肝解郁；当归、白芍养血调经；白术、茯苓、甘草健脾和中；薄荷助柴胡疏肝；煨姜温胃行气。原方加苏梗理气止痛安胎。

随症加减：若郁而化热，症见口干苦，尿黄便结，舌红苔黄，加栀子、黄芩清热除烦。

3. 虚寒证

临床表现：妊娠期间，小腹冷痛，绵绵不止，喜温喜热，得热痛减；形寒肢冷，面色㿠白，纳少便溏。舌淡，苔薄白，脉沉细弱。

治法：暖宫止痛，养血安胎。

针灸：足三里（ST 36）、肾俞（BL 23）、命门（GV 4）。针刺用补法，动作要轻柔。最适宜温和灸。

选穴依据：足三里缓解腹部疼痛；肾俞、命门温肾暖宫止痛。温灸上穴，可加强温经散寒之功。

方药：胶艾汤（《金匮要略》）去川芎，加补骨脂、杜仲。药用阿胶、艾叶、当归、白芍、生地黄、甘草、补骨脂、杜仲。

方解：艾叶温经散寒，暖宫止痛；当归养血，有活血功能，临床应用时须慎重；阿胶、生地黄滋阴养血安胎；白芍、甘草缓急止痛。川芎活血，故去之。加补骨脂、杜仲温肾助阳，使阴寒消散，气血畅达，则腹痛缓解。

随症加减：若火不温土，见食少便溏者，加干姜、白术、砂仁温阳散寒，健脾除湿。

4. 血瘀证

临床表现：妊娠期间小腹隐痛不适，或刺痛，痛处不移；或宿有妇科癥瘕。舌暗有瘀点，脉弦滑。

治法：活血化瘀，补肾安胎。

针灸：足三里（ST 36）、太冲（LR 3）、血海（SP 10）。针刺用平补平泻法，注意手法不宜过重，可配合灸法。

选穴依据：足三里缓解腹部疼痛；太冲为肝经原穴，清肝疏肝；血海行滞止痛。

方药：桂枝茯苓丸（《金匮要略》）合寿胎丸（《医学衷中参西录》）。桂枝茯苓丸药用桂枝、茯苓、牡丹皮、白芍、桃仁；寿胎丸药用菟丝子、桑寄生、续断、阿胶。

方解：桂枝茯苓丸桂枝温经通阳，行血中之滞；白芍助桂枝通调血脉；牡丹皮、桃仁化瘀消癥；茯苓健脾宁心安神。寿胎丸菟丝子补益肾精，固摄冲任以系胎；桑寄生、续断固肾强腰安胎；阿胶养血安胎。

二方合用，攻补兼施，祛瘀而不伤胎。但桂枝茯苓丸中桃仁、牡丹皮、桂枝均为妊娠慎用之品，活血化瘀，剂量不宜过大，疗程不宜过长，否则恐有动胎之嫌，临证当慎之！

【预后与预防】

妊娠腹痛，病位在胞脉，尚未损及胎元，病势亦多较轻，故经及时有效治疗，腹痛多能渐愈而预后良好。若痛久不止，病势日进可损动胎元变生胎漏、胎动不安，甚至导致胎元离胞坠下，发展为堕胎、小产。

【案例分析】

病案：康某，36 岁，干部。

原发不孕，经中药调治后妊娠，形体较胖，属脾虚痰湿之体质。孕至 6 个多月时，腹部胀痛明显，入住某医院，经西医药调治一段时期未效，邀余会诊。症见腹部膨胀，扣之有音。自觉疲倦，纳呆苔白，脉沉细滑，乃血虚脾虚气滞郁湿证，以当归芍药散为主加味治疗。

处方：当归 9g，白芍 15g，川芎 9g，白术 12g，茯苓 15g，泽泻 12g，砂仁 3g（后下），广木香 5g（后下），桑寄生 15g。煎服，分两次饮下。

服用 3 剂后，腹部胀痛大减，间有嗳气，嗳气后则舒，继仍以当归芍药散为主，加入藿香 9g，佛手 9g，枳壳 6g，桑寄生 15g。再服 3 剂，大便较畅，有矢气，腹部胀痛全消。其后足月剖宫产一男婴（因高龄产妇原因，行剖宫产），婴儿发育良好，随访两岁多甚健。（《罗元恺女科述要》）

分析：患者脾虚气血化生不足，加之孕后血聚养胎，气血愈虚，故自觉疲倦，脉沉细；而脾虚生痰湿，又妊娠中期胎体渐大，阻滞气机，导致气滞湿阻之征，故腹部胀痛，食欲不振。罗老以当归芍药散加味治之，方中当归芍药散养血安胎止痛，木香、砂仁理气化湿，止痛安胎，桑寄生益肾安胎。因辨证准确，用药精良得当，故药到效显。二诊现嗳气症状，为肝气不舒表现，故予藿香、佛手、枳壳疏肝理气，前后共 6 剂服完，气血调和，胎安痛止。

【文献选录】

《陈素庵妇科补解·胎前杂症门》：妊娠少腹痛者，因胞络宿有风冷，后却受娠，受娠之后则血不通，冷与血相搏，故令少腹痛也。

《妇科玉尺·卷二》：妊娠腹痛，须辨寒热虚实。寒者脉迟，宜理中汤；热者脉数，宜芩芍汤；虚者脉无力，乃血少不能养胎，宜四君子汤加归、芍；实者脉有力，宜香壳丸。便秘者脉兼实，宜香壳丸加芩、芍、厚朴；又有腹中不时作痛，或小腹重坠痛，名曰胎痛，宜地黄当归汤。

《叶天士女科诊治秘方·卷二》：妊娠小腹痛，大抵由胞络虚，风寒相搏之故，宜紫苏饮。

第三节　胎漏、胎动不安

妊娠期间阴道少量流血，时作时止，或淋沥不断，而无腰酸腹痛、小腹坠胀者，称为"胎漏"。若同时伴有腰酸、腹痛，或下腹坠胀，称为"胎动不安"。在西医学均称为"先兆流产"。

【病因病机】

主要病机是冲任损伤，胎元不固。

1. 肾虚　先天禀赋不足，或多产、房劳，或孕后不节房事，损伤肾中精气。致冲任不固，胎失所系，而致胎漏、胎动不安。

2. 气血虚弱 素体气血虚弱，或劳倦过度，饮食不节，或孕后恶阻所伤，或因他病损伤气血，致脾虚气弱，化源不足。气虚胎失所载，血虚胎失所养，胎元不固而病胎漏、胎动不安。

3. 血热 素体阳盛，或因孕后过食辛热，或外感热邪，或因七情内伤而化热，或阴虚生热。热伤冲任，冲任失固，而为胎漏、胎动不安。

4. 血瘀 素有子宫肌瘤或子宫腺肌症，或孕后不慎跌仆闪挫，或孕期手术创伤，均可致气血失和，瘀阻胞宫、胞脉，胎失所养，胎元失固，导致胎漏、胎动不安。

【诊断要点】

1. 临床表现 妊娠期间出现阴道不规则的少量流血，或伴有腰酸、腹痛症状。

2. 检查

（1）妇科检查 阴道流血来自宫腔，量少，色鲜红或暗红，子宫颈口闭合，子宫增大与孕周相符。

（2）辅助检查 妊娠试验阳性；B超检测提示宫内妊娠，胚胎大小符合孕周，孕7周左右可见胚胎原始心管搏动。

【鉴别诊断】

本病首先应注意排除宫颈出血性疾病，如宫颈息肉、急性炎症、宫颈上皮内瘤样病变、宫颈癌等。停经后子宫少量出血主要与堕胎、小产、胎死不下、异位妊娠、葡萄胎相鉴别（表9-5）。

表9-5 胎漏、胎动不安的鉴别诊断

病名	阴道流血	腹痛	妇科检查	B超检查
胎漏、胎动不安	量少	小腹隐痛	子宫增大同孕周，宫颈口闭	宫内孕囊，可见胚胎结构或胎心
堕胎、小产	流血量多，若组织物排出后阴道流血量渐止	下腹正中阵发性疼痛，若组织物排除后腹痛缓解	子宫可小于实际孕周或如正常大小，宫颈口闭	胚胎小于孕周，无胎心搏动
胎死不下	无或少量阴道流血	无或下腹隐痛	子宫小于孕周，宫颈口闭	胚胎停止发育，无胎心
异位妊娠	无或少量阴道流血	一侧下腹突发撕裂样疼痛，或绞痛，下腹隐痛	子宫正常大小，宫颈口闭，一侧附件区可触及包块，压痛明显	宫内无孕囊，宫外有包块或见胚胎结构
葡萄胎	无或少或大量阴道流血，有时可见阴道水泡状物排出	无或下腹胀痛	子宫明显大于孕周，质软	宫腔内见弥漫分布的光点和小囊样无回声区

【辨证论治】

辨证要点：阴道少量流血，色淡暗，腰酸腹坠痛，舌淡苔白，脉沉滑尺弱为肾虚；阴道少量流血，淡红稀薄，小腹空坠疼痛，舌淡苔白，脉细滑为气血虚弱；阴道少量流血，鲜红，小便短黄，大便秘结，舌红苔黄，脉滑数为血热；阴道少量流血，黯红，有子宫肌瘤或子宫腺肌症史，或妊娠期间跌仆闪挫史，舌黯红，或有瘀斑，脉弦为血瘀。

本病治法以安胎为大法。安胎以补肾固肾为基本治法，根据辨证配合健脾益气、补血养阴、清热凉血、化瘀固冲等治法。另外需注意，因母体疾病而引起胎漏、胎动不安，当先治疗母体疾病；若胚胎因素导致母体不适，当先安胎则母体不适感能自愈。

1. 肾虚证

临床表现：妊娠期间阴道少量流血，色淡暗；腰酸，小腹坠痛，头晕耳鸣，小便频数，夜尿多甚至尿失禁。舌质淡，苔白，脉沉滑尺弱。

治法：补肾健脾，益气安胎。

方药：寿胎丸（《医学衷中参西录》）加党参、白术。药用桑寄生、菟丝子、续断、阿胶、党参、白术。

方解：菟丝子、桑寄生、续断滋补肝肾安胎；阿胶养血安胎。方中加党参、白术健脾益气。

随症加减：偏气虚者，加黄芪；偏血虚者，加熟地黄、山茱萸；偏寒者，加艾叶；偏热者，加黄芩；偏阴虚者，加女贞子、旱莲草、生地黄、山茱萸；若阴道流血量偏多，加阿胶、仙鹤草、旱莲草；若小便频数，甚至失禁者，加益智仁、覆盆子。

若偏于肾阳虚，兼有腰酸，畏寒，四肢冷，小便清长、频数，夜尿多甚至失禁，大便溏。舌淡苔白，脉沉滑尺弱。

治法：温补脾肾，固冲安胎。

方药：补肾安胎饮（《中医妇科治疗学》）。药用菟丝子、续断、杜仲、桑寄生、狗脊、补骨脂、人参、白术、阿胶、艾叶。

方解：菟丝子、续断、杜仲、桑寄生补肝肾安胎；狗脊、补骨脂温补肾阳；阿胶、艾叶养血止血；人参、白术健脾补气。

2. 气血虚弱证

临床表现：妊娠期间阴道少量流血，色淡红，质稀薄，或小腹空坠疼痛，腰酸；神疲肢倦，心悸气短，面色㿠白。舌质淡，苔薄白，脉细滑。

治法：补气养血，固肾安胎。

方药：胎元饮（《景岳全书》）去当归，加黄芪、阿胶。药用人参、杜仲、白芍、熟地黄、白术、陈皮、炙甘草、黄芪、阿胶。

方解：人参、白术、炙甘草健脾益气；熟地黄、白芍滋补阴血；杜仲补肾安胎；陈皮理气消滞。去当归，因其有活血化瘀的作用，孕妇慎用。加黄芪、阿胶补气以载胎，补血以养胎。

随症加减：若气虚甚，另炖服高丽参或西洋参 6～20g，每周 1～2 次，连服 1～2 周以大补元气。若腰酸明显，或有堕胎史，可与寿胎丸合用。

3. 血热证

临床表现：妊娠期间阴道少量流血，色鲜红，或腰腹坠胀作痛；心烦不安，手足心热，口干咽燥，小便短黄，大便秘结。舌质红，苔黄，脉滑数。

治法：滋阴清热，养血安胎。

方药：保阴煎（《景岳全书》）加苎麻根。药用熟地黄、生地黄、白芍、山药、续断、黄柏、黄芩、甘草、苎麻根。

方解：生地黄清热凉血；熟地黄、白芍养血敛阴；黄芩、黄柏清热泻火；山药、续断补肝肾，固冲任；甘草调和诸药。方中加苎麻根，清热安胎。

随症加减：若阴道流血多，可加阿胶、旱莲草、仙鹤草。

4. 血瘀证

临床表现：素有子宫肌瘤或子宫腺肌症，孕后常有腰酸腹痛下坠，阴道不时少量流血，色黯红；或妊娠期间跌仆闪挫，继之腹痛或少量阴道流血。舌质黯红，或有瘀斑，苔白，脉弦滑或沉弦。

治法：化瘀养血，固肾安胎。

方药：桂枝茯苓丸（《金匮要略》）合寿胎丸（《医学衷中参西录》）。桂枝茯苓丸药用牡丹皮、白芍、桃仁、茯苓、桂枝；寿胎丸药用桑寄生、菟丝子、续断、阿胶。

方解：桂枝温经通阳，行血中之滞；白芍助桂枝通调血脉；牡丹皮、桃仁化瘀消癥；茯苓健脾宁心安神。寿胎丸菟丝子补益肾精，固摄冲任以系胎；桑寄生、续断固肾强腰安胎；阿胶养血安胎。

随症加减：若为跌仆闪挫所致胎漏、胎动不安，可选圣愈汤（《兰室秘藏》）合寿胎丸益气和血，固肾安胎。

【临证思路】

在明确宫内妊娠并且胎元正常者，重在补肾以固先天之本，健脾以补益气血，养后天之本。同时需注重静卧养胎及禁欲宁胎。必要时亦可根据病情结合西医治疗。

早期妊娠合并子宫肌瘤者，若无明显症状，可采取期待疗法，孕期 B 超监测子宫肌瘤的生长速度，宜慎用桂枝茯苓丸。

对于胎元不健（胚胎/胎儿染色体异常、遗传性疾病、畸形等），不宜继续药物安胎。若阴道流血增加、腹痛加剧，已呈堕胎、小产之势，或胎死腹中（胚胎/胎儿停止发育），则须及时下胎益母以防其他并发症。

【预后与转归】

胎漏、胎动不安可由妊娠腹痛发展而来，如果胎元正常，经过正确的治疗，可继续妊娠，分娩健康婴儿。如果胚胎发育不良，或失治、误治，可发展为堕胎、小产。

【案例分析】

病案：黄某，女，32 岁。

初诊：1978 年 10 月 8 日。患者停经 2 个多月，因劳累后出现阴道少量流血 5 天，色鲜红，小腹隐痛及下坠感，腰微酸。舌稍淡，尖边略红，脉细滑，略弦。停经 50 多天尿妊娠试验阳性。1 年前自然流产 2 次，均发生于早孕 2 个多月。未生育。诊为胎动不安，证属肾阴不足，兼肝经虚热；治宜滋肾健脾，益气安胎，佐以养肝清热止血。

处方：菟丝子 25g，续断 15g，桑寄生 15g，阿胶 12g（烊服），旱莲草 15g，女贞子 15g，白芍 10g，生甘草 5g，荆芥炭 6g。

服药 3 剂后，阴道流血和腹痛已逐渐停止，但仍有腰酸和大便干结。按上方去荆芥炭、白芍，改用桑椹 15g，肉苁蓉 15g，4 剂后诸症消，舌脉正常。继用二诊方去旱莲草，改用怀山药 15g，续用 6 剂。后每周服药 3 剂巩固治疗，至妊娠 5 个月停药，足月顺产一男婴。

分析：患者屡孕屡堕，乃肾虚系胞无力。此次早孕劳累后又腰酸腹痛，阴道少量鲜红色流血，乃阴虚内热，扰动胎元，胎元不固。用寿胎丸补肾安胎，二至丸与白芍养肝清热，阿胶、荆芥炭止血而收效。因肾虚甚而腰酸不除，又大便结，故去荆芥炭、白芍之收涩，改用桑椹、肉苁蓉增强固肾通便的作用。再继用怀山药以助健脾化源，终至成功妊娠至足月分娩。

（《罗元恺妇科经验集》）

第四节　滑　胎

凡堕胎、小产连续发生 3 次或以上者，称为"滑胎"，亦称"数堕胎""屡孕屡堕"。西医学称之为"习惯性流产"和"复发性流产"。

古代医家对于流产发生的时间亦有细致的观察。"暗产"为早早孕流产；"堕胎"为早期流产；"小产"为晚期流产。

表 9-6　滑胎历史沿革

隋代《诸病源候论》	最早记载：妊娠数堕胎候 提出气血不足，不能养胎的病机
唐代《备急千金药方》	最早记载治疗方药
明代《景岳全书》	提出屡孕屡堕的体质、年龄、情志、房劳、外伤、饮食因素 提出反复堕胎、小产的临床特点 提出"预培其损"的治疗原则
清代《叶氏女科证治》	提出"滑胎"病名

【病因病机】

主要病机是冲任损伤，胎元不固。《诸病源候论》提出"其母有疾以动胎"和"胎有不牢固以病母"。母体和胎元的因素均可导致屡孕屡堕（图9-3）。

胎元因素：父母一方或双方之精气不足，两精虽能结合，但胎元不健，禀赋薄弱，不能成实，则屡孕屡堕。

母体因素：先天之本或后天之本薄弱，冲任不固；或血热、血瘀损伤冲任，以致胎元不固。

1. 肾虚　先天禀赋不足，或孕产频多，或久病体虚，损伤肾气；或年逾五七，肾气渐虚，则冲任不固，胎失所系，故屡孕屡堕。

2. 脾虚　后天脾气虚弱，或饮食不节，劳倦伤脾，或大病久病，耗气伤血，则气不能载胎，胎元不固，以致屡孕屡堕。

3. 血热　阴虚内热或外感热邪，热扰冲任，胎元不固，屡孕屡堕。

4. 血瘀　宿有子宫腺肌症、子宫肌瘤等癥瘕结块，瘀阻胞宫，胎元失养，则屡孕屡堕。

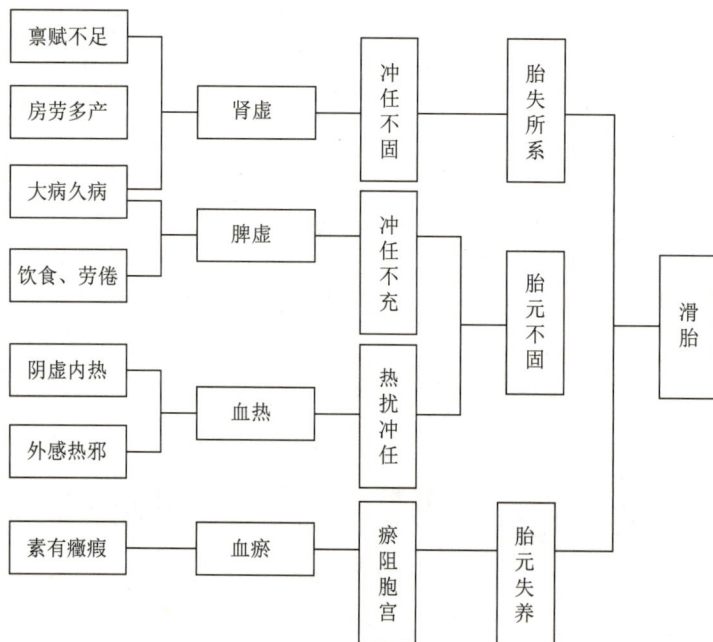

图 9-3　滑胎病因病机示意图

知识链接

复发性流产的诊疗原则与方法

复发性流产的原因分为两类，胚胎因素和母体因素。胚胎因素往往由于亲代（夫妇任何一方）的染色体异常，如平衡易位、断裂、缺失，或胚胎染色体异常，如单体、三体、三倍体等。亲代高龄孕育，生殖细胞发生异常的几率增加，如卵泡过小、精子形态异常等。母体因素主要有黄体功能不足、甲状腺功能低下、母胎免疫应答异常、母胎血型不合或母体感染病毒、弓形体，以及母体子宫形态异常，如子宫纵隔、单角子宫、双子宫，或子宫颈内口松弛等。但仍有40%左右原因不明。

患者夫妇应检查滑胎的原因，包括夫妇双方染色体、血型及血型抗体；男方精液分析；女方黄体功能、垂体和甲状腺功能；子宫形态与内膜情况；宫颈机能；免疫功能（封闭性抗体、细胞因子和自身抗体）等。母体黄体功能不全、甲状腺功能低下可使用激素治疗；母体缺乏封闭性抗体可进行免疫治疗以改善免疫应答；子宫纵隔、子宫颈内口松弛则可以手术治疗。

【诊断要点】

滑胎的诊断主要依据病史，即堕胎或小产连续发生3次或以上。

【辨证论治】

治疗原则是调理脾肾气血以固本。经不调者，当先调经；他病而致滑胎者，先治他病。这是"预培其损"的第一个阶段。

再次妊娠后，应予保胎治疗。这是"预培其损"的第二个阶段。妊娠期间，应动态观察母体和胎元之情况，治疗期限应超过以往堕胎、小产之孕周。若因胎元不健以致滑胎，则非药物治疗可以奏效。

1. 肾虚证

临床表现：屡孕屡堕，或每次如期而堕；头晕耳鸣，精神萎靡，目眶黯黑，或面色晦暗，腰酸膝软。舌淡暗，苔白，脉沉弱。

治法：补肾固冲，益气养血。

针灸：肾俞（BL 23）、命门（GV 4）、气海（CV 6）、关元（CV 4）、足三里（ST 36）。针刺用补法，亦可用艾灸。

选穴依据：肾俞、命门补益肾精；气海、关元培固元气，补益气血；足三里益气养血。

方药：补肾固冲丸（《中医学新编》）。药用菟丝子、续断、巴戟天、杜仲、当归、熟地黄、鹿角霜、枸杞子、阿胶、党参、白术、大枣、砂仁。

方解：菟丝子、续断、巴戟天、杜仲、鹿角霜补肾固冲；当归、熟地黄、枸杞子、阿胶养血；党参、白术、大枣健脾益气；砂仁行气和中。

2. 脾虚证

临床表现：屡孕屡堕，月经量多、色淡；神疲乏力，口淡纳差，面色苍白。舌淡胖，苔白，脉细弱。

治法：健脾益气，固冲养血。

针灸：脾俞（BL 20）、胃俞（BL 21）、中脘（CV 12）、气海（CV 6）、关元（CV 4）、三阴交（SP 6）、足三里（ST 36）。针刺用补法，亦可用艾灸。

选穴依据：脾俞、胃俞、中脘健脾益气；气海、关元补气升提固冲；足三里、三阴交健脾益气养血。

方药：泰山磐石散（《景岳全书》）。药用人参、黄芪、当归、续断、黄芩、川芎、白芍、熟地黄、白术、炙甘草、砂仁、糯米。

方解：人参大补元气；黄芪、白术健脾益气；熟地黄、当归、白芍、川芎养血活血；续断固肾；黄芩清热；砂仁、炙甘草、糯米和中。

3. 血热证

临床表现：屡孕屡堕，月经提前，色深红；烦躁易怒，口干口苦，面色潮红。舌红，苔黄，脉滑数。

治法：养阴清热，固摄冲任。

针灸：中极（CV 3）、血海（SP 10）、膈俞（BL 17）、行间（LR 2）、然谷（KI 2）、三阴交（SP 6）、照海（KI 6）。行间、然谷针刺用泻法，余穴用平补平泻法。

选穴依据：中极补养固摄冲任；血海、膈俞清热凉血；行间泻肝火；然谷、三阴交、照海滋阴。

方药：保阴煎（《景岳全书》）。药用生地黄、熟地黄、黄芩、黄柏、白芍、山药、续断、甘草。

方解：生地黄清热凉血；熟地黄、白芍养血敛阴；黄芩、黄柏清热泻火；山药、续断补肝肾，固冲任；甘草调和诸药。

4. 血瘀证

临床表现：素有子宫肌瘤、子宫内膜异位症等癥瘕宿疾，屡孕屡堕；月经过多或经期延长，经色紫黯，或有血块，或经行腹痛。舌暗或有瘀点、瘀斑，苔薄，脉弦细或涩。

治法：行气活血，消癥散结。

针灸：中极（CV 3）、气海（CV 6）、血海（SP 10）、三阴交（SP 6）、足三里（ST 36）。

针刺用平补平泻法，酌情可灸。

选穴依据：中极、气海行气活血；血海、三阴交活血散结止痛；足三里加艾灸可温宫活血消癥。

方药：桂枝茯苓丸（《金匮要略》）。药用牡丹皮、白芍、桃仁、茯苓、桂枝。

方解：桂枝温经通阳，行血中之滞；白芍助桂枝通调血脉；牡丹皮、桃仁化瘀消癥；茯苓健脾宁心安神。

若拟再次妊娠，宜停药观察。在妊娠早期，应定期检查癥瘕与胎元的情况。

【临证思路】

滑胎病因复杂，防重于治。诊治之要点，首先是详尽了解病史，夫妇双方检查以诊察病因，必要时进行遗传咨询，确定是否适合生育。并根据体质、月经、带下及舌脉等四诊合参，辨病与辨证结合。其二，是在下次妊娠前，针对病、证进行治疗，采用中药汤剂、中成药或膏方，或配合针灸；一般要调理 3~6 个月，以调和气血阴阳，改善体质。其三，是再次妊娠后，即进行安胎治疗，以药物治疗为主，重在补肾健脾，调和气血，及时处理胎漏、胎动不安。一般需治疗至妊娠 12 周以上。

【预后与预防】

母体冲任不固导致滑胎者，经孕前治疗和孕后安胎，一般预后良好。若因胎元不健，如染色体异常、遗传性疾病、病毒感染等致畸者，则往往不可避免流产。

婚前和孕前检查，孕前和妊娠早期避免接触伤胎、碍胎之品，谨慎用药，均有助于预防滑胎。

【案例分析】

病案：陈某，女，36 岁。

初诊：1976 年 3 月 17 日。患者结婚 7 年，连续堕胎 4 次，每次妊娠两三月必应期而堕，虽经中西医治疗，均未奏效。末次堕胎后，迄今四载未孕，月经量较多，色淡红有小血块，每次用卫生巾 2~3 包。末次月经 2 月 25 日。神疲体倦，夜寐不安，胃纳欠佳，腰酸痛，下腹坠胀。面色苍白，唇周暗斑，舌淡红，苔微黄略腻，脉细滑。

诊断：滑胎；兼月经过多、继发性不孕。证属脾肾两虚。

治法：补肾健脾，固冲调经。

处方：菟丝子 30g，桑寄生 25g，熟地黄 25g，淫羊藿 10g，金狗脊 10g，党参 20g，白术 15g，炙甘草 9g。

经三诊后，月经恢复正常，仍觉腰酸，下腹坠胀。继续治疗 3 个月后，诸证改善，8 月 15 日末次月经后，9 月 29 日确诊为早孕。仍继续安胎治疗，予菟丝子 25g，桑寄生 20g，川续断 15g，桑椹 15g，党参 15g，云茯苓 25g，陈皮 5g。以此方加减治疗至 12 月初。此次妊娠未出现胎漏、胎动不安等情况。1977 年 5 月足月顺产一男婴，母婴平安。

分析：该患者年逾五七，连续堕胎 4 次，且为"应期而堕"，其后继发不孕，并有月经过多史。三病虽异，其源则一，皆由肾气亏损，脾气虚弱。先天与后天俱虚，冲任不固，失于闭藏摄纳。经不调，则艰于孕，胎难成。调治之法，是以补肾健脾为主，调经、助孕、安胎，一脉相承。故先予菟丝子、桑寄生补肾气；熟地黄滋肾阴；淫羊藿温肾阳；党参、白术健脾益气；狗脊壮腰补肾。经调乃子嗣可期，孕后须补肾固冲，健脾固摄，积极安胎。以寿胎丸为基本方加

减，加党参、茯苓健脾，桑椹固涩肾精，陈皮和胃。终于得以成功孕育。

（《罗元恺妇科经验集》）

【文献选录】

《诸病源候论》：若血气虚损者，子脏为风冷所居，则气血不足，故不能养胎，所以致胎数堕。

《景岳全书》：凡妊娠之数见堕胎者，必以气脉亏损而然。而亏损之由，有禀质之素弱者，有年力之衰残者，有忧怒劳苦而困其精力者，有色欲不慎而盗损其生气者。此外，如跌仆、饮食之类皆能伤其气脉，气脉有伤而胎可无恙者……屡见小产、堕胎者，多在三个月及五月、七月之间，而下次之堕，必如期复然……凡妊娠之数见堕胎者，必以气脉亏损而然……必当察此养胎之源，而预培其损。保胎之法，无出于此。

《叶氏女科证治·滑胎》：有屡孕屡堕者，由于气血不充，名曰滑胎。

第五节　胎萎不长

妊娠四五个月后，孕妇腹形明显小于相应妊娠月份，胎儿存活而生长迟缓者，称为"胎萎不长"。

西医学的胎儿生长受限可参照本病论治。

本病若不及时治疗，可影响胎儿的生长发育，或导致新生儿窒息、低体重、智力障碍的发生，甚至胎死腹中。

【病因病机】

本病可因夫妇双方禀赋不足，胞脏虚

损，致脏腑气血不足，胎失所养，其主要机制是母体气血不足。

1. 脾肾不足　素体禀赋不足，或孕后房事不节，或劳倦过度，或过食生冷，损伤阳气，致精血化源不足，胎失所养，遂致胎萎不长。

2. 气血虚弱　素体气血不足，或素患宿疾，气血暗耗，或孕后恶阻较重，或饮食偏嗜，气血化源不足，或胎漏下血日久耗伤气血，冲任气血不足，胎失所养，以致胎萎不长。

3. 阳虚宫寒　素体阳气不足，或孕后过食寒凉生冷之品，损伤阳气，或大病久病，肾阳受损，寒自内生，血寒宫冷，胎失温养，以致胎萎不长。

【诊断要点】

1. 病史　妊娠后有胎漏、胎动不安，或妊娠高血压疾病史；或妊娠前有慢性肾炎、高血压、心脏病、贫血或营养不良病史；或曾有不良分娩史，如先天畸形、死胎等，或孕期有接触致畸物质及放射线等病史，或有吸烟、饮酒、吸毒等不良嗜好。

2. 临床表现　妊娠 4～5 个月后，孕妇腹形明显小于相应妊娠月份。

3. 辅助检查

（1）产科检查　连续测定宫底高度、腹围、孕妇体重，增长缓慢或不增加，应考虑本病。子宫长度、腹围值连续 3 周测量均在第 10 百分位数以下者为筛选胎儿生长受限的指标，预测准确率达 85% 以上。

（2）计算胎儿发育指数　胎儿发育指数＝子宫长度（cm）－3×（月份＋1），指数小于－3 应考虑本病。

（3）胎儿宫内情况评估　B 超动态测量

胎儿双顶径，孕 36 周前每 2 周增长小于 2mm，则可诊断。

（4）其他检查　抗心磷脂抗体测定有助于诊断。

【辨证论治】

1. 脾肾不足证

临床表现：妊娠四五个月后，孕妇腹形小于正常妊娠月份，胎儿存活；腰部酸冷，纳少便溏，或形寒怕冷，手足不温。舌淡，苔白，脉沉迟。

治法：健脾温肾养胎。

针灸：肾俞（BL 23）、命门（GV 4）、关元（CV 4）、神阙（CV 8）、足三里（ST 36）。宜用灸法，针刺要禁用或慎用。

选穴依据：肾俞、命门补肾填精；足三里健脾益气；关元、神阙培元固本。

方药：温土毓麟汤（《傅青主女科》）去神曲。药用巴戟天、覆盆子、白术、人参、山药。

方解：巴戟天、覆盆子温肾暖胞以养胚胎；人参、白术、山药健脾益气以生血，使胎有所养。神曲乃消食导滞之品，有碍胎元，故去之。

2. 气血虚弱证

临床表现：妊娠四五个月后，胎儿存活，而孕妇腹形明显小于正常妊娠月份；身体羸弱，面色萎黄，头晕气短。舌淡嫩，苔少，脉稍滑，细弱无力。

治法：补益气血养胎。

针灸：关元（CV 4）、肾俞（BL 23）、命门（GV 4）、神阙（CV 8）、脾俞（BL 20）、胃俞（BL 21）、中脘（CV 12）、足三里（ST 36）。宜用灸法，针刺要禁用或慎用。

选穴依据：关元、神阙培元固本；肾

俞、命门补肾填精；脾俞、胃俞、中脘、足三里共用调中和胃，健脾益气。

方药：胎元饮（《景岳全书》）。药用人参、白术、炙甘草、当归、白芍、熟地黄、杜仲、陈皮。

方解：人参、白术、炙甘草甘温益气，健脾调中，助生化之源；当归、白芍、熟地黄补血以养胎；杜仲补肾养胎；陈皮行气健胃。

3. 阳虚宫寒证

临床表现：妊娠四五个月后，胎儿存活，而孕妇腹形明显小于正常妊娠月份；形寒怕冷，腰腹冷痛，四肢不温。舌淡，苔白，脉沉迟滑。

治法：温肾扶阳，养血育胎。

针灸：关元（CV 4）、命门（GV 4）、神阙（CV 8）、气海（CV 6）、肾俞（BL 23）、足三里（ST 36）。宜用灸法，针刺要禁用或慎用。

选穴依据：关元、神阙培元固本；肾俞、命门补肾填精；气海、足三里补益气血。

方药：长胎白术散（《叶氏女科证治》）。药用白术、茯苓、黄芪、川芎、熟地黄、阿胶、当归、牡蛎、川椒。

方解：黄芪、白术、茯苓健脾和胃，助气血生化，使胎元得养；熟地黄、阿胶、当归、川芎养血育胎；川椒温肾扶阳；牡蛎咸寒，引诸药入肾而养胎长胎。也可加巴戟天、艾叶以增强温肾功力。

【临证思路】

胎萎不长，多见于孕妇高龄或低龄，或有吸烟、酗酒、吸毒史，或妊娠高血压疾病、慢性肾脏疾病、心脏病、严重营养不良者，亦有胎儿染色体异常、宫内感染、双胎输血综合征等因素所致。因此，要及时排除胎儿畸形或染色体异常。有妊娠高血压疾病者，应尽快控制病情。

辨证以虚证为主，补益脾肾，调理气血，补后天以养先天，治疗以中药内服为主，并配合饮食疗法，改善孕妇的营养状态，可取得较好的疗效。一般不用针刺治疗，灸法可酌情使用。

对于下列情况者可考虑终止妊娠：①治疗后胎儿生长受限无改善，胎儿停止生长 3 周以上；②胎盘提前老化，伴有羊水过少等胎盘功能低下表现；③胎儿缺氧；④妊娠合并症和并发症加重，继续妊娠对母儿均不利者。

【预后与预防】

胎萎不长，如胎儿无异常，经及时调治，可改善生长发育情况，足月分娩。若治疗不及时或调治不当，可导致过期不产，甚至胎死腹中。或虽能足月分娩，也可影响到儿童期及青春期的体能与智力发育。若胎儿畸形或染色体异常，预后不良。

【案例分析】

病案：祁某，女，35 岁。

患者素有月经不调，结婚 5 年不孕，经治后怀孕。怀孕初期曾出现恶心呕吐，饮食阻隔，经过调治而愈。就诊时孕 29 周，腹围偏小，产检宫高近一月仅增长 1cm，诊为"胎儿宫内生长受限"。伴腰酸腹胀，纳呆恶心，夜寐时好时差，有时矢气，神疲乏力，两脉细滑带弦。

诊断：胎萎不长。证属脾肾两虚。

治法：健脾补肾，益气养血安胎。

处方：党参 12g，白术 10g，茯苓 10g，竹茹 6g，陈皮 6g，山楂 9g，佩兰 9g，广木香 9g，黄连 3g，炒川续断 10g，桑寄生 10g，丹参 10g，白芍 10g。

前后加减服药 30 余剂，胃纳逐步转佳，胎儿发育逐步正常，足月生产一女婴，重 3kg。

分析：该患者月经不调，不孕 5 年，素体肾虚。再加孕后恶阻，脾胃受损，致饮食减少，气血不足，胎失所养，以致胎萎不长。调治之法，是以健脾益气养血、补肾养胎为主。故用党参、白术、茯苓健脾益气；竹茹、山楂、佩兰、广木香、黄连理气和胃止呕；炒川续断、桑寄生补肾安胎；丹参、白芍养血。本方以归芍地黄汤为基本方加减，胎儿终于得以正常发育并足月分娩。

（《夏桂成实用中医妇科学》）

【文献选录】

《诸病源候论·卷四十二》：妊娠胎萎燥候：胎之在胞，血气资养，若血气虚损，胞脏冷者，胎则翳燥萎伏不长，其状儿在胎，都不转动，日月虽满，亦不能生，是其候也。

《妇人大全良方·卷三十三》：因有宿疾，或因失调，以致脏腑衰损，气血虚弱而胎不长也。

《景岳全书·妇人规》：妊娠胎气本乎气血，胎不长者，亦惟血气之不足耳。故于受胎之后而漏血不止者有之，血不归胎也；妇人中年血气衰败者有之，泉源日涸也；妇人多脾胃病者有之，仓廪薄则化源亏而冲任穷也；妇人多郁怒者有之，肝气逆则血有不调，而胎失养也。或以血气寒而不长者，阳气衰则生气少也；或以血热而不长者，火邪盛则真阴损也。

第六节　子肿、子晕、子痫

妊娠中晚期，肢体面目发生肿胀者，称为"子肿"，亦称"妊娠肿胀"。若出现头目晕眩，状若眩冒，甚者眩晕欲厥者，则称为"子晕"，亦称"妊娠眩晕"。若妊娠晚期、临产时，或新产后，突然发生眩晕倒仆，昏不知人，手足抽搐，两目上视，牙关紧闭，全身强直，少顷可醒，醒后复发，甚或昏迷不醒者，称为"子痫"，亦称"妊娠痫证""子冒"。

妊娠期高血压疾病在不同阶段可出现子肿、子晕，甚则发生子痫。

表 9-7　子肿、子晕、子痫历史沿革

朝代、作者、主要著作	主要论述
东汉·张仲景《金匮要略方论·卷下》	子肿的最早记载 病机：妊娠有水气 治疗：葵子茯苓散
唐·昝殷《经效产宝》	病机：脏气本弱，因产重虚，土不克水
清·沈晓封《女科辑要》	病机：水病和气病
明·陈素庵《陈素庵妇科补解》	子晕的最早记载 病机：风火相搏，伤血动胎
清·叶天士《叶氏女科诊治秘方》	症状：突然卒倒僵仆，不省人事，顷刻即醒
清·严鸿志《女科证治约旨·卷三》	病机：肝火上升，内风扰动或痰涎上涌
隋·巢元方《诸病源候论》	子痫的最早记载 病机：风伤太阳之经作痉
金元·刘完素《素问病机气宜保命集》	病机：肾水衰而心火旺，肝无所养
明·万全《妇人秘科》	病机：气虚夹痰夹火
清·吴谦等《医宗金鉴》	病机：肝心经风热

如妊娠七八月后，仅脚部浮肿，休息后自消，且无其他不适者，为妊娠晚期常见现

象，可不必治疗。

【病因病机】

子肿的发生，其主要病机为脾虚、肾虚或气滞，致阳虚水泛，气滞湿阻，发为子肿（图9-4）；而子晕、子痫的发生，其主要病机以脏腑虚损、阴血不足为本，风、火、痰湿为标，阴虚阳亢发为子晕（图9-5），肝风内动、痰火上扰发为子痫（图9-6）。

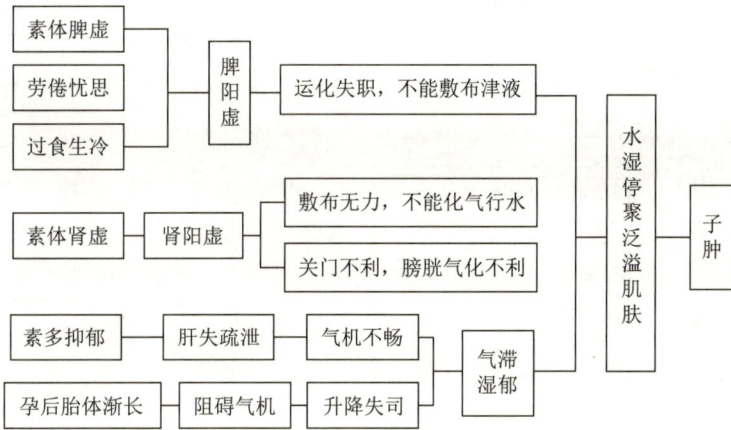

图9-4 子肿病因病机示意图

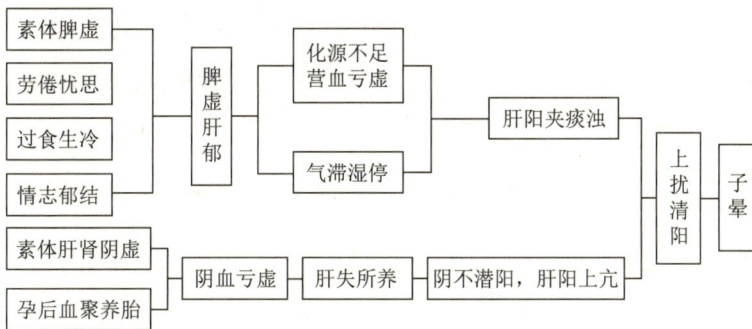

图9-5 子晕病因病机示意图

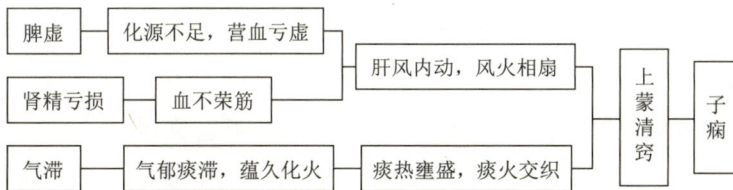

图9-6 子痫病因病机示意图

1. 脾虚 素体脾虚，或劳倦忧思，或过食生冷，伤及脾阳，运化失职，不能敷布津液，反聚为湿，水湿停滞，泛溢肌肤，发为子肿；水湿停聚，精血传输受阻，脾虚化源不足，营血亏虚，又孕后阴血养胎，精血愈虚，肝失濡养，脾虚肝旺，肝阳夹痰浊上扰清阳，则致子晕；肝失所养，心火偏亢，肝风内动，易致子痫。

2. 肾虚　素体肾虚，孕后阴血下聚养胎，肾阳敷布无力，不能化气行水，膀胱气化不利，水湿泛溢而为子肿；或素体肝肾阴虚，加之孕后血聚养胎，阴血愈亏，肝失所养，阴不潜阳，肝阳上亢，上扰清窍，发为子晕；肾精亏损，血不荣筋，则肝风内动；心火偏亢，风火相扇，神志昏冒，遂发子痫。

3. 气滞　素多抑郁，肝失疏泄，气机不畅，孕后胎体渐长，阻碍气机，升降失司，两因相感，气滞湿郁，泛溢肌肤，遂致子肿；气滞湿停，痰浊中阻，清阳不升，则发为子晕；气郁痰滞，蕴久化火，痰热壅盛，痰火交织，上蒙清窍，易致子痫。

一、子肿
【诊断要点】

1. 病史　应了解是否有慢性肾炎、慢性高血压、糖尿病、心脏病、贫血、营养不良，或高龄初孕、多胎妊娠、羊水过多等病史。

2. 临床表现　以妊娠 20 周后出现水肿为主，多由踝部开始，渐延至小腿、大腿、外阴部、腹壁，甚至全身水肿或有腹水。若无明显水肿，但每周体重增加 ≥ 0.5kg 者，为隐性水肿。

根据水肿部位，确定水肿的严重程度。水肿局限于膝以下为 " + "，水肿延及大腿为 " + + "，外阴腹壁水肿为 " + + + "，全身水肿或伴有腹水为 " + + + + "。

3. 辅助检查　还应注意血压、尿蛋白、血红蛋白含量、肝肾功能等检测。B 超检查了解有无多胎、羊水过多及胎儿发育情况。

【鉴别诊断】

应与妊娠合并慢性肾炎、妊娠合并心脏病相鉴别（表 9 - 8）。

表 9 - 8　子肿鉴别诊断

病名	临床表现	体征	辅助检查
子肿	妊娠 20 周后出现水肿，由踝部渐延至小腿、大腿、外阴部	血压多正常，或血压轻度升高，水肿以 " + " ~ " + + " 为多	尿蛋白（-）
妊娠合并慢性肾炎	孕前有急性、慢性肾炎病史，孕 20 周前发病，水肿始于眼睑	血压升高，水肿以 " + " ~ " + + " 为多	24 小时尿蛋白 ≥ 0.5g，可见红细胞、白细胞或管型，血中尿素氮升高

【辨证论治】

子肿有水病和气病之分，证有脾虚、肾虚之别。

皮薄色白而光亮，按之凹陷难起为水病；皮厚而色不变，随按随起为气病。四肢面目浮肿为主，病在脾；面浮肢肿，下肢尤甚，病在肾。

1. 脾虚证

临床表现：妊娠数月，面目四肢浮肿，或遍身俱肿，皮薄光亮，按之凹陷难起；神疲懒言，胸闷气短，脘腹胀满，食欲不振，小便短少，大便溏薄。舌淡胖嫩，边有齿痕，苔白润或腻，脉缓滑无力。

治法：健脾理气，利水消肿。

针灸：脾俞（BL 20）、中脘（CV 12）、足三里（ST 36）、商丘（SP 5）。针刺用

补法。

选穴依据：脾俞、中脘健脾益气；足三里和脾胃，运水谷；商丘利水消肿。

方药：白术散（《全生指迷方》）加黄芪、砂仁。药用白术、茯苓、大腹皮、生姜皮、陈皮、黄芪、砂仁。

方解：白术健脾益气；茯苓除湿行水；生姜皮温中理气化饮；大腹皮下气宽中行水；陈皮理气和中。方中加黄芪、砂仁，加强补中益气、行气和中之效。

2. 肾虚证

临床表现：妊娠数月，面浮肢肿，下肢尤甚，按之没指；头晕耳鸣，腰膝酸软，下肢逆冷，小便不利，面色晦暗。舌淡，胎白滑，脉沉迟。

治法：补肾温阳，化气行水。

针灸：肾俞（BL 23）、命门（GV 4）、涌泉（KI 1）、腰阳关（GV 3）、阴陵泉（SP 9）。针刺用补法。

选穴依据：肾俞、命门、腰阳关补肾强腰；涌泉、阴陵泉行水消肿。

方药：五苓散（《伤寒论》）加山药、菟丝子。药用桂枝、白术、茯苓、猪苓、泽泻、山药、菟丝子。

方解：猪苓、茯苓、泽泻利水渗湿；白术健脾运化水湿；桂枝温阳化气，以助膀胱气化，使水湿自小便排出。方中加菟丝子、山药补肾气，益脾阴，固冲安胎。

3. 气滞证

临床表现：妊娠三四月后，肢体肿胀，肿始两足，渐及于腿，皮色不变，随按随起，头晕胀痛，胸闷胁胀，纳差食少。苔薄腻，脉弦或滑。

治法：理气行滞，化湿消肿。

针灸：肾俞（BL 23）、关门（ST 22）、足三里（ST 36）、孔最（LU 6）。

选穴依据：肾俞、足三里补肾健脾安胎；关门、孔最行滞消肿。

方药：茯苓导水汤（《医宗金鉴》）去槟榔。药用茯苓、猪苓、白术、大腹皮、紫苏叶、陈皮、木香、砂仁、木瓜、桑白皮、泽泻。

方解：茯苓、猪苓、白术、泽泻健脾行水；木香、砂仁、紫苏叶醒脾理气；大腹皮、桑白皮、陈皮消胀行水；木瓜行气除湿。去槟榔，孕妇慎用。

【临证思路】

子肿多发生于妊娠 20 周后，往往是妊娠期高血压疾病的早期症状，亦可见于妊娠贫血、低蛋白血症、妊娠合并心脏病等。对于子肿患者，应定期检测血压、尿蛋白和血红蛋白等。若水肿伴有高血压或蛋白尿者，通过补肾健脾、行滞利水，能有效控制水肿症状，并可预防妊娠期高血压疾病的进一步发展。但由于该病的病因复杂，故临证时须辨证与辨病相结合，严密观察血压、尿蛋白及水肿情况，必要时结合西医治疗。

本着"治病与安胎并举"的原则，在利水消肿的同时，应注重调补脏腑以安胎。利水不可太过，行气温阳不可太燥，有毒之品宜慎用，如乌头类、马兜铃类等，以免损伤胎元。

【预后与预防】

对于高龄或低龄初孕、多胎妊娠、高血压、糖尿病、贫血、营养不良等具有高危因素的孕妇，尤须重视产前检查和保健，要加强指导孕妇合理饮食与休息。进食富含蛋白质、维生素及铁、钙等微量元素的食物及新鲜蔬果，减少动物脂肪及过量盐的摄入。

单纯性妊娠水肿，预后良好；若肿胀严重并伴有高血压、蛋白尿，则可发展为子晕或子痫，对胎儿和孕产妇均有较大的危害。

【案例分析】

病案：钱某，38 岁，已婚，工人。

患者来诊时，腹部膨大，面目浮肿，按脉沉紧，舌苔黄腻，业已怀孕九个月。最近 10 日来开始浮肿，胸闷气急，饮食无味，内热心烦，小溲短少，大便溏薄，次数也较多，乃按其臂上皮肤，按处成一凹穴，久而不起。证属脾虚湿热，兼有内热。治用健脾利湿，束胎清热法。

处方：黄芪 9g，苍术、白术各 4.5g，生地黄 9g，焦山栀子 9g，淡子芩 9g，青蒿 6g，汉防己 9g，新会陈皮 9g，茯苓皮 9g，地骨皮 9g，炒枳壳 4.5g。

服上方二剂后，小溲通畅，肿势顿减，因将临产期，旋即分娩而肿势全消。

分析：本例为脾胃虚弱，湿邪停滞，《素问·至真要大论》云："诸湿肿满，皆属于脾。"盖脾虚则湿阻，脾又主肌肉，司运化，虚则运化受阻，不能制水，水饮不化，湿淫流注肌肤，形成浮肿。复因即将足月，胎儿成长，体积膨大，逼迫胸腹，感觉气促闷胀，又紧逼直肠，导致大便频数。胎热上炎，引起内热口燥。

治疗以黄芪为君，因能补气健脾，促进运化，培土止泻，复有利水退肿之效，适合于脾胃虚弱者；其性甘温，对于湿阻者不甚相宜，所以用苍术、白术为臣，燥湿健脾，脾健则运化正常，水湿何以滞留；栀、芩、蒿能清内热，生地黄滋阴凉血，复用陈皮、冬瓜皮、防己、地骨皮、茯苓皮等利水消肿，并加入枳壳一味，以疏通气机，束胎易产，用于将产患者，颇为合拍。（《朱小南妇科经验选》）

【文献选录】

《金匮要略方论·卷下》：妊娠有水气，身重小便不利洒淅恶寒，起即头眩，葵子茯苓散治之。

《沈氏女科辑要》：不外有形之水病，与无形之气病而已。

《医宗金鉴·妇科心法要诀》：头面遍身浮肿，小水短少者，属水气为病，名曰子肿。

二、子晕

妊娠高血压疾病、妊娠贫血等均可发生眩晕。应注意辨病与辨证。

【诊断要点】

1. 病史　可有子肿，或高血压、糖尿病、贫血、双胎、羊水过多等病史。

2. 临床表现　以头晕目眩为主症，常伴有头痛、视物模糊、甚或胸闷、恶心、呕吐，或水肿、小便短少。如头晕眼花，头痛剧烈，往往是子痫的前期症状，应引起高度重视。

3. 辅助检查　妊娠 20 周后血压升高至 140/90mmHg 以上，尿蛋白 ≥0.3g/24h，或伴水肿，可通过血红蛋白、全血黏度、血细胞比容、电解质、二氧化碳结合力、肝肾功能、凝血功能及眼底检查、心电图、胎盘功能等检测了解母体和胎儿状况，以协助诊断。

【鉴别诊断】

表 9 - 9 子晕鉴别诊断

病名	临床表现	体征	辅助检查
妊娠高血压疾病	病发于妊娠中晚期，有子肿等病史。头晕目眩，甚或头痛，视物模糊，持续性上腹部疼痛，胸闷，恶心	妊娠 20 周后血压升高至 140/90mmHg 以上，或伴水肿	尿蛋白≥0.3g/24h，或随机尿蛋白（＋）；严重者肝肾功能异常，少尿低蛋白血症伴胸腔积液或腹腔积液，血液系统异常，心力衰竭，肺水肿等
妊娠合并贫血	妊娠中晚期出现头晕、乏力、心悸、气短，甚至出现下肢、面目浮肿，孕前既往高血压眩晕病史，分娩后血压仍高，眩晕尚存	血压正常或偏低	蛋白尿（－）、血常规等检查外周血血红蛋白<110g/L，血细胞比容<0.33
原发性高血压		妊娠 20 周前血压升高至 140/90mmHg 以上	血常规、尿常规及肾功能、心电图基本正常，严重者肾功能、心电图异常，超声心动图可见左室肥厚

【辨证论治】

本病以眩晕为特征，脏腑虚损、阴血不足、阴不制阳、阴虚阳亢是其主要病机。

头晕目眩，或伴头痛、面红耳赤、口苦口干为阴虚肝旺；头晕头重，伴面浮肢肿、胸闷泛呕、口黏多痰为脾虚肝旺；头晕目眩，心悸乏力，四肢浮肿为气血虚弱。

治疗大法以平肝潜阳为主，佐以滋肾养阴潜降，或健脾利湿消肿，或补益气血调脏。慎用辛散温燥之品，以免重伤其阴而反助风火之邪。

1. 阴虚肝旺证

临床表现：妊娠中晚期，头晕目眩，视物模糊；心悸怔忡，心中烦闷，面赤唇红，口燥咽干，手足心热。舌红或绛，少苔，脉弦细滑数。

治法：滋肾育阴，平肝潜阳。

针灸：肝俞（BL 18）、肾俞（BL 23）、风池（GB 20）、太冲（LR 3）、外丘（GB 36）。肝俞、肾俞针刺用补法，风池、太冲、外丘针刺用泻法。

选穴依据：肝俞、肾俞补肝肾，益精血，风池、太冲、外丘平肝息风，降逆潜阳。

方药：杞菊地黄丸（《麻疹全书》）加龟甲、牡蛎、石决明、钩藤。药用枸杞子、菊花、熟地黄、山茱萸、山药、泽泻、牡丹皮、茯苓、龟甲、牡蛎、石决明、钩藤。

方解：熟地黄、山茱萸、山药滋肾养肝；泽泻、牡丹皮、茯苓泄热除湿；枸杞子、菊花平肝。原方加龟甲、牡蛎育阴潜阳；钩藤、石决明平肝潜阳。

2. 脾虚肝旺证

主要证候：妊娠中晚期，头晕目眩；头胀而重，面浮肢肿，胸闷欲呕，胸胁胀满，纳差便溏。苔白腻，脉弦滑。

治法：健脾利湿，平肝潜阳。

针灸：脾俞（BL 20）、中脘（CV 12）、丰隆（ST 40）、风池（GB 20）、太冲（LR 3）、外丘（GB 36）。脾俞、中脘、丰隆针刺用补法，风池、太冲针刺用泻法，外丘平补平泻。

选穴依据：脾俞、中脘、丰隆补脾胃，涤痰浊；风池、太冲、外丘平肝潜阳。

方药：半夏白术天麻汤（《医学心悟》）加钩藤、石决明、葛根、蔓荆子。药用制半夏、白术、茯苓、橘红、甘草、天麻、生姜、大枣、钩藤、石决明、葛根、蔓荆子。

方解：制半夏、茯苓、橘红、甘草化湿除痰；白术健脾安胎；天麻平肝潜阳；生姜、大枣调和营卫。原方加钩藤、石决明息风化痰，平肝潜阳；蔓荆子、葛根载药上行而止头痛。

3. 气血虚弱证

临床表现：妊娠后期，头晕目眩；心悸健忘，少寐多梦，神疲乏力，气短懒言，面色苍白或萎黄。舌淡，脉细弱。

治法：益气养血。

针灸：脾俞（BL 20）、中脘（CV 12）、膈俞（BL 17）、足三里（ST 36）、风池（GB 20）、太冲（LR 3）。

选穴依据：脾俞、中脘、膈俞、足三里补脾胃，益气血；风池、太冲平肝潜阳。

方药：八珍汤（《正体类要》）加制何首乌、钩藤、蔓荆子。药用当归、川芎、白芍、熟地黄、人参、白术、茯苓、炙甘草制何首乌、钩藤、蔓荆子。

方解：当归、川芎、白芍、熟地黄养血和血；人参、白术、茯苓、炙甘草健脾益气。原方加制何首乌养血和营；蔓荆子清利头目而止痛；钩藤泄热潜降。

【临证思路】

阴虚肝旺和脾虚肝旺型子晕常为妊娠高血压疾病子痫前期之表现，应注意观察血压的变化，中医治疗的重点应放在子肿、子晕这一时期。根据肝阳上亢，易于化火生风的病机特点，平肝潜阳为治疗之首要，以防其传变，酌情配以健脾益阴、行气化湿、养血活血、利水消肿之品。若血压增高者，重在育阴平肝，可选用熟地黄、山茱萸、山药、

枸杞子、钩藤、石决明等滋肾养肝，平肝潜阳。蛋白尿或伴水肿者，以清利为主，可加用黄芪、车前子、女贞子、泽泻、芡实等健脾固肾，涩精利水。勿过用滑利、峻下、逐水、耗散之品，以免伤胎。严密观察血压、尿蛋白及水肿情况，必要时需配合西医治疗。

气血虚弱型子晕则往往是妊娠贫血的表现。需注意检查红细胞和血红蛋白，亦应观察血压的变化。治疗以补益气血为主，佐以健脾行气。使脾气健运，气血旺盛。可配合药膳，补充营养。

【预后与预防】

要加强指导孕妇合理饮食与休息。进食富含蛋白质、维生素、铁、钙等微量元素的食物及新鲜蔬果，减少动物脂肪及过量盐的摄入。

单纯性气血虚弱之子晕无血压升高者，预后良好；若子晕严重并伴有高血压、蛋白尿，则可发展为子痫，对胎儿和孕产妇均有较大的危害，必须及早诊治。

【案例分析】

病案：聂某，女，25岁，已婚。

初诊：1978 年 3 月 24 日。素性易怒，现妊娠 7 个月，头晕目眩，肢麻掣动，烦躁不安，夜寐不实，目赤口苦，溲如茶水，大便燥，下肢微肿，舌红，苔黄微腻，脉象弦数有力。测血压 23.7/13.2kPa（180/100mmHg）。此系肝郁化火，扰乱心神，阴虚火炽，风阳上旋，乃欲发子痫之兆，亟须力挽狂澜之施，法拟息风清热，安神除烦。

处方：嫩钩藤 15g，白蒺藜 9g，明天麻 4.5g，赤芍、粉牡丹皮、女贞子各 9g，东白薇 15g，龙胆草、川黄连各 6g，首乌藤、云

茯苓各 2g，炒枣仁 9g，天竺黄 6g。3 剂，水煎服。

前方连服 2 剂，眩晕已减，肢掣渐平，烦闷臻止，夜寐尚安，唯大便不畅，脉弦滑略数，舌苔薄黄，血压 21.1/12.0kPa（160/90mmHg），风阳得戢，病入坦途，前方既效，当镃而不舍。

处方：嫩钩藤 15g，明天麻 4.5g，白蒺藜 9g，东白薇 15g，龙胆草 4.5g，淡条芩 9g，粉牡丹皮 9g，女贞子、云茯苓各 9g，首乌藤、决明子各 9g，连服 7 剂，诸症悉已。血压 18.7/10.5kPa（140/80mmHg），停药后血压一直正常，届期举子，情况良好。

分析：本案为肝郁化火，扰乱心神，阴虚火炽，风阳上旋，乃欲发子痫之兆，亟须力挽狂澜之施，法拟息风清热，安神除烦。方中赤芍、牡丹皮、白薇清热凉血息风，"治风先治血，血行风自灭"；嫩钩藤、白蒺藜、明天麻平肝潜阳；首乌藤、女贞子补益肝肾之阴，育阴潜阳；龙胆草、川黄连清肝泻火除烦；天竺黄、云茯苓、炒枣仁清热豁痰，安神定惊。投之如桴应鼓，风阳得戢，病入坦途，唯大便不畅，效不更方，原方加决明子清热通便以巩固疗效。

（《哈荔田妇科医案医话选》）

【文献选录】

《陈素庵妇科补解》：妊娠头眩目晕，忽然视物不明……风火相搏，伤血动胎，热甚则头旋目晕视物不明。

《叶氏女科诊治秘方》：妊娠七八月，突然卒倒僵仆，不省人事，顷刻即醒，名曰子晕，宜葛根汤。

《女科证治约旨》：妊娠眩晕之候，名曰子眩，如因肝火上升，内风扰动，致昏眩欲

厥者，宜桑丹杞菊汤主之。

三、子痫

【诊断要点】

1. 病史　妊娠中晚期有高血压、蛋白尿或水肿史。

2. 临床表现　在子肿、子晕基础上出现头晕头痛，视物不清，烦躁不安，上腹不适，至妊娠晚期、临产时或新产后，突然眩晕倒仆，昏不知人，两目上视，牙关紧闭，四肢抽搐，全身强直，须臾醒，醒复发，甚或昏迷不醒。

3. 辅助检查　子痫发作前血压可明显升高，≥140/90mmHg，或较基础血压升高 30/15mmHg，体重突然增加 ≥0.5kg/周，或 ≥2.7kg/月，尿蛋白 ≥5g/24h，尿比重增加，或有血小板减少、凝血障碍、肝肾功能损害、血清转氨酶升高、尿素氮及肌酐升高，眼底检查可见视网膜小动脉痉挛或硬化等。

【鉴别诊断】

见表 9-10。

【辨证论治】

子痫为产科危急重症，应积极处理，中医治疗原则以平肝息风、安神定痉、豁痰开窍为主。应积极配合西医治疗，防治并发症，密切监测母胎状况，及时终止妊娠。

1. 肝风内动证

临床表现：妊娠晚期、临产时，或新产后，头痛眩晕，突发四肢抽搐，甚则昏不知人，两目上翻，牙关紧闭，角弓反张，时作时止；烦躁不安，颜面潮红。舌红或绛，少苔，脉弦细而数。

治法：平肝息风，清热止痉。

表 9 - 10　子痫鉴别诊断

病名	临床表现	体征	辅助检查
子痫	妊娠中晚期或临产时或新产后，在子肿、子晕基础上出现突然眩晕倒仆，四肢抽搐，由面部等局部肌肉，渐波及全身，呼吸暂停1～2分钟。全身强直，甚或昏迷不醒	血压可明显升高，≥140/90mmHg，或较基础血压升高30/15mmHg，体重突然增加≥0.5kg/周，或≥2.7kg/月	尿蛋白≥5g/24h，尿比重增加，或有血小板减少、凝血障碍、肝肾功能损害、血清转氨酶升高、尿素氮及肌酐升高，眼底检查可见视网膜小动脉痉挛或硬化等
妊娠合并癫痫发作	孕前有癫痫发作史，发作前无头痛头晕、眼花胸闷等病史，发作时突然出现意识丧失，抽搐开始即出现全身肌肉持续性收缩	高血压正常，无水肿体征	尿常规一般正常

针灸：水沟（GV 26）、百会（GV 20）、曲池（LI 11）、风池（GB 20）、行间（LR 2）、太冲（LR 3）。先行刺激水沟、百会，继而泻法针刺曲池、风池、行间、太冲。

选穴依据：水沟、百会醒脑开窍，镇静止痉；曲池清热息风；风池、行间、太冲平肝潜阳。

方药：羚角钩藤汤（《重订通俗伤寒论》）。药用羚羊角、钩藤、桑叶、菊花、川贝母、生地黄、茯神、白芍、鲜竹茹、甘草。

方解：羚羊角、钩藤平肝清热，息风镇痉；桑叶、菊花清肝明目；竹茹、川贝母清热化痰；生地黄、白芍养阴柔肝；茯神宁心安神；甘草和中缓急。

2. 痰火上扰证

临床表现：妊娠晚期，或临产时，或新产后，头痛头晕，突然昏仆不知人，牙关紧闭，四肢抽搐，腰背反张；息粗痰鸣，胸闷泛呕，时作时止。舌红，苔黄腻，脉弦滑而数。

针灸：水沟（GV 26）、涌泉（KI 1）、中脘（CV 12）、足三里（ST 36）、曲池（LI 11）、行间（LR 2）、太冲（LR 3）。先行刺激水沟、涌泉，继而泻法针刺曲池、行间、太冲，补法针刺中脘、足三里。

选穴依据：水沟、涌泉醒脑开窍，镇静止痉；中脘、足三里健脾胃，涤痰浊；曲池、行间、太冲清热息风止痉。

治法：清热息风，豁痰开窍。

方药：牛黄清心丸（《痘疹世医心法》）去朱砂加竹沥。药用牛黄、郁金、黄连、黄芩、栀子、竹沥。

方解：牛黄、竹沥清心，豁痰开窍；黄连、黄芩、栀子清心肝之热；郁金开心胸之郁。去朱砂，孕妇忌用。

【临证思路】

子痫是妊娠期高血压疾病的重症。病情发展迅速，病势危重，危及母子生命，尤其要关注孕妇全身情况及胎儿发育情况与胎盘功能。

而妊娠期高血压疾病治疗的基本原则是镇静、解痉、降压、利尿，适时终止妊娠。应辨病与辨证相结合，随证施治，防重于治，应积极治疗子肿、子晕，预防子痫的发生和控制病情的发展。一旦发生，要积极进行中西医结合抢救，首先控制抽搐为要。

【预后与预防】

子痫是妊娠期高血压疾病的重症，如能在子痫前期及早诊断，合理治疗，大多预后较好。如合并脑血管病、心衰、DIC 等并发症则可导致孕产妇死亡，为孕产妇死亡四大原因之一，部分患者再次妊娠还会复发子痫。

【文献选录】

《诸病源候论·妊娠痓候》：……妊娠而发者，闷冒不识人。须臾醒，醒复发，亦是风伤太阳之经作痓也，亦名子痫，亦名子冒也。

《万氏女科》：子痫乃气虚夹痰夹火症也。

《医宗金鉴》：子痫乃肝心经风热所致。

《胎产心法》：子痫状若中风，实非中风之症，不可作中风论。妊娠子痫乃为恶候，若不早治，必致堕胎。

第七节　子　满

妊娠五六个月后出现腹大异常，胸膈胀满，甚或遍身俱肿，喘不得卧者，称为"子满"。

本病常与胎儿畸形、多胎妊娠、巨大胎儿、妊娠期高血压疾病、妊娠合并糖尿病等因素相关。

西医羊水过多可参照本病进行辨治。

【病因病机】

1. 脾胃虚弱　素体脾虚，孕后饮食失调，血聚养胎，或劳倦伤脾，致脾气益虚，水湿失制，浸渍胞中，发为子满。

2. 气滞湿郁　素多抑郁，孕后胎体渐大，阻碍气机，气机不畅，气滞湿阻，蓄积胞中，以至子满。

【诊断要点】

1. 病史　患者可有糖尿病、多胎妊娠、母儿血型不合，或妊娠早期病毒感染史，或胎儿畸形等病史。

2. 临床表现　妊娠中后期，腹大异常，腹部、胸膈胀满，甚或喘不得卧，腹皮绷紧而发亮，甚或伴下肢、外阴水肿，小便短少，静脉曲张。

3. 产科检查　腹部膨隆显著大于正常月份，腹部触诊有液体震荡感，胎位不清，胎心音遥远或听不清。

4. 辅助检查　可通过B超检查了解羊水量。若羊水指数>18或羊水最大池深度>7cm，可诊断。同时，了解是否巨大胎儿或多胎妊娠，是否存在胎儿畸形，可通过羊水甲胎蛋白、血型、血糖等协助诊断。

【鉴别诊断】

子满应与多胎妊娠、巨大胎儿所致的腹部膨隆相鉴别。并排除胎儿畸形所致的羊水过多（表9-11）。

表9-11　子满鉴别诊断

病名	临床表现	体征	辅助检查
子满	腹大异常，腹部、胸膈胀满，甚或腹皮绷紧而发亮，下肢、外阴水肿	腹部触诊有液体震荡感，胎位不清，胎心音遥远或听不清	羊水指数>18或羊水最大池深度>7cm
多胎妊娠	多有家族史，早孕反应重，妊娠中后期体重增加迅速，腹部增大，下肢水肿，静脉曲张明显	腹部触诊触及多个小肢体，胎头较小，可听到两个以上胎心音	B超早期可见两个以上孕囊及原始心管搏动，中晚期可见两个以上胎儿
巨大胎儿	妊娠期体重增加迅速，甚至呼吸困难，腹部沉重	腹部明显膨隆，触诊胎体大，胎心位置高	B超胎头双顶径大于10cm

知识链接

本病的病因尚不清楚，多数羊水过多可能与胎儿畸形及妊娠合并症有关。羊水过多的孕妇中约25%合并胎儿畸形；多胎妊娠羊水过多为单胎妊娠的10倍；胎盘、脐带病变可导致羊水过多；与胎儿免疫性水肿及非免疫性水肿有关；妊娠期糖尿病或糖尿病合并妊娠，因母体高血糖致胎儿血糖增高，产生渗透性利尿及胎盘胎膜渗出增加而致；原因不明的特发性羊水过多，约占30%。

本病对母儿的影响较大：羊水过多时子宫张力大，压迫症状明显，孕妇易并发妊娠期高血压疾病、胎膜早破、早产；因子宫肌纤维伸展过度，可致宫缩乏力、产程延长及产后出血增加；破膜后因宫腔内压力骤然降低，可引起胎盘早剥、休克。胎儿易发生胎位异常、脐带脱垂、胎儿窘迫，常合并胎儿畸形等。围生儿死亡率明显升高，是正常妊娠的7倍。

胎儿正常者，西医用羊膜穿刺减压、前列腺素合成酶抑制剂等法治疗；分娩期处理应以尽早人工破膜，终止妊娠，预防产后出血为主。确诊胎儿畸形、染色体异常者，必要时终止妊娠。

【辨证论治】

治疗大法以利水除湿为主，但不可渗利太过，以免伤胎。若胎水肿满伴有胎儿畸形者，应及时终止妊娠，下胎益母。

1. 脾胃虚弱证

临床表现：孕期胎水过多，腹大异常，皮薄而光亮，下肢及阴部水肿，甚至全身浮肿；神疲肢软，小便短少，面色淡黄。舌淡，苔白，脉沉滑无力。

治法：健脾利湿，养血安胎。

方药：鲤鱼汤（《备急千金要方》）加陈皮、大腹皮、桑寄生、续断。药用鲤鱼、白术、白芍、当归、茯苓、生姜、陈皮、大腹皮、桑寄生、续断。

方解：鲤鱼善行胞中之水而消肿；白术、茯苓、生姜健脾理气渗湿以行水；当归、白芍养血安胎，使水行而不伤胎。原方加陈皮、大腹皮理气以行水；桑寄生、续断，补肾固冲安胎。

2. 气滞湿郁证

临床表现：孕期胎水过多，腹大异常，胸膈胀满，甚则喘不得卧，肢体肿胀；皮色不变，按之压痕不显。舌淡，苔薄腻，脉弦滑。

治法：理气行滞，利水除湿。

方药：茯苓导水汤（《医宗金鉴》）去槟榔。药用茯苓、猪苓、砂仁、木香、陈皮、泽泻、白术、木瓜、大腹皮、桑白皮、紫苏叶。

方解：茯苓、猪苓、白术、泽泻健脾行水；木香、砂仁、紫苏叶醒脾理气；大腹皮、桑白皮、陈皮消胀行水；木瓜行气除湿。原方去槟榔，有碍胎之嫌，故去之。

【临证思路】

羊水过多，初期无明显症状，通常是产检或B超检查发现。因此定期进行产前检查，可以及时发现异常，明确诊断，排除胎儿的畸形，早期治疗。

对于子满而无胎儿畸形，孕期不足37周，应尽可能延长孕周，避免早产。按治病与安胎并举的原则，治宜标本兼顾，利水除湿，佐以养血安胎、温阳化气、理气行滞，使水行而不伤胎。若胎儿畸形，则应下胎益母，及时终止妊娠。

子满亦常见于妊娠糖尿病患者，应积极控制血糖。妊娠晚期的子满孕妇，应注意休息，减少胎膜早破、胎盘早期剥离等风险，降低早产率，避免产后出血，降低围生儿死亡率。

【预后与预防】

胎儿无畸形，症状较轻者，经治疗多能维持妊娠至足月，预后一般良好；症状严重或有妊娠合并症者，可能易出现胎盘早剥、胎膜早破及产后出血，早产及围生儿死亡率增高。羊水过多合并胎儿畸形者，应及时终止妊娠；引产时应严防羊水栓塞等严重并发症的出现。

【案例分析】

病案：胡某，女，31岁。

初诊：1971年10月19日。妊娠5个月，近日来腹部明显增大，超过妊娠月份。伴有倦怠无力，懒言，腹部胀痛，呼吸困难，心悸，不能平卧，行动不便，小便较少，纳食不香。经某院妇科诊为羊水过多。舌质淡润，脉缓。西医诊断：羊水过多。中医辨证：脾肾两虚，水湿停聚。

治法：健脾补肾，温阳除湿。

处方：焦白术15g，茯苓皮15g，菟丝子15g，泽泻9g，陈皮6g，猪苓6g，防风4.5g。

服本方10余剂后，体重减轻，腹围缩小。产前随诊，未见明显羊水过多，足月正常分娩1男孩。

分析：羊水超过2000mL以上称为羊水过多，病因尚不明确。羊水过多对母体和胎儿都有不良影响。刘老认为本病多因脾虚不能胜湿，水气不化，蓄于胞中所致。另外，

肾阳虚不能温脾，以致膀胱气化不利，水道不通，水湿停聚也可诱发本病。治疗时多采用健脾补肾，升阳除湿之法。本例在妊娠5个月发现羊水过多，属于脾失健运，水湿停聚不化。倦怠、懒言、纳差为脾虚湿困之象。肾虚不能温化膀胱，水道不利则尿少。舌质淡润，脉缓均为脾肾不足而有水湿之征。故以健脾补肾，温阳除湿为法。方中焦白术、茯苓皮、陈皮、猪苓、泽泻健脾利水；防风升阳除湿；菟丝子补肾，蒸化膀胱之气，相当于五苓散中之桂枝，而桂枝辛热容易伤胎，故不宜用，菟丝子则补肾阴而固阳，且无伤胎之害。

（《刘奉五妇科经验》）

【文献选录】

《陈素庵妇科补解·胎前杂症门》：妊娠肿满，由妇人脏气本弱，怀妊则血气两虚，脾土失养不能制水，散入四肢，遂致腹胀，手足面目俱肿，小水闭涩，名曰胎水，皆由引饮过度，湿渗脾胃，水气泛溢。

《胎产心法·卷上》：所谓子满者，妊娠至五六个月，胸腹急胀，腹大异常，或遍身浮肿，胸胁不分，气逆不安，小便艰涩，名曰子满。又为胎水不利。若不早治，生子手足软短有疾，甚至胎死腹中。宜服千金鲤鱼汤治其水。

第八节　子　淋

妊娠期间出现尿频、尿急、淋沥涩痛等症状者，称为"子淋"，亦称"妊娠小便淋痛"。

本病相当于西医学妊娠合并泌尿系感染，是妊娠常见并发症。

【病因病机】

主要病因病机为膀胱积热，气化失司。临证有虚实之分，虚者阴虚内热；实者心火偏亢，或下焦湿热。

1. 心火偏亢　素体阳盛，孕后阴血养胎，阴不济阳，心火偏亢；或孕后过食辛辣助火之品，热盛于内，引动心火。心火亢盛，移热小肠，传入膀胱，故小便淋沥涩痛。

2. 下焦湿热　摄生不慎，感受湿热之邪，蕴于下焦，内侵膀胱，灼脬伤津，气化失司发为本病。

3. 阴虚内热　素体阴虚，孕后阴血下聚养胎，阴液益亏，虚火内生，下移膀胱，灼脬伤津，小便淋沥涩痛。《胎产心法》云："妊娠胞系于肾，肾间虚火，移于膀胱，而成斯证。"

【诊断要点】

本病以妊娠期间，小便频、急、灼热、淋沥涩痛甚或小腹拘急、腰部酸痛、发热为诊断要点。尿常规检查可见白细胞、红细胞、少量蛋白；尿培养有助于明确致病菌。

【辨证论治】

1. 心火偏亢证

临床表现：妊娠期间小便频数，艰涩而痛，尿少色黄；面赤心烦，渴喜冷饮，甚者口舌生疮。舌尖红，质欠润，少苔或无苔，脉细滑数。

治法：清心泻火，润燥通淋。

方药：导赤散（《小儿药证直诀》）去木通，改通草，加玄参、麦冬。药用生地黄、通草、淡竹叶、甘草梢、玄参、麦冬。

方解：生地黄凉血清热；淡竹叶利水通淋以泻心火；甘草梢利水和中。原方去木通，改通草，以免木通渗利太过伤胎；加麦冬、玄参养阴以清心火。

2. 湿热下注证

临床表现：妊娠期间，突感小便频数而急，尿黄赤，艰涩不利，灼热刺痛；面色垢黄，口干不欲饮，胸闷食少。舌质红，苔黄腻，脉滑数。

治法：清热利湿，通淋。

方药：加味五淋散（《医宗金鉴》）去滑石、木通，加通草。药用栀子、茯苓、当归、黄芩、白芍、甘草、生地黄、泽泻、车前子、通草。

方解：栀子清三焦火热，导热下行；黄芩清热燥湿，凉血安胎；茯苓、泽泻、车前子清热利水除湿；当归、生地黄、白芍养血滋阴安胎；通草利尿通淋；甘草养阴缓急。原方中滑石、木通，性较滑利，易动胎，须慎用，加用通草以利尿通淋。

3. 阴虚津亏证

临床表现：妊娠期间小便频数，淋沥涩痛，量少色黄；午后潮热，手足心热，大便干结，颧赤唇红。舌质红，苔少或无苔，脉细滑数。

治法：滋阴清热，润燥通淋。

代表方：知柏地黄丸（《医方考》）加麦冬、车前草。药用熟地黄、山茱萸、山药、泽泻、牡丹皮、茯苓、知母、黄柏、麦冬、车前草。

方解：熟地黄、山茱萸滋阴补肾，养血润燥；山药健脾固肾，合熟地黄、山茱萸，肾、肝、脾三阴并补，滋水补水；茯苓、泽泻淡渗通利泄热；牡丹皮凉血清热；知母、黄柏泻命门相火。原方加麦冬增补阴液；车前草利水清热。

若血虚津亏，用子淋汤（《沈氏女科辑要笺正》）养血润燥通淋。药用生地黄、阿胶、黄芩、栀子、木通、炙甘草。

【临证思路】

子淋是妊娠期常见并发症。孕后血聚养胎，阴血不足，故与内科淋证多由实热所致不同。治疗以清热通淋、恢复膀胱气化功能为总则，多选用甘寒淡渗之品，不可一味苦寒胜湿，通淋利水，同时要注意治病与安胎并举。

【预后与预防】

若及时诊治，一般预后良好。重症常伴有高热，治不及时或高热不退，易致流产、早产、胎儿发育异常，甚至胎死宫内；孕妇可致中毒性休克、肾功能衰竭，应予以足够重视。

孕妇饮食宜清淡而富营养，忌食辛辣肥甘；适当增加饮水量，保持排尿通畅；注意外阴清洁，避免感染湿热之邪；孕28周后睡眠宜左侧卧位，减少子宫对输尿管的压迫，使尿液引流通畅。

【案例分析】

病案：赵某，女，26岁。

初诊：1986年7月。患者妊娠4个月，5天前出现尿频、尿急、尿痛症状，尿色深黄，伴面红心烦，口渴喜冷饮，大便干燥。14岁月经初潮，期、量、色、质均正常。现停经4月余。查体：面红，舌红，苔黄燥，脉滑数。实验室检查：尿常规：白细胞（＋），红细胞（＋），尿蛋白（＋）。超声检查：宫内妊娠16周，胎儿未见异常。辨证：该患者素无尿频、尿急、尿痛现象，于怀孕之后见此症状，应诊为妊娠子淋。中医学认为，心与小肠相表里，本病案发病于炎热之季，素体阳盛，心火偏亢，热移小肠，传入膀胱，故而尿频、尿急、尿痛；火热煎灼津液，则口渴喜冷饮，尿少色黄；心火上炎，故面红心烦；舌苔黄燥，脉滑数乃是实热之象。

治法：清热利湿，佐以安胎。

方药：导赤散（《小儿药证直诀》）加减。

处方：生地黄20g，通草15g，竹叶10g，黄芩15g，栀子15g，白茅根15g，莲子心15g，麦冬15g，五味子15g。5剂，水煎，日1剂，早晚分服。忌食辛辣之品，勿过急。进药后患者症状消失，复查尿常规正常。

分析：《沈氏女科辑要笺正》云："小便频数，不爽且痛，乃为子淋。妊妇得此，是阴虚热炽，津液耗伤者为多，不比寻常淋痛，皆由膀胱湿热郁结也。故非一味苦寒胜湿、淡渗利水可治。"因此治疗此病，应谨遵急则治标、缓则治本的原则，中病即止，寓攻补于一体，避免过利伤胎之弊。方中生地黄、麦冬、五味子皆为养阴扶正之品；栀子、白茅根凉血止血；莲子心、黄芩、竹叶、通草清热泻火，利水通淋。全方配伍治病而不伤胎。

（《百灵妇科传真》）

第十章

产后病

产妇在产褥期内发生的与分娩和产褥有关的疾病，称为"产后病"。

产褥期系指分娩结束后，产妇的全身脏腑、气血与胞宫逐渐恢复到正常未孕状态的一段时期，一般需要 6 周。产后第一周称为"新产后"。

常见的产后病有产后腹痛、产后发热、恶露不绝、产后身痛、产后自汗盗汗、产后大便难、产后小便异常、产后缺乳、乳汁自出、乳痈、产后郁证等。

产后病的病因病机：由于分娩时用力、出血、出汗，或因手术损伤等均可导致产妇阴血亏虚，元气大伤，百节空虚。产后需要排出胞中余血浊液，故百脉空虚。若胎衣残留或恶露排出不畅，则瘀血内留。这是产后多虚多瘀的病理基础。引起产后病的主要病因有素体气血虚弱、外感邪气、饮食劳倦、情志不舒等。其基本病机：一是亡血伤津，元气亏损，虚阳外浮，虚火易动；二是瘀血内阻，气机阻滞，败血妄行；三是脏腑虚弱，易为饮食劳倦、外邪所伤。

产后病的诊断：在运用四诊八纲的基础上，还须结合新产后的特点，尤其要注意"三审"。即先审小腹痛与不痛，以辨有无恶露停滞；次审大便通与不通，以验津液之盛衰；再审乳汁行与不行及饮食多少，以察胃气之强弱。同时要了解孕前产前的相关病史、分娩方式、产时情况，并结合必要的体格检查、妇科检查、实验室及影像学检查，综合分析，做出正确诊断。

产后病的治疗：根据产后多虚多瘀的特点，本着"勿拘于产后，亦勿忘于产后"的原则，结合病情进行辨证论治。临证时应注意补虚与祛邪的关系。即产后多虚应以大补气血为主，但补虚不可留邪、留瘀；产后多瘀，当以活血化瘀之法，然又须佐以养血，使祛邪而不伤正，化瘀而不伤血。具体选方用药，必须照顾气血。行气勿过耗散，消导需兼扶脾，散寒勿伤阴血，清热勿伤阳气。同时，应掌握产后用药"三禁"，即禁大汗，以防亡阳；禁峻下，以防亡阴；禁通利小便，以防亡津液。同时调理饮食起居，畅情志，禁房事，护理好外阴及乳房，及时修复治疗产伤，预防邪毒内侵。此外，对产后出血、高热等导致的急危重症，须及时明确诊断，必要时中西医结合救治。

第一节　产后腹痛

产妇在产褥期内，发生与分娩或产褥有关的小腹疼痛，称为"产后腹痛"。多发生在新产后，且以经产妇多见。

表 10 –1　产后腹痛历史沿革

东汉《金匮要略》	产后腹痛的最早记载 产后腹痛，烦满不得卧
宋代《妇人大全良方》	首次提出"儿枕腹痛"
明代《景岳全书》	血有留瘀而痛者，实痛也；无血而痛者，虚痛也

产后哺乳时子宫缩复而引起的轻微"宫缩痛"属生理现象，一般不需要治疗。

【病因病机】

主要病机是气血运行不畅。虚者是"不荣而痛"；实者是"不通而痛"（图 10 –1）。

1. 血虚　素体气血不足，产时产后失血过多，冲任、胞宫失于濡养，不荣则痛。

2. 血瘀　产后气虚，运血无力，血行不畅，或产后起居不慎，风寒之邪乘虚而入，血为寒凝，或产后抑郁恼怒，肝郁气滞，瘀血阻滞冲任、胞宫，不通则痛。

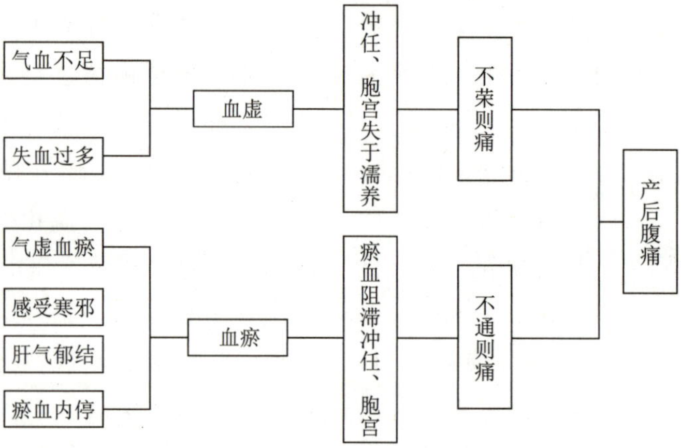

图 10 –1　产后腹痛病因病机示意图

【诊断要点】

1. 病史　素体虚弱，产时、产后失血过多，或情志不遂，或有当风感寒史。

2. 临床表现　新产后至产褥期内出现小腹部阵发性剧烈疼痛，或小腹隐隐作痛，多日不解，不伴寒热，常伴恶露量少，色紫黯有块，排出不畅；或恶露量少，色淡红。

3. 检查

（1）体格检查　腹痛时，下腹部可触及子宫呈球状硬块，或腹部柔软，无块。

（2）辅助检查　实验室检查多无异常。妇科超声检查提示宫腔内可正常或少量胎盘、胎膜残留。若合并感染，可见粘连带。

【鉴别诊断】

本病应与伤食腹痛、产褥感染、产后痢疾相鉴别（表 10 –2）。

【辨证论治】

（一）急症处理

产后腹痛发作时，严重者可致晕厥。针灸可以迅速止痛，是常用的急救方法。

1. 体针　中极、足三里、三阴交。

2. 耳针　子宫、交感、神门。

（二）分证论治

主要以腹痛的性质，恶露的量、色、质，并结合兼症、舌脉辨其虚实。

若小腹隐痛，喜温喜按，恶露量少，色淡质稀者，多属血虚证；小腹胀痛或刺痛，拒按，恶露不畅，色紫黯有块者，多属血瘀证。

表 10 - 2　产后腹痛鉴别诊断

病名	临床表现	腹部体征	辅助检查
产后腹痛	小腹部阵发性疼痛，或小腹隐隐作痛，多日不解，不伴寒热，常伴有恶露量少，色紫黯有块，排出不畅；或恶露量少，色淡红	腹痛时，下腹部可触及子宫呈球状硬块，或腹部柔软无块	实验室检查异常。B超：宫腔可正常或有少量胎盘、胎膜残留。若合并感染，可见粘连带
产后伤食腹痛	产褥期伤食史，痛在脘腹，常伴有胃脘满闷，嗳腐吞酸，呕吐腹泻，大便臭秽，舌苔垢腻，恶露无异常改变	下腹部有压痛及反跳痛	血常规，尿常规，血淀粉酶，B超
产褥感染	小腹疼痛剧烈，拒按，伴有发热恶寒或高热寒战，恶露时多时少，色紫黯如败酱，气味臭秽	腹部有压痛，严重者全腹部有压痛	血常规白细胞总数及中性粒细胞升高。宫腔分泌物或血培养见致病菌。B超见盆腔有液性暗区，或有炎性包块或脓肿
产后痢疾	产褥期腹痛症状，里急后重，大便呈赤白脓血样		大便常规检查可见多量红细胞、白细胞

产后腹痛治疗重在调畅气血。虚者补而调之，瘀者行而通之。应依据产后"多虚多瘀"的特点，补虚勿过于滋腻，以免涩滞气血；逐瘀勿过于攻伐，以免损伤正气。胎盘、胎膜残留者，必要时手术清除宫内残留物。

1. 血虚证

临床表现：产后小腹隐隐作痛，喜温喜按，恶露量少，色淡质稀；头晕目眩，心悸怔忡，大便干燥。舌质淡，苔薄白，脉细无力。

治法：补气养血，缓急止痛。

针灸：膈俞（BL 17）、关元（CV 4）、三阴交（SP 6）、足三里（ST 36）。针刺用补法。

选穴依据：关元强壮全身，温阳冲任；三阴交健脾益气，充盈精血；膈俞调理气血；足三里补益气血。可配合灸法。

方药：肠宁汤（《傅青主女科》）。药用当归、熟地黄、人参、阿胶、山药、续断、肉桂、麦冬、甘草。

方解：当归、阿胶养血滋阴；熟地黄、麦冬滋阴润燥；人参、山药、甘草益气健脾和中，缓急止痛；续断补肾养肝；肉桂温通血脉。

随症加减：若血虚津亏便秘较重者，去肉桂，加肉苁蓉、火麻仁；若腹痛兼有下坠感，为血虚兼气不足，加黄芪、白术；若腹痛喜热熨者，加吴茱萸、艾叶、小茴香、炮姜。

2. 血瘀证

临床表现：产后小腹刺痛或冷痛，拒按，恶露量少，涩滞不畅，色紫黯有块；面色青白，四肢不温，或胸胁胀痛。舌质紫黯，脉沉紧或弦涩。

治法：活血理气，化瘀止痛。

针灸：中极（CV 3）、血海（SP 10）、三阴交（SP 6）、地机（SP 8）。针刺用泻法。

选穴依据：中极为任脉穴，能通调冲任，行气活血；三阴交、血海可通调胞脉而调和气血；地机能调经止痛。

方药：生化汤（《傅青主女科》）。药用当归、川芎、桃仁、炮姜、炙甘草。

方解：当归补血活血，化瘀生新，温经

散寒；川芎、桃仁活血行气祛瘀；炮姜温经止痛；炙甘草调和诸药。

随症加减：若小腹冷痛、绞痛较甚者，加小茴香、吴茱萸；瘀滞较甚者，恶露血块多，块出痛减，加五灵脂、炒蒲黄、延胡索；小腹胀痛，加香附、乌药、枳壳；伴胸胁胀痛者，加郁金、柴胡；伴气短乏力、神疲肢倦者，加黄芪、党参。

【临证思路】

产褥早期，因子宫收缩而引起的小腹部阵发性疼痛，即宫缩痛，为正常现象，多数不用处理；若疼痛较重或持续不止，则需治疗。产后腹痛有虚实之分，治疗上当本着"虚者补而调之，实者通而调之"的原则遣方用药，兼顾产后"多虚多瘀"的特点，注意把握补虚与祛瘀的关系。

【预后与转归】

产后腹痛为产后常见病，积极治疗后大多能治愈。若失治、误治，瘀血日久而成瘀热；或瘀血不去，新血不生，血不归经致产后恶露淋沥不尽，应引起重视。医务人员应做好产后宣教，注意安抚产妇的紧张情绪，适寒温，调饮食，密切观察子宫恢复情况。

【案例分析】

病案：王某，女，32岁。

孕2产1，足月阴道分娩后3天，小腹疼痛，得温痛减，恶露量少，色暗。13岁月经初潮，周期、量、色、质均正常。面色㿠白，四肢不温，舌质淡，苔薄白，脉沉紧，大便溏，小便正常。

诊断：产后腹痛。辨证：寒凝血瘀。

治法：温经散寒，化瘀止痛。

处方：当归10g，川芎10g，党参10g，炒白术10g，炮姜9g，肉桂3g，延胡索10g，益母草15g，焦山楂10g，甘草6g。

3剂后腹痛消失，恶露正常，四肢转温，嘱其注意保暖防寒。

分析：产后腹痛又名儿枕痛。一般产后儿枕作痛为正常生理现象，无须服药，但若在胞宫复原过程中，突然受冷，以致收缩缓慢，则发生疼痛，恶露遇寒则凝，排除乏力、阻滞而骤减或停止，即为瘀血。古人云："产后儿枕者，乃母胎中宿血也，或因冷凝滞于小腹而作痛。"故治以温经散寒活血。方中当归、川芎、炮姜养血活血，温经散寒；肉桂为纯阳之品，性火热，有散寒温经之功；党参、炒白术健脾补气；延胡索性温能通，既能入血分，又能走气分，活血行气；益母草活血祛瘀；焦山楂既消导化滞，又活血祛瘀；甘草缓急和中。诸药合用，寒邪得散，瘀血得行，疼痛可除。

（《百灵妇科传真》）

【文献选录】

《妇人大全良方》：产后腹痛，或因外感五邪，内伤六淫，或瘀血壅滞所致，当审其因而治之。

《景岳全书·妇人规》：血有留瘀而痛者，实痛也；无血而痛者，虚痛也。

《万氏女科》：腹中有块，上下时动，痛不可忍，此由产前聚血，产后气虚，恶露未尽，新血与故血相搏而痛，俗谓之儿枕痛。

第二节　产后恶露不绝

产后血性恶露持续10天以上，仍淋沥不尽者，称为"产后恶露不绝"。

西医学的产后子宫复旧不全、晚期产后出血与本病互参。

表 10 – 3 产后恶露不绝历史沿革

东汉《金匮要略》	称为"恶露不尽"
隋代《诸病源候论》	"产后崩中恶露不尽候""风冷搏于血""虚损""内有瘀血"导致产后恶露不绝
宋代《妇人大全良方》	提出牡蛎散、独圣汤等方药
明代《景岳全书》	指出产后恶露不止的病因有血热、气虚、气血俱虚、肝火、风热
清代《胎产心法》	指出产后恶露不绝的病因有气虚、血瘀、血热

【病因病机】

主要病机是冲任为病，气血运行失常。因恶露为血所化，而血源于脏腑，注于冲任，若脏腑受病，冲任为病，则可导致恶露不绝。

1. 气虚 素体气虚，或孕期调摄不慎，或产时出血过多，或产后操劳过度，均可导致气虚。气虚冲任不固，而恶露不止。

2. 血热 素体阴虚，产时失血伤津，营阴更亏，阴虚内热；或素体阳盛，产后过热过补；或情志不畅，五志化火；或产时操作不洁，感染邪毒。热扰冲任，迫血妄行，而恶露不止。

3. 血瘀 产后百节空虚，外邪易乘虚而入，导致寒凝血瘀或热灼血瘀；或七情内伤，气滞血瘀；或素有癥瘕，或胎盘、胎膜残留，冲任瘀阻。瘀血阻滞，新血不得归经，而恶露不止。

【诊断要点】

1. 病史 了解有无产程延长、胎盘或胎膜残留、产后子宫复旧不良等病史。

2. 临床表现 产后血性恶露日久不尽，量或多或少，色淡红、暗红或紫红，或有恶臭气，可伴神疲懒言、气短乏力、小腹空坠；或伴小腹疼痛拒按。出血多时可合并贫血，严重时可致昏厥。

3. 检查

（1）妇科检查 子宫大而软或有压痛，宫口松弛，有时可见残留胎盘组织堵塞于宫口。当恶露量多、色鲜红时，应仔细检查软产道，及时发现软产道损伤。

（2）辅助检查 血、尿常规，了解感染与贫血情况；超声检查，血常规、凝血功能检查；必要时行血 HCG 检查及诊断性刮宫，判断有无胎盘、胎膜残留，胎盘部位滋养细胞肿瘤。

【鉴别诊断】

本病应与子宫黏膜下肌瘤、绒毛膜癌等所致的出血相鉴别（表10 – 4）。

表 10 – 4 产后恶露不绝鉴别诊断

病名	临床表现	辅助检查
产后恶露不绝	产后血性恶露持续 10 天以上，可伴有色、质、气味的异常，或伴有腹痛和发热	妇科检查子宫大而软，或有残留胎盘组织堵塞于宫口；B 超检查可见到宫腔内残留物
子宫黏膜下肌瘤	产后阴道出血淋沥不尽	B 超示黏膜下肌瘤，宫内无胎盘、胎膜残留
绒毛膜癌	产后持续阴道出血有时可见转移症状，如咯血、阴道紫蓝色结节	血 HCG 升高，B 超提示宫内无胎盘、胎膜残留，子宫增大而软，诊断性刮宫取组织物病理检查有增生活跃且为异型性滋养细胞

【辨证论治】

根据恶露的量、色、质、气味等辨其寒、热、虚、实。量多，色淡红，质稀，无臭气者为气虚证；色紫黯，有血块，小腹疼痛者为血瘀证；色红或深红，质黏稠或臭秽者为血热证。

1. 气虚证

临床表现：产后恶露逾期不止，量多，色淡，质稀，无臭气；面色㿠白，神疲倦怠，气短懒言，小腹空坠。舌淡，苔薄白，脉缓弱。

治法：补气摄血固冲。

针灸：中极（CV 3）、子宫（EX-CA 1）、三阴交（SP 6）、足三里（ST 36）、气海（CV 6）、关元（CV 4）。针刺用补法，可配合艾灸。

选穴依据：中极可调冲任气血；子宫为经外奇穴，可调理胞宫气血；三阴交、足三里调理三阴气血；气海、关元补气固冲。

方药：补中益气汤（《脾胃论》）加棕榈炭、阿胶。药用人参、黄芪、白术、甘草、当归、陈皮、升麻、柴胡、棕榈炭、阿胶。

方解：人参、黄芪益气；白术、甘草健脾补中；当归补血；陈皮理气；升麻、柴胡升阳举陷。原方中加棕榈炭收敛止血，阿胶养血止血。

2. 血热证

临床表现：恶露逾期不止，量较多，色红或深红，质稠，或色如败酱，有臭气；面色潮红，口燥咽干，或有腹痛、便秘，或兼五心烦热。舌红，苔黄燥或少苔，脉滑数或细数。

治法：养阴清热止血。

针灸：中极（CV 3）、子宫（EX-CA 1）、三阴交（SP 6）、足三里（ST 36）、行间（LR 2）、中都（LR 6）、血海（SP 10）、太溪（KI 3）。针刺子宫用泻法，其余穴位用平补平泻法。

选穴依据：中极可通调冲任；子宫为经外奇穴，可调理胞宫气血；三阴交、足三里调理三阴气血；中都为肝经郄穴，行间为肝经荥穴，与血海能凉血清热；太溪能滋阴清热止血。

方药：

（1）保阴煎（《景岳全书》）（见"月经过多"），用于实热证。

（2）两地汤（《傅青主女科》）（见"月经先期"）合二至丸（《医方集解》）（见"经间期出血"），用于虚热证。

随症加减：若肝郁化热，方用丹栀逍遥散（《女科撮要》）（见"月经先期"）加生地黄、旱莲草、茜草；若兼气虚，伴小腹空坠者，加党参、白术；瘀久化热，恶露臭秽，口干咽燥，加紫草、马齿苋、蒲公英。

3. 血瘀证

临床表现：恶露过期不尽，量时多时少，淋沥涩滞，色紫黯有块；小腹疼痛拒按，块下痛减。舌紫黯，边尖有瘀斑、瘀点，脉沉弦涩。

治法：活血化瘀止血。

针灸：中极（CV 3）、子宫（EX-CA 1）、足三里（ST 36）、三阴交（SP 6）、太冲、血海（SP 10）。针刺子宫用泻法，其余穴位用平补平泻法。

选穴依据：中极可通调冲任；子宫为经外奇穴，可调理胞宫气血；足三里、三阴交调理三阴气血；太冲疏肝清肝；血海能活血化瘀，止血。

方药：生化汤（《傅青主女科》）加益母草。药用当归、川芎、桃仁、炮姜、炙甘草、益母草。

方解：当归补血活血，化瘀生新，温经散寒；川芎、桃仁活血行气祛瘀；炮姜温经止痛；炙甘草调和诸药。原方中加益母草活血化瘀，促进子宫复旧。

随症加减：若B超提示宫内有胎盘、胎膜残留，加蒲黄、三七、枳壳；若三天未有胎衣排出，一般应做清宫术。

【临证思路】

产后恶露不绝是胞宫藏泻失度，冲任不固，气血运行失常所致。在选方用药时虽虚者补之，但勿补之太过，以防留瘀；实者泻之，但勿泻之太过，以防耗血动血。切不可轻用固涩之剂，以防变生他病。若出血日久，常有化热、伤阴、留瘀，亦容易感染邪毒，应根据证候变化，调整治法方药。

若因胎盘胎膜残留、蜕膜残留所致，出血量多者，应予清宫术。若合并宫腔感染，应积极抗感染。若剖宫产术后子宫切口裂开，出现急性大出血者，此时病情危急，可危及患者性命，须急救处理，输血以维持生命体征，紧急手术治疗。

反复子宫出血者，应检查凝血功能、HCG，判断是否血液病或产后滋养细胞疾病。还要注意出血部位，若为子宫颈出血，应进行宫颈细胞或宫颈组织病理检查，判断是否宫颈上皮内瘤变、宫颈癌等。

妊娠早期流产后阴道流血超过7天，可按产后恶露不绝治疗。

【预后与转归】

治疗及时者，大多预后良好。但若病程迁延日久，使气血虚弱，可变生他病。尤其出血量虽少，但淋沥不尽者，排除其他病变外，应考虑滋养细胞肿瘤的可能，须进一步检查，以明确诊断。

【案例分析】

病案：曹某，女，30岁。

初诊：1976年9月25日。第二胎足月顺产后至今71日恶露淋沥不尽，开始量多，现已减少，色淡红，无臭气，无血块，无腹痛，自觉头晕神疲，纳呆，缺乳，睡眠尚可，面色不泽，舌暗红，尖有小瘀点，苔白，脉弦细弱。辨为冲任受损，气虚不能摄血。

治法：益气健脾养血，佐以收涩止血。

处方：党参20g，白术12g，炙甘草9g，艾叶9g，血余炭9g，桑寄生15g，益母草15g，制何首乌15g。3剂，日1剂。

二诊，药后恶露已净，余症好转。仍守前法，服3剂以巩固疗效。

随访近5个月，已痊愈。

按语：《医宗金鉴·妇科心法要诀》说："产后恶露……日久不断，时时淋沥者，或因冲任虚损，血不收摄，或因瘀血不尽，停留腹内……"今患者恶露色淡红，无臭气，无血块，无腹痛，而见头晕，神疲，纳呆，面色不泽，是因产后调理失宜，冲任虚损，血气不足之象。相当于西医学的子宫复旧不全。故以党参、白术、炙甘草健脾益气以摄血；桑寄生、制何首乌补血而收敛；艾叶、血余炭以止血；益母草活血祛瘀兼收缩子宫。

（《罗元恺妇科经验集》）

【文献选录】

《金匮要略》：新产而取风凉，皆令风冷搏于血，致使血不宣消，蓄积在内，则有时血露淋沥下不尽。

《妇人大全良方》：夫产后恶露不绝者，由产后伤于经血，虚损不足。或分解之时，恶血不尽，在于腹中，而脏腑夹于宿冷，致气血不调，故令恶露淋沥不绝也。

《胎产心法》：不可轻而用固涩之剂，造成败血聚内，后患无穷。

第三节　产后发热

产褥期内，出现发热持续不退，或突然高热寒战，并伴有其他症状者，称为"产后发热"。若产后3~4天内，哺乳期间有低热，可自然消失，俗称"蒸乳"，不属病理范围。

本病感染邪毒型，相当于西医学的产褥感染，是指产褥期内生殖道受病原体侵袭而引起局部或全身的感染。是产褥期常见的严重并发症，救治不当可危及生命，应予高度重视。

外感发热，包括西医学的产褥中暑和产褥期感冒。产褥中暑是指产褥期间产妇在高温、高湿和通风不良的环境中体内余热不能及时散发，引起以中枢性体温调节障碍为特征的急性热病。

表 10-5　产后发热历史沿革

《素问》	产后发热的最早记载 乳子而病热
汉代《金匮要略》	产后虚热候、产后寒热候 外感或内伤导致的产后发热
宋代《妇人大全良方》	凡产后发热，头痛身痛，不可便作感冒治之

【病因病机】

产后发热与产后"多虚多瘀"的特殊状态密切相关。产后胞脉空虚，邪毒乘虚侵犯胞宫，入里化热，或外邪袭表，营卫不和，或阴血骤虚，阳气外散，或败血停滞，营卫不通，均可致发热。常见的病因有感染邪毒、外感、血虚、血瘀（图10-2）。

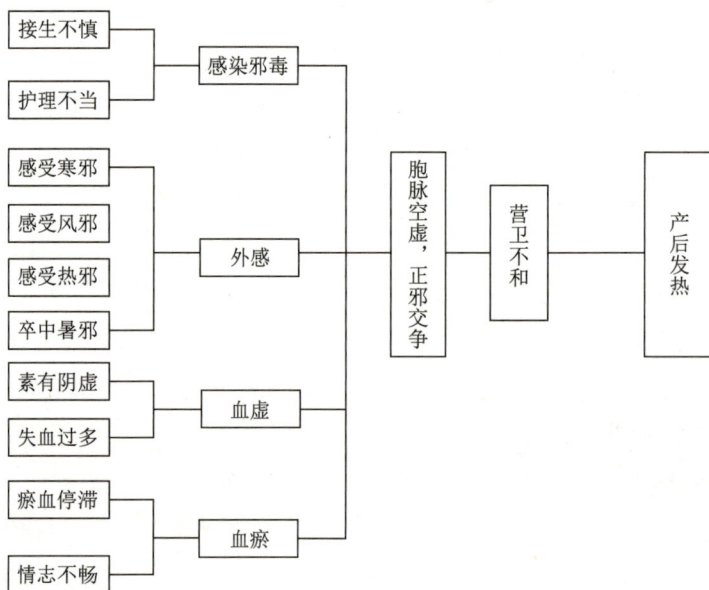

图 10-2　产后发热病因病机示意图

1. 感染邪毒　分娩产创出血，元气受损，胞脉空虚，若产时接生不慎，消毒不严，或产后护理不当，邪毒乘虚侵入，直犯冲任、胞宫，正邪相争而致发热。

2. 外感　新产体虚，元气不足，卫阳不固，风寒暑热之邪客于表，营卫不和而发热。

3. 血虚　素体阴血不足，加之产时、产后失血过多，阴血骤虚，阳气浮于外而发热。

4. 血瘀　素体情志不畅，加之手术损伤，或产后起居不慎，外感寒邪，或胞衣残留，气机郁滞，瘀血内停冲任、胞宫，瘀而发热。

知识链接

产褥感染

产褥感染的病理生理：正常情况下女性生殖道具有免疫防御功能，阴道有自净功能。当身体免疫力、细菌毒力和细菌数量三者之间平衡失调，则可能导致感染发生。产褥感染与孕期卫生不良、胎膜早破、严重贫血、产科手术操作、产后出血等因素有关。

产褥感染主要由于细菌等病原体感染。治疗主要应用抗生素，并结合清热解毒类中药。病情严重时，应尽快控制感染，挽救生命。①盆腔脓肿形成时，应及时切开引流；②胎盘、胎膜残留者，应在感染控制后清宫；③血栓性静脉炎，可加用肝素，并监测凝血功能，也可配用活血化瘀中药；④子宫感染严重，积极治疗无效，并出现难以控制的败血症等，可行子宫切除术。

【诊断要点】

1. 病史　妊娠晚期不节房事，或产程不顺，接生不慎，产创护理不洁；或产后失血过多，产后不禁房事，或当风感寒，或冒暑受热；或有情志不遂史。

2. 临床表现　可表现为持续发热，或突然寒战高热，或发热恶寒，或寒热时作，或低热缠绵等。除发热之外，常伴有全身或局部症状。

3. 检查

（1）妇科检查　软产道损伤，局部可见红肿化脓。产褥感染可有子宫积脓或盆腔脓肿，子宫、附件压痛，恶露臭秽。

（2）辅助检查　血常规检查、阴道分泌物培养或血培养，必要时行盆腔超声或CT或磁共振等检测。

【鉴别诊断】

本病应与产后淋证、乳痈、产后痢疾、产后中暑、蒸乳发热等相鉴别（表10-6）。

表10-6　产后发热鉴别诊断

病名	临床表现	辅助检查
产后发热	产褥期，持续发热，或突然寒战高热或发热恶寒，或乍寒乍热，或低热缠绵	血常规见白细胞总数及中性粒细胞升高。宫腔内分泌物或血培养见致病菌
蒸乳发热	产后3~4天见低热，可自然消失	B超可见盆腔有液性暗区
乳痈发热	乳房胀硬、红肿、热痛，甚至溃腐化脓。发热伴有乳房局部症状	乳房检查可见乳房胀硬、红肿，甚至溃腐化脓

【辨证论治】

（一）急症处理

对于产褥感染，出现反复高热、寒战、惊厥、脓毒血症及败血症者，随时可危及生命。此时应该开放静脉通路、抗感染及对症处理，若有盆腔脓肿，手术切开引流。

（二）分证论治

产后发热，证有虚实。辨证主要根据发热的特点，参照恶露的量、色、质、味及腹痛的性质，以及兼症、舌脉，辨其虚实。治疗以调气血、和营卫为主。应考虑到产后"多虚多瘀"的特点，补虚不忘除瘀，祛瘀须防伤正。

高热寒战，恶露臭秽，小腹疼痛拒按，心烦口渴，舌红，苔黄，脉数有力者，多为感染邪毒证；若恶寒发热，身痛流涕，苔薄白，脉浮者，为外感发热证；若产后失血过多，低热不退，恶露量少，色淡质稀，腹痛绵绵，舌淡，苔薄白，脉细数者，多为血虚证；若寒热时作，恶露量少，色紫黯有血块，小腹疼痛拒按，舌紫黯，脉弦涩者，多属血瘀证。

1. 感染邪毒证

临床表现：产后高热寒战，壮热不退，恶露或多或少，色紫黯如败酱，或如脓血，气臭秽；小腹痛，拒按，心烦口渴，尿少色黄，大便燥结。舌红，苔黄，脉弦数。

治法：清热解毒，凉血化瘀。

针灸：大椎（GV 14）、曲池（LI 11）、合谷（LI 4）、少商（LU 11）、外关（TE 5）。针刺用平补平泻法，可配合拔罐疗法。

选穴依据：大椎、曲池能清热解毒；合谷、少商能开窍醒神，疏风解表；外关为退热要穴。

方药：五味消毒饮（《医宗金鉴·外科心法要诀》）合失笑散（《太平惠民和剂局方》）加牡丹皮、赤芍、益母草。五味消毒饮药用蒲公英、金银花、野菊花、紫花地丁、天葵子；失笑散药用蒲黄、五灵脂。

方解：五味消毒饮蒲公英、金银花、野菊花清热解毒；紫花地丁、天葵子清热凉血。失笑散蒲黄祛瘀止血；五灵脂祛瘀止痛。方中加益母草、牡丹皮、赤芍加强清热凉血活血之效。

2. 外感风寒证

临床表现：产后恶寒发热，头痛无汗，肢体酸痛，鼻塞流涕，咳嗽。舌苔薄白，脉浮紧。

治法：养血祛风，疏解表邪。

针灸：列缺（LU 7）、合谷（LI 4）、大椎（GV 14）、太阳（EX-HN 5）、风池（GB 20）。针刺用泻法。

选穴依据：列缺、合谷祛邪解表；大椎通阳散寒；风池、太阳疏散风邪，清利头目。

方药：荆防四物汤（《张皆春眼科证治》）。药用荆芥、防风、熟地黄、当归、川芎、白芍。

方解：荆芥、防风疏风散寒解表；当归、川芎、白芍、熟地黄养血扶正。

若邪在半表半里，症见寒热往来，口苦咽干，胸胁痞满，默默不欲食，舌苔白润，脉弦，治宜和解少阳，方用小柴胡汤（《伤寒论》）。

3. 外感风热证

临床表现：产后发热，头痛自汗，口干咽痛，咳嗽痰黄。舌红，苔薄黄，脉浮数。

治法：辛凉解表，疏风清热。

针灸：列缺（LU 7）、合谷（LI 4）、风池（GB 20）。针刺用泻法。

选穴依据：列缺、合谷祛邪解表；风池

疏散风邪，清利头目。

方药：银翘散（《温病条辨》）。药用金银花、连翘、竹叶、荆芥穗、牛蒡子、薄荷、桔梗、淡豆豉、甘草、芦根。

方解：金银花、连翘、薄荷疏风清热解表；竹叶、牛蒡子、芦根清热利咽；荆芥穗、淡豆豉佐以解表；桔梗、甘草利咽和中。

4. 外感暑温证

临床表现：产后感暑，高热烦躁，口渴欲饮，大汗淋漓，体倦气短。舌红，少津，脉虚数。

治法：清暑益气，养阴生津。

针灸：列缺（LU 7）、合谷（LI 4）、风池（GB 20）。针刺用泻法。

选穴依据：列缺、合谷泄热通窍；风池疏散暑邪，清利头目。

方药：清暑益气汤（《温热经纬》）。药用西洋参、石斛、麦冬、黄连、竹叶、荷梗、知母、甘草、粳米、西瓜翠衣。

方解：西瓜翠衣、荷梗、黄连、竹叶清热解暑；西洋参益气养阴；石斛、麦冬、知母养阴清热；甘草、粳米和中。

5. 血虚证

临床表现：产后低热不退，动则自汗出；恶露量少，色淡质稀，小腹绵绵作痛，头晕眼花，心悸失眠。舌淡红，脉细弱。

治法：补血益气。

针灸：大椎（GV 14）、太溪（KI 3）、足三里（ST 36）、脾俞（BL 20）、胃俞（BL 21）。针刺大椎用平补平泻法，其余穴位用补法，可灸。

选穴依据：大椎解表；太溪滋阴清热；足三里、脾俞、胃俞健运脾胃，补益气血。

方药：八珍汤（《正体类要》）加枸杞子、黄芪。药用当归、川芎、白芍、熟地黄、人参、白术、茯苓、炙甘草、枸杞子、黄芪。

方解：当归、川芎、白芍、熟地黄养血和血；人参、白术、茯苓、炙甘草健脾益气。方中加枸杞子助熟地黄滋养肝血；加黄芪益气健脾，甘温除热。

6. 血瘀证

临床表现：产后寒热时作，恶露不下或下亦甚少，色紫黯有块；小腹疼痛拒按，块下痛减，口干不欲饮。舌质紫黯或有瘀点，脉弦数或涩。

治法：活血化瘀。

针灸：大椎（GV 14）、中极（CV 3）、血海（SP 10）、三阴交（SP 6）。针刺用平补平泻法，或配合刺络拔罐疗法，亦可用灸。

选穴依据：大椎解表；中极为任脉穴，能通调冲任，行气活血；血海、三阴交可通调胞脉而调和气血。

方药：生化汤（《傅青主女科》）加丹参、牡丹皮、益母草。药用当归、川芎、桃仁、炮姜、炙甘草、丹参、牡丹皮、益母草。

方解：当归补血活血，化瘀生新，温经散寒；川芎、桃仁活血行气祛瘀；炮姜温经止痛；炙甘草调和诸药。方中加益母草、牡丹皮、丹参加强活血化瘀清热之效。

【临证思路】

产后发热之感染邪毒证，属产科之危急重症。病情变化迅速，可发生败血症、休克，危及生命。需及时做出判断并尽快控制病情，扶正祛邪，保存生机。

外感发热，需分清风寒、风热还是暑热。产褥中暑病情较重，以大热、大汗、大渴和烦躁为主症。高热脱水亦可导致休克、虚脱，务必及时物理降温，补充液体。可以用西瓜汁清暑热，西洋参汤益气养阴，顾护气阴，方有生机。

产后发热的治疗，应本着"勿拘于产后，勿忘于产后"的原则，依据产后"多虚多瘀"的特点，即解表不可过于发汗，攻里不可过于削伐，辨病与辨证相结合，勿犯虚虚实实之戒。治疗当果断，苦寒泻下之品当用则用，但应"中病即止"。

【预后与预防】

产后发热的预后由于病因不同而各异。若属外感风寒或风热、血虚、血瘀证者，因病情较缓，及时、准确地治疗，一般很快可获痊愈。而感染邪毒证属产后发热的危急重症，若失治、误治，病情传变，可危及生命；即使抢救成功，也可造成多脏器的功能损伤；或可因血栓性静脉炎引起其他并发症，预后不良。产褥中暑亦容易引起虚脱、休克，病情变化迅速。

对孕产妇应该加强围生期保健宣教，注意孕期保健，均衡营养，增强体质；分娩过程应注意会阴与产道的保护，正确处理产程，避免发生感染；产褥期应适寒温，调饮食，慎起居，保持外阴清洁。

【案例分析】

病案：燕某，女，26岁。

初诊：1982年2月5日。剖宫产术后第10天，腰痛，肢节烦疼，牙龈肿痛，发热（体温39℃），汗出，下肢微肿，乳少，纳差。脉浮虚数，苔薄白，舌质淡嫩。辨为新产之后，气血亏损，外邪侵袭，为正虚标实之体。

治法：养血疏解，扶正祛邪。

处方：当归12g，川芎5g，柴胡5g，羌活5g，独活5g，荆芥5g，防风5g，金银花6g，连翘6g，党参15g，甘草5g。每日水煎服1剂，连服3剂。

二诊：药后发热消失，肢节不疼，但乳汁仍少，下肢微肿。脉虚，苔薄白，舌淡嫩。拟补益气血，佐以引通。

处方：黄芪30g，当归12g，川芎5g，柴胡3g，王不留行9g，通草5g，路路通10g，炙甘草5g。每日水煎剂1剂，连服3剂。

分析：产后气血亏损，抗病力弱，风热之邪得乘虚而入，故发热、肢节烦疼，牙龈肿痛。证属本虚标实，故药用党参、当归、川芎、炙甘草益气补血以扶正，金银花、连翘、荆芥、独活疏解以祛邪。方中温清并用，补散兼施，旨在凉而不滞瘀，温而不过燥，从而达到扶正祛邪的目的。

（《班秀文妇科医论医案选》）

【文献选录】

《素问》：帝曰：乳子而病热，脉悬小者何如？岐伯曰：手足温则生，寒则死。

《妇人大全良方》：凡产后发热，头痛身痛，不可便作感冒治之。

《外感温热篇》：产后之法……当如虚怯人病邪而治，总之无犯实实虚虚之禁。

《瘟疫论》：新产亡血过多，冲任空虚……皆能受邪，与经水适断同法。

第四节　产后乳汁异常

一、缺乳

产后哺乳期内，产妇乳汁甚少或全无者，称"缺乳"，又称"产后乳汁不行"。母乳是新生儿最佳天然食物，中医历来重视母乳喂养婴幼儿，故对缺乳的研究由来已久。

表 10-7　缺乳历史沿革

隋代《诸病源候论》	最早记载"产后乳无汁候"病因系"既产则血水俱下，津液暴竭，经血不足"
唐代《备急千金要方》	治妇人乳无汁下乳方，共21首
宋代《三因极一病证方论》	"产妇有两种乳脉不行。有气血盛而壅闭不行者，有血少气弱涩而不行者，虚当补之，盛当疏之。"
宋代《妇人大全良方》	"乳汁乃气血所化""元气虚弱，则乳汁短少"
金元《儒门事亲》	"因啼哭悲怒郁结，气溢闭塞，以致乳脉不行"

【病因病机】

缺乳的主要病机为乳汁生化不足或乳络不畅。常见病因有气血虚弱，肝郁气滞或痰浊阻滞。

1. 气血虚弱　素体气血亏虚，或脾胃素弱，气血生化无源，复因分娩失血耗气，致气血亏虚，乳汁化生乏源，因而乳汁甚少或无乳可下。正如《景岳全书·妇人规》云："妇人乳汁，乃冲任气血所化，故下则为经，上则为乳。"

2. 肝郁气滞　素多抑郁，或产后情志不遂，肝失条达，气机不畅，乳脉不通，乳汁运行不畅，故无乳。《儒门事亲》曰："啼哭悲怒郁结，气溢闭塞，以致乳脉不行。"

3. 痰浊阻滞　素体肥胖，痰湿内盛或产后膏粱厚味，脾失健运，聚湿成痰，痰气阻滞乳脉乳络，或气虚无力行乳，遂致缺乳。《景岳全书·妇人规》曰："肥胖妇人痰气变盛，乳滞不来。"

【辨证要点】

本病应根据乳汁清稀或稠、乳房有无胀痛，结合舌脉及其他症状以辨虚实。乳汁量少清稀，乳房柔软为气血虚弱；乳汁稠，胸胁胀满，乳房胀硬疼痛为肝郁气滞；乳汁少，乳房胀满而下坠为痰浊阻滞。

治疗以调理气血，通络下乳为主。

【辨证论治】

1. 气血虚弱证

临床表现：产后乳汁少甚或全无；舌淡苔薄白，脉细弱。

治法：补气养血，佐以通乳。

针灸：乳根（ST 18）、膻中（CV 17）、少泽（SI 1）、足三里（ST 36）、脾俞（BL 20）、胃俞（BL 21）。少泽点刺出血，其余穴位用补法，可灸。

选穴依据：乳根为足阳明经穴，调理阳明气血，通络下乳；膻中为气会，调气通络；少泽为通乳之经验穴；足三里、脾俞、胃俞健运脾胃，补益气血，生化乳汁。

方药：通乳丹（《傅青主女科》）。药用人参、黄芪、当归、麦冬、七孔猪蹄、木通、桔梗。

方解：人参、黄芪大补元气；当归、麦冬养血滋阴；七孔猪蹄补血通乳；木通宣络通乳；桔梗载药上行。

2. 肝郁气滞证

临床表现：产后乳汁分泌少，甚或全无，乳房胀硬、疼痛，乳汁稠；伴胸胁胀满，情志抑郁，食欲不振。舌质正常，苔薄黄，脉弦或弦滑。

治法：疏肝解郁，通络下乳。

针灸：乳根（ST 18）、膻中（CV 17）、少泽（SI 1）、太冲（LR 3）、合谷（LI 4）、内关（PC 6）、中脘（CV 12）。少泽点刺出血，其余穴位用泻法。

选穴依据：乳根通络下乳；膻中调气通络；少泽为通乳之经验穴；太冲、合谷疏肝解郁；内关、中脘理气和胃。

方药：下乳涌泉散（《清太医院配方》）。药用当归、白芍、川芎、熟地黄、天花粉、青皮、柴胡、白芷、桔梗、通草、漏芦、穿山甲、王不留行、甘草。

方解：当归、白芍、川芎补血养血行血；熟地黄、天花粉补血滋阴；青皮、柴胡疏肝散结；白芷散风通窍；桔梗、通草理气通络；漏芦、穿山甲、王不留行通络下乳；甘草调和脾胃。

随症加减：乳房胀痛甚者，酌加丝瓜络、香附以增理气通络之效；乳房胀硬热痛，触之有块者，加蒲公英、夏枯草、赤芍以清热散结；若乳房掣痛，伴高热恶寒，或乳房结块有波动感者，应按"乳痈"诊治。

3. 痰浊阻滞证

临床表现：乳汁甚少或无乳可下，乳房硕大或下垂；胸胁胀满，纳少痰多，或食多乳少。舌淡胖，苔腻，脉沉细。

治法：健脾化痰通乳。

针灸：乳根（ST 18）、膻中（CV 17）、少泽（SI 1）、阴陵泉（SP 9）、丰隆（ST 40）、内关（PC 6）。少泽点刺出血，丰隆用泻法，其余穴位用平补平泻法，可灸。

选穴依据：乳根通络下乳；膻中调气通络；少泽为通乳之经验穴；阴陵泉、丰隆、内关健脾和胃，祛湿化痰。

方药：苍附导痰丸（《叶天士女科诊治秘方》）合漏芦散（《太平惠民和剂局方》）。苍附导痰丸药用茯苓、法半夏、陈皮、甘草、苍术、香附、胆南星、枳壳、生姜、神曲。漏芦散药用漏芦、蛇蜕、瓜蒌。

方解：苍附导痰丸茯苓、法半夏、陈皮燥湿醒脾；苍术燥湿健脾；香附、枳壳理气行滞；胆南星燥湿化痰；神曲、生姜健脾和胃，温中化痰；甘草调和诸药。漏芦散漏芦、瓜蒌、蛇蜕行气散结，通络下乳。

【其他疗法】

1. 饮食疗法

（1）鸡血藤、红枣、桑寄生煎水。

（2）猪蹄2只，通草24g，同炖，去通草，食猪蹄饮汤。

（3）生黄芪30g，当归9g，炖猪蹄。

2. 外敷　乳房有块者，局部用橘皮煎水外敷；乳房胀痛者可用热水、葱汤洗涤乳房，以宣通乳络。

【临证思路】

乳汁的分泌量除了与乳腺的发育、婴儿按时吸吮、营养状态、饮食量等有关外，还与精神因素有密切关系。情志不调可影响泌乳机能，如失眠、过劳、焦虑、恼怒、疼痛等均能使乳汁减少。故治疗本病应注意酌加通草、丝瓜络及香附等理气通络之品。

【预后与转归】

本病若能及时治疗，脾胃功能、气血津液恢复正常，则乳汁可下；但若身体虚弱，虽经治疗，乳汁无明显增加或先天乳腺发育不良"本生无乳者"，则预后较差；若乳汁壅滞，经治疗乳汁仍然排出不畅，可转化为乳痈。

【预防与调摄】

1. 孕期做好乳头护理，产检时若发现乳头凹陷，要嘱孕妇经常把乳头向外拉，并要常用肥皂擦洗乳头，防止乳头皲裂而造成哺乳困难。

2. 纠正孕期贫血，预防产后大出血。

3. 提倡早期哺乳、定时哺乳，促进乳汁的分泌。

4. 加强产后营养，尤其是富含蛋白质的食物和新鲜蔬菜，以及充足的汤水。

5. 保持情绪乐观，心情舒畅。适当锻炼，维护气血和调。

【文献选录】

《傅青主女科》：少壮之妇，于生产之后，或闻丈夫之嫌，或听翁姑之唾，遂致两乳胀满疼痛，乳汁不通，人以为阳明火热也，谁知是肝气之郁结乎！夫阳明属胃，乃多气多血之腑也。乳汁之化，原属阳明，然阳明属土，壮妇产后，虽云亡血，而阳明之气实未尽衰，必得肝木之气以相通，始能化成乳汁，未可全责之阳明也。盖乳汁之化，全在气而不在血。今产后数日，宜其有乳，而两乳胀满作痛，是欲化乳而不可得，非气郁而何……治法宜大疏其肝木之气，而阳明之气血自通，而乳亦通也。

二、产后乳汁自出

产妇在哺乳期中，乳汁不经婴儿吸吮而自然溢出者称"乳汁自出"，亦称"漏乳"或"乳汁自涌"。

若乳母身体健壮，气血旺盛，乳汁充沛，乳房饱满，由满而溢，或断乳之时乳汁难断而自出者，不属病态（表10-8）。

表 10-8　产后乳汁自出历史沿革

隋代《诸病源候论》	最早记载 产后乳汁溢候
唐代《经效产宝》	病因为"身虚所致，宜服补药以止之"
宋代《妇人大全良方》	胃气虚是身虚之由

【病因病机】

本病的发生分虚实两端。虚者胃气不固，摄纳失常；实者肝郁化热，迫乳外溢。

1. 气虚失摄　因产伤气耗血，中气不足；或饮食劳倦伤脾，脾胃虚弱，乳房属足阳明胃经，中气不足，胃气不固，摄纳无权，乳汁随化随出而致乳汁自流不止。正如《校注妇人良方》云："产后乳汁自出，乃胃气虚。"

2. 肝经郁热　产后情志抑郁，郁久化火；或怒伤肝，肝火亢盛，乳头属足厥阴肝经所主，火盛则令肝之疏泄太过，迫乳外溢。如《胎产心法》曰："肝经怒火上冲，乳胀而溢。"

【鉴别诊断】

本病应与乳泣及闭经泌溢乳综合征之乳汁自出相鉴别。

1. 乳泣　为孕期乳汁自然溢出。其乳汁为乳白色或黄白色，乳房无结节。

2. 闭经溢乳综合征　产后停止哺乳仍长时间溢乳，往往同时持续闭经。与垂体功能异常有关，可配合有关检查，FSH、LH、PRL、E_2 等激素测定，头部 CT 以明确诊断。

【辨证论治】

本病分虚实两端，应结合乳房和乳汁情况进行辨证。虚者宜补气摄乳，实者宜清热敛乳。乳汁清稀，乳房柔软为气血虚弱；乳汁黏稠，胸胁胀满，乳房胀痛为肝经郁热。

1. 气虚失摄

临床表现：产后乳汁自出，量少质清稀，乳房柔软无胀感；面色无华，神疲乏力。舌质淡，苔薄白，脉细弱。

治法：补气益血，佐以固摄。

针灸：气海（CV 6）、关元（CV 4）、膻中

（CV 17）、乳根（ST 18）、足三里（ST 36）。针用补法，可灸。

选穴依据：气海、关元补气培元；膻中宽胸理气；乳根调理阳明气血；足三里补益气血。

方药：补中益气汤（《脾胃论》）加芡实、五味子。药用人参、黄芪、白术、甘草、当归、陈皮、升麻、柴胡、芡实、五味子。

方解：人参、黄芪益气；白术、甘草健脾补中；当归补血；陈皮理气；升麻、柴胡升阳举陷。方中加芡实、五味子固摄乳汁。

随症加减：乳汁自出量多者，气虚不摄较甚，可选用八珍汤（《正体类要》）去川芎，加黄芪、五味子、芡实、煅龙骨、煅牡蛎、山茱萸以益气固摄。心悸失眠者，为气血两亏，心神失养所致，以八珍汤加龙眼肉、柏子仁、夜交藤以养血安神；亦可选用益气收乳汤（《中医症状鉴别诊断学》）：党参、黄芪、当归、白芍、麦冬、山茱萸。

2. 肝经郁热

临床表现：产后乳汁自出，量多质稠，乳房胀痛；情志抑郁或烦躁易怒，口苦咽干，大便秘结，小便黄赤。舌质红，苔薄黄，脉弦数。

治法：疏肝解郁，清热敛乳。

针灸：乳根（ST 18）、膻中（CV 17）、足临泣（GB 41）、行间（LR 2）、支沟（TE 6）。针用泻法。

选穴依据：行间疏肝解郁，清热敛乳；膻中宽胸理气；乳根调理阳明气血；足临泣疏肝通络；支沟宽胸解郁。

方药：丹栀逍遥散（《女科撮要》）去生姜，加生地黄、夏枯草、生牡蛎。药用牡丹皮、栀子、当归、白芍、柴胡、白术、茯苓、薄荷、炙甘草、生地黄、夏枯草、生牡蛎。

方解：牡丹皮、栀子、柴胡疏肝解郁，清热凉血；当归、白芍养血柔肝；白术、茯苓、炙甘草健脾补中；薄荷助柴胡疏达肝气。方中去生姜以免辛温助热；加生地黄、夏枯草以滋阴清热凉血，生牡蛎平肝敛乳。

随症加减：乳汁自出量多者，为气虚不摄较甚，加煅龙骨、山茱萸以固摄。心悸失眠者，为气血两亏，心神失养所致，加龙眼肉、柏子仁、夜交藤以养血安神。肝郁血虚者可用通肝收乳汤（《中医症状鉴别诊断学》）：药如柴胡、当归、白芍、熟地黄、白术、甘草、麦冬、远志、麦芽、通草。热象不明显者，可选用归芍甘麦汤（《中医妇科治疗学》）：当归、白芍、白术、柴胡、茯神、甘草、小麦（或用麦芽）、大枣。

【预后与预防】

本病一般预后良好。若乳头溢液为血性，乳房有块者，应警惕乳腺导管瘤。

体质脾虚者，产前、产后注意均衡营养，适当锻炼，促进脾胃健运以补气固摄。产后保持情绪乐观，心情舒畅。

【临证思路】

本病辨证时应注意乳汁性质、乳房有无胀痛、是否柔软等要点。治疗时应注意补益气血，以固摄敛乳。

【文献选录】

《景岳全书·妇人规》：产后乳自出，乃阳明胃气之不固，当分有火无火而治之。无火而泄不止，由气虚也，宜八珍汤、十全大补汤；若阳明血热而溢者，宜保阴煎或四君子汤加栀子；若肝经怒火上冲，乳胀而溢者，宜加减一阴煎。

《医宗金鉴·妇科心法要诀》：产后乳汁暴涌不止者，乃气血大虚，宜十全大补汤，倍用人参、黄芪。若食少乳多，欲回其乳者，宜免怀散，即红花、归尾、赤芍、牛膝也。若无儿食乳，欲断乳者，用麦芽炒熟，熬汤作茶饮之。

《类证治裁·卷八》：产后乳自出，属胃气虚，宜固补（七福饮加黄芪、五味子）以摄之。

附：回乳

若产妇不欲哺乳，或乳母体质虚弱不宜授乳，或已到断乳之时，可予回乳。若不回乳，任其自退，往往可致回乳不全，月经失调，甚者数年后仍有溢乳或继发不孕。务必用药尽快退乳。

其治法是消食导滞，活血通经，常用方如下：

1. 麦芽20g，蝉蜕5g，水煎服。

2. 免怀散（《济阴纲目》）：红花、赤芍、当归尾、川牛膝；水煎服，连服7剂。可加麦芽、青皮、远志、蒲公英。

3. 朴硝120g装于布袋，排空乳汁后，敷于乳部（暴露乳头），扎紧，待湿后更换。

4. 回乳时要注意预防乳痈的发生。

第五节　乳　痈

乳痈是由热毒入侵乳络而引起的乳房痈肿。特点是乳房局部结块，红肿热痛，溃后脓出稠厚，伴有恶寒发热等全身症状。相当于西医学的急性化脓性乳腺炎。该病多发生于产后1个月之内的哺乳期妇女，尤以初产妇多见。

发生于哺乳期的称为"外吹乳痈"，发生于妊娠期的称为"内吹乳痈"，在非哺乳期和非妊娠期发生的称为"不乳儿乳痈"。

【病因病机】

1. **乳汁淤积**　乳汁淤积是最常见的原因。初产妇乳头破碎，或乳头畸形，影响充分哺乳；或哺乳方法不当，均可导致乳汁郁积，乳络阻塞结块，郁久化热酿脓而成痈肿。

2. **肝郁胃热**　情志不畅，肝气郁结；或产后饮食不节，脾胃运化失司，胃热壅滞，均可使乳络闭阻不畅，郁而化热，形成乳痈。

3. **感受外邪**　产妇体虚汗出，或外感风邪，口中热毒之气侵入乳孔，均会使乳络郁滞不通，化热成痈。

西医学认为本病多因产后抵抗力下降，乳汁淤积，细菌沿乳管、淋巴管侵入乳房，继发感染而成。其致病菌多为金黄色葡萄球菌，其次为白色葡萄球菌和大肠杆菌。

【诊断要点】

1. **临床表现**　多见于产后3～4周的哺乳期妇女。

（1）初起　常有乳头皲裂，哺乳时乳头刺痛，伴有乳汁结块或淤积，乳房局部肿胀疼痛。或伴有全身不适，恶寒发热，食欲不振，脉滑数。

（2）成脓　患乳肿块逐渐增大，局部疼痛加重，皮肤焮红灼热，同侧腋窝淋巴结肿大压痛。病情进一步进展，肿块中央逐渐变软，按之应指有波动感，穿刺可抽吸出脓液。全身症状加重，壮热不退，小便短赤，口渴欲饮，舌红苔黄腻，脉洪数。

（3）溃后　脓肿成熟可破溃出脓，或手术切开排脓。若脓出通畅，则肿消痛减，寒热渐退，疮口逐渐愈合。若溃后脓出不畅，疼痛不减，肿势不消，身热不退，可能形成袋脓，或脓液波及其他乳络形成传囊乳痈。

在成脓期大量使用抗生素或大量寒凉中药，常可见肿块消散缓慢，或形成僵硬肿块，迁延难愈。

2. 实验室及辅助检查　血常规检查可有白细胞总数及中性粒细胞比例增高，深部脓肿可行 B 超检查。脓液细菌培养及药敏试验有助于确定致病菌种类，指导选择抗生素治疗。

【鉴别诊断】

乳岩（炎性乳腺癌）：多见于中青年妇女，尤其是在哺乳期或妊娠期。病变局部皮肤呈暗红色或紫红色，局部不痛或轻压痛，皮肤肿胀增厚有韧硬感，毛孔深陷呈橘皮样改变。同侧腋窝淋巴结明显肿大，质硬固定。体温正常，白细胞计数不高，全身症状较轻，抗炎治疗无效。且病情进展较快，预后不良。

【辨证论治】

乳痈的辨证重在分期、分虚实。治疗强调及早处理。郁滞者以通为主，成脓者以彻底排脓为要。对并发脓毒症者，及时采用中西医结合综合疗法。

1. 内治法

（1）气滞热壅证

临床表现：乳汁郁积成块，皮色不变或微红，肿胀疼痛；伴有恶寒发热，口渴，周身酸楚，便秘。苔薄，脉数。

治法：疏肝清胃，通乳消肿。

针灸：病变局部围刺，肩井（GB 21）、膺窗（ST 16）、膻中（CV 17）、少泽（SI 1）、行间（LR 2）、期门（LR 14）、内关（PC 6）。针刺用泻法。

选穴依据：肩井、膺窗为少阳阳明经穴，可清泻热毒，消痈散结；膻中为气之会穴，可疏调气机，通利乳络；少泽为通乳泄热之验穴；行间、期门、内关疏肝和胃，解郁通络。

方药：瓜蒌牛蒡汤（《医宗金鉴》）。药用金银花、连翘、栀子、黄芩、牛蒡子、瓜蒌、天花粉、皂角刺、柴胡、青皮、陈皮、甘草。

方解：金银花、连翘、栀子、黄芩、牛蒡子清热解毒；瓜蒌、天花粉、皂角刺消肿排脓；柴胡、青皮、陈皮疏肝理气；甘草调和诸药。

随症加减：乳汁壅滞者，加王不留行、路路通、漏芦；肿块明显者，加当归、赤芍、桃仁。

（2）热毒炽盛证

临床表现：乳房肿痛剧烈，皮肤焮红灼热，肿块变软，有应指感；或溃后脓出不畅，红肿热痛不消，身热不退，有"传囊"现象。舌红，苔黄腻，脉洪数。

治法：清热解毒，托里透脓。

针灸：病变局部围刺，肩井（GB 21）、膺窗（ST 16）、膻中（CV 17）、少泽（SI 1）、内庭（ST 2）、上巨虚（ST 37）、曲池（LI 11）。针刺用泻法。

选穴依据：肩井、膺窗清泻热毒，消痈散结；膻中疏调气机，通利乳络；少泽为通乳泄热之验穴；内庭、上巨虚、曲池，清泻阳明经热解毒，配肩井、膺窗可助通络导滞之功。

方药：透脓散（《外科正宗》）。药用黄芪、当归、川芎、穿山甲、皂角刺。

方解：黄芪益气托毒；当归、川芎养血活血；穿山甲、皂角刺消散通透，软坚溃脓。

随症加减：热甚者，加生石膏、知母、金银花、蒲公英；口渴甚者，加天花粉、鲜芦根。

（3）正虚毒恋证

临床表现：溃脓后乳房肿痛虽轻，但疮口脓水不断，脓汁清稀，愈合较慢或形成乳漏；全身乏力，面色少华，或低热不退，饮食减少。舌淡，苔薄，脉弱无力。

治法：益气和营托毒。

针灸：病变局部围刺，肩井（GB 21）、膺窗（ST 16）、少泽（SI 1）、膻中（CV 17）、足三里（ST 36）、三阴交（SP 6）、气海（CV 6）。肩井、膻中、膺窗、少泽针刺用平补平泻，足三里、三阴交针用补法，可用灸。

选穴依据：肩井、膺窗清泻热毒，消痈散结；少泽为通乳泄热之验穴；膻中配气海可疏调气机，补气益气；足三里、三阴交可强健脾胃，益气托毒。

方药：托里消毒散（《外科正宗》）去皂角刺、桔梗，加连翘。药用人参、川芎、白芍、黄芪、当归、白术、茯苓、金银花、白芷、甘草、连翘。

方解：人参、黄芪、白术、茯苓、甘草益气健脾；当归、川芎、白芍养血活血；金银花、白芷、连翘清热解毒。原方去皂角刺、桔梗，去其辛温之性。

2. 外治法

（1）初起 乳汁郁滞所致乳房肿痛、乳房结块者，可用热敷加乳房按摩，以疏通乳络。先轻揪乳头数次，然后从乳房四周轻柔地向乳头方向按摩，将郁滞的乳汁渐渐推出。可用玉露散或金黄散外敷；或用50%芒硝溶液湿敷。

（2）成脓 脓肿形成时，应在波动感及压痛最明显的地方及时切开排脓，切口位置应选择脓肿较低的部位，使引流通畅而不致形成袋脓，并应避免手术损伤乳络形成乳漏。若脓肿小而浅者，可用针吸穿刺抽脓或用火针刺脓。

（3）溃后 切开排脓后，用九一丹或八二丹提脓拔毒，并用药线插入切口内引流，切口周围外敷金黄膏。待脓净仅有黄稠滋水时，改用生肌散收口。如出现袋脓现象，可在脓腔下方用垫棉法加压，使脓液不致潴留。如有脓汁从疮口溢出，可在患侧用垫棉法束紧，以促进愈合。如成传囊乳痈，也可在疮口一侧用垫棉法，若无效可另做一切口以利引流。

3. 其他疗法 必要时加用抗生素，首选青霉素类，或根据细菌培养结果选择。

【临证思路】

目前乳痈的西医治疗主要是广谱抗菌、减轻炎症，如脓肿已成，穿刺抽脓后注入抗生素，或切开引流。中医内治及外治法主要是建立在辨证论治的基础上，起到清热解毒、疏肝解郁、通乳消肿等作用，达到缓解症状、改善预后的目的，且无明显不良反应。中医中药治疗乳痈，可明显提高疗效，缩短疗程，减轻痛苦，且临床应用安全。此外，应加强预防与调护工作，妊娠5个月后应经常使用温开水或肥皂水洗净乳头，乳头内陷者可经常提拉矫正；乳母应保持心情舒畅，情绪稳定。饮食清淡，忌食辛辣之物。

【预后与预防】

乳痈的预后良好，但如果失治、误治，可侵及其他乳络而成传囊之变，或者变生乳漏；若寒凉太过，则可致气血凝结，转为慢性，迁延难愈。

保持乳头清洁，纠正乳头畸形，预防乳汁淤积，能有效预防乳痈的发生。

【案例分析】

病案：尧某，女，32 岁。

初诊：1965 年 5 月 27 日。患者产后 10 余日，昨起恶寒发热，头痛鼻塞，浑身骨节疼痛，左乳房红肿，肿痛拒按，口渴欲饮等。

检查：体温 39℃，脉率 90 次/分，舌红少苔，脉弦滑稍数。左乳房红赤肿胀，外上象限可扪及 4cm×5cm 大小，质硬而坚，触痛明显，无波动感。

诊断：中医：乳痈；西医：急性乳腺炎。

治法：清热解毒，消肿散结。

方药：瓜蒌牛蒡汤加减。荆芥 5g，防风 5g，蒲公英 12g，瓜蒌 18g，金银花 10g，紫花地丁 10g，连翘 10g，白芷 5g，甘草节 4g，当归 7g，川芎 5g，赤芍 5g，穿山甲 7g，皂角刺 10g，2 剂。外用金黄散调敷患处，保持湿润。

二诊：5 月 29 日。寒热已罢，左乳房肿痛，仍唇烂、溲赤等，内治方药宗上方去防风、荆芥，加生地黄、玄参、石斛各 10g，连进 9 剂后，乳痈消散，乳汁复充而病瘥。

分析：本案例病变部位为左乳房，属足厥阴肝经所循走部位，产后阴虚，饮食不节，胃中积热，复外感风邪，以致乳房局部经络阻滞，乳汁壅塞，气血瘀滞而成乳痈。由于该病例风邪热毒留于肌肤，其病刚起，尚未酝酿成脓，为防阳明热盛化脓，初诊以消散为大法，急予清热解毒、消肿散结为治，内外合治共济。二诊症见痈毒未尽、阴液已伤，速增养阴生津之品，故表随汗解，热清毒解，祛瘀通络，肿消散结而乳痈愈及乳汁充沛。（《中医外科学教学病案精选》）

【文献选录】

《千金翼方·卷二十八》：灸乳痈妒乳法：灸两手鱼际各二七壮，断痈脉也。

《诸病源候论》：此由新产后，儿未能饮之，及饮不泄，或断儿乳，捺其乳汁不尽，皆令乳汁蓄积，与气血相搏，即壮热大渴引饮，牢强掣痛，手不得近也……

《针灸大成·卷九》：乳痈：针乳疼处、膻中、大陵、委中、少泽、俞府。

《女科撮要》：一妇人因怒，左乳作痛发热，表散太过，肿热益甚，用益气养荣汤，数剂热止脓成，不从用针，肿胀热渴，针脓大泄，仍以前汤，月余始愈。此症若脓成未破，有薄皮剥起者，用代针之剂，其脓自出。不若及时用针，不致大溃。若脓血未尽，辄用生肌，反助其邪。慎之。

第六节　产后身痛

产妇在产褥期内，出现肢体或关节酸楚、疼痛、麻木、重着者，称为"产后身痛"。亦称"产后遍身疼痛""产后关节痛""产后痹证""产后痛风"，俗称"产后风"。

表 10 – 9　产后身痛历史沿革

隋朝《诸病源候论》	产后身痛的最早记载 "产则伤动血气，劳损脏腑，其后未平复，起早劳动，气虚而风邪乘虚伤之，致发病者，故曰中风。"
唐代《经效产宝·产后中风方论》	病因是"产伤动血气，风邪乘之"
宋代《当归堂医丛·产育保庆集方》	立"趁痛散"治疗"产后遍身疼痛"

西医学风湿热、类风湿引起的产褥期关节疼痛可参照本病辨证论治。

【病因病机】

产后百脉空虚，气血不足为其发病的内在因素，风寒湿之邪乘虚而入为其外在因素。主要病机是产后气血虚弱，风寒湿之邪乘虚而入，使气血凝滞，"不通则痛"；产时耗伤肾气或经络失养，"不荣则痛"，从而导致产后身痛（图 10 – 3）。

1. 血虚　素体血虚，或产时、产后失血过多，阴血愈虚，冲任不足，四肢百骸、筋脉关节失之濡养，而致肢体酸楚、麻木、疼痛。《陈素庵妇科补解·产后众疾门》指出："产后气血俱虚……血虚则血之行于脉中也，常滞而不能滋荣于一体。外风乘虚而入，余血因虚而阻，遍身筋脉时作疼痛，甚则腰背强硬，不能俯仰，手足拘挛，不能屈伸。"

2. 血瘀　产伤血瘀或产后恶露去少，冲任停瘀，血瘀不去，留滞经脉、筋骨之间，气血运行受阻，发为产后身痛。《叶氏女科证治》说："产后遍身疼痛……若血瘀不去，流于遍身，则肢节作痛。"

3. 风寒　产后百节空虚，卫表不固，腠理不密，起居不慎，风寒湿邪乘虚而入，客于经络、关节、肌肉，凝滞气血，经脉痹阻，瘀滞作痛。如《妇人大全良方·卷之十

九》说："夫产后中风……为风邪冷气初客于皮肤经络。则令人顽痹不仁……夹寒则挛急也。"

4. 肾虚　素体肾虚，复因产伤动肾气，耗伤精血，腰为肾之府，膝属肾，足跟为肾经所过，肾之精气血亏虚，失于濡养，故腰膝疼痛，腿脚乏力或足跟痛。

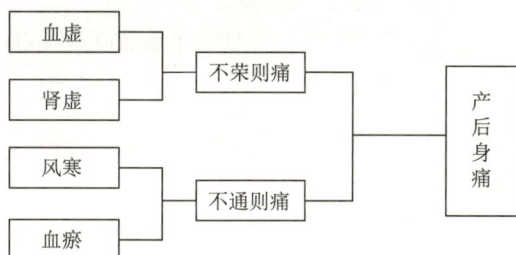

图 10 – 3　产后身痛病因病机图

【鉴别诊断】

1. 与痹证的鉴别

相同点：本病外感型与痹证的发病机制相同，临床表现也颇相似。

不同点：本病发生在产褥期，痹证在任何时候均可发病，如本病日久不愈，超过产褥期，则属痹证。

2. 与痿证的鉴别

相同点：二者症状均在肢体关节。

不同点：产后身痛以肢体、关节疼痛、屈伸不利为特点；痿证则以肢体萎弱不用、肌肉瘦削为特点，肢体关节一般不痛。

【辨证论治】

辨证重在分辨疼痛的性质。肢体酸痛、麻木者，多属虚证；疼痛按之加重者，多为瘀证。疼痛游走不定者，为风；冷痛而得热痛减者，多寒；肿痛灼热者，为热；重着而痛者，多湿。

治则以养血益气补肾为主，兼活血通络

祛风止痛；养血之中，应佐以理气通络之品以标本同治；祛邪之时，当配养血补虚之药以助祛邪而不伤正。

1. 血虚证

临床表现：产后遍身关节酸楚、疼痛，肢体麻木；面色萎黄，头晕心悸。舌淡苔薄，脉细弱。

治法：养血益气，温经通络。

针灸：阿是穴、风池（GB 20）、血海（SP 10）、脾俞（BL 20）、胃俞（BL 21）、足三里（ST 36）、三阴交（SP 6）。针刺用补法，可配合艾灸。

选穴依据：取病痛局部穴位可疏通经络气血，使营卫调和而疏经止痛；风池理气活血；血海养血补血；脾俞、胃俞、足三里、三阴交益气养血，温经通络。

方药：黄芪桂枝五物汤（《金匮要略》）加当归、秦艽、丹参、鸡血藤。药用黄芪、白芍、桂枝、生姜、大枣、当归、秦艽、丹参、鸡血藤。

方解：黄芪益气固表；桂枝、白芍温经通络，调和营卫；生姜、大枣调和营卫。原方加当归、鸡血藤、秦艽、丹参加强养血通络之效。

随症加减：关节疼痛较重兼有外邪者，酌加穿山龙、威灵仙、羌活、独活以疏风活络止痛。

若血虚伤精者，症见腰背疼痛，胫膝酸软，足跟痛，舌淡，苔薄，脉沉细。治宜补肾填精，强腰壮骨。可选养荣壮肾汤（《叶天士女科证治》）加熟地黄、山茱萸。养荣壮肾汤药用当归、川芎、独活、肉桂、防风、杜仲、续断、桑寄生、生姜。

方解：杜仲、续断、桑寄生补肾强腰壮筋骨；肉桂、生姜温经散寒；防风、独活祛风湿而止痛；当归、川芎养血活血止痛。原方加熟地黄、山茱萸以滋肾填精养血。

2. 风寒证

临床表现：产后肢体关节疼痛，屈伸不利，或痛无定处，或冷痛剧烈，得热则舒，或关节肿胀，麻木，重着，伴恶寒怕风。舌苔薄白腻，脉濡细。

治法：养血祛风，散寒除湿。

针灸：阿是穴、风池（GB 20）、合谷（LI 4）、血海（SP 10）、脾俞（BL 20）、胃俞（BL 20）、肾俞（BL 23）、关元（CV 4）。针用平补平泻，可配合灸法。

选穴依据：取病痛局部穴位可疏通经络气血，使营卫调和而疏经止痛；风池祛风散寒；合谷祛邪解表；血海活血行血，祛风止痛；脾俞、胃俞、肾俞健脾补肾，利水除湿；配关元温阳散寒，通络止痛。

方药：独活寄生汤（《备急千金要方》）。药用独活、秦艽、防风、细辛、肉桂、桑寄生、杜仲、牛膝、当归、白芍、川芎、地黄、人参、茯苓、甘草。

方解：独活祛风散寒，除湿止痛；秦艽、防风祛风胜湿；细辛、肉桂温经通络散寒；桑寄生、杜仲、牛膝补肝肾；当归、白芍、川芎、地黄养血和血；人参、茯苓、甘草补气健脾。

3. 血瘀证

临床表现：产后身痛，尤见下肢疼痛、麻木、发硬、重着、肿胀明显，屈伸不利，小腿压痛；恶露量少、色紫黯夹血块，小腹疼痛，拒按。舌暗，苔白，脉弦涩。

治法：养血活血，化瘀祛湿。

针灸：阿是穴、风池（GB 20）、足三里

（ST 36）、血海（SP 10）、地机（SP 8）、阴陵泉（SP 9）、三阴交（SP 6）、太冲（LR 3）。针刺用平补平泻法，可配合灸法。

选穴依据：取病痛局部穴位可疏通经络气血，使营卫调和而疏经止痛；风池理气活血；血海活血行血，祛风止痛；三阴交健脾祛湿，配太冲理气活血，通络止痛；足三里养血；阴陵泉祛湿；地机化瘀止痛。

方药：身痛逐瘀汤（《医林改错》）加白芍、毛冬青、益母草、独活、忍冬藤、木瓜。药用秦艽、川芎、桃仁、红花、甘草、羌活、没药、当归、灵脂、香附、牛膝、地龙、白芍、毛冬青、益母草、独活、忍冬藤、木瓜。

方解：当归、川芎养血和血；桃仁、红花、灵脂、没药活血化瘀；香附行气则血行；秦艽、羌活、木瓜、地龙祛风胜湿，通络止痛；牛膝破血行瘀强筋壮骨；甘草调和诸药。方中加白芍养血，忍冬藤、毛冬青、益母草活血化瘀，清热祛湿；独活祛风胜湿，通络止痛。

亦可选生化汤加桂枝、牛膝。

随症加减：若身痛较甚，脉络青紫者，酌加红花、鸡血藤以增强活血行瘀、宣络止痛之效。若痛处不温，喜热熨者，酌加姜黄、川乌、草乌以温经散寒止痛。

4. 肾虚证

临床表现：产后腰膝、足跟疼痛，艰于俯仰；头晕耳鸣，夜尿多。舌淡暗，脉沉细弦。

治法：补肾养血，强腰壮骨。

针灸：阿是穴、关元（CV 4）、肾俞（BL 23）、肝俞（BL 18）、足三里（ST 36）、三阴交（SP 6）、太溪（KI 3）。针刺用补法，可配和艾灸。

选穴依据：取病痛局部穴位可疏通经络气血，使营卫调和而疏经止痛；肾俞、肝俞、三阴交、足三里，肝、脾、肾同补，益精养血；太溪、关元滋补肾精，强腰壮骨。

方药：养荣壮肾汤（《叶氏女科证治》）加秦艽、熟地黄。药用当归、川芎、独活、肉桂、防风、杜仲、续断、桑寄生、生姜、秦艽、熟地黄。

方解：桑寄生、续断、杜仲补肾强腰壮筋骨；当归、川芎养血活血；独活、防风、肉桂温经散寒，祛风除湿通络；生姜辛温发散风寒；肉桂温肾散寒。方中加熟地黄滋肾填精补血，秦艽祛风除湿。

【临证思路】

产后身痛与一般风寒湿痹证不同，因产后气血俱虚，虽夹外邪，亦当以调理气血为主。

针灸治疗应该以局部取穴配合辨证取穴。以疼痛部位阿是穴，加合谷、太冲、血海、肾俞、脾俞等，配合艾灸效果更好。

【预后与预防】

预后与体质强弱、病情轻重、治疗调摄是否得当有关，如能及时治疗，大多可以治愈，预后亦佳。如失治、误治，日久不愈，正气愈虚，经脉气血瘀阻，虚实夹杂，亦可能迁延日久，影响肢体活动。

本病应以预防为主。注意产褥期保健，慎起居，避风寒。注意保暖，避免居住在寒冷潮湿的环境。并注意营养均衡，增强体质，适当活动，保持心情愉快。

【文献选录】

《叶天士女科》：产后遍身疼痛，因气血

走动，升降失常，留滞于肢节间，筋脉引急，或手足拘挛不能屈伸，故遍身肢节走痛，宜趁痛散。若瘀血不尽，流于遍身，则肢节作痛，宜如神汤。

《针灸资生经》第七：期门，治产后余疾。千云，主产余疾……疗妇人八部诸疾。妇人产后浑身痛，针百劳穴，遇痛处即针，避筋骨及禁穴。

第七节　产后自汗、盗汗

产妇在产褥期内，以汗出过多、持续不止为主要症状，称为"产后汗证"。常分为产后自汗与产后盗汗。产后自汗多表现为产后涔涔汗出，持续不止，动则尤甚，甚则安静休养状态下亦汗出不止，里衣湿透；产后盗汗多表现为寐中汗出湿衣，醒来即止。二者一般分别见之，亦可并见。

表 10－10　产后汗证历史沿革

东汉《金匮要略》	最早记载 "新产血虚，多汗出，喜中风，故令病痉"
隋朝《诸病源候论》	首列"产后汗出不止候"
宋代《妇人大全良方》	提出了"产后虚汗不止"和"产后盗汗不止"

有些产妇新产后汗出稍多，尤以进食、活动后或睡眠时为著，此因产后气血骤虚、腠理不密所致，可在数天后营卫自调而缓解，不作病论。

【病因病机】

主要病机为产后耗气伤血，气虚阳气不固，阴液外泄或阴虚内热，迫汗外出。

1. 气虚　素体虚弱，复因产时伤气耗血，气虚益甚，卫阳不固，腠理不实，阳不敛阴，阴津外泄而致自汗不止。

2. 阴虚　营阴素虚，产时失血伤津，阴血益虚，阴虚内热，寐时阳乘阴分，热迫津液外泄，致令盗汗，醒后阳气卫外，腠理充、皮毛实而汗自止。

【诊断要点】

1. 病史　询问患者体质情况，了解有无结核病、贫血、甲亢、风湿病史。

2. 临床表现　本病以产后出汗量过多和持续时间长为特点。产后自汗者汗出不止，白昼汗多，动则益甚；产后盗汗者寐中汗出，醒后可止。

3. 检查　根据临床汗出所伴随症状，有目的地选择结核菌素试验、肺部 X 线、抗"O"、血沉、类风湿因子、甲状腺功能测定等检查项目，以排除相关疾病。

【辨证论治】

本病以产后出汗过多、持续时间长为特点，气虚宜益气固表，和营止汗；阴虚宜益气养阴，生津敛汗。

1. 气虚证

临床表现：产后汗出过多，不能自止，动则加剧；时有恶风身冷，面色㿠白，气短懒言，语声低微，倦怠乏力。舌质淡，苔薄白，脉细弱。

治法：益气固表，和营止汗。

针灸：脾俞（BL 20）、中脘（CV 12）、气海（CV 6）、三阴交（SP 6）、足三里（ST 36）。针刺用补法。

选穴依据：脾俞、中脘健脾益气；气海补气固涩；三阴交、足三里健脾养血。

方药：黄芪汤（《济阴纲目》）。药用黄

芪、白术、防风、熟地黄、煅牡蛎、茯苓、麦冬、甘草、大枣。

方解：黄芪、白术、茯苓健脾益气，固表止汗；熟地黄、麦冬滋阴敛汗；防风、煅牡蛎固涩止汗；甘草、大枣调气和中。

随症加减：若汗出过多，可加麻黄根、浮小麦、五味子以加强固涩敛汗之功；若头晕心悸，唇甲苍白，加党参、制首乌、阿胶以益气养血。

2. 阴虚证

临床表现：产后睡中汗出，甚则湿透衣衫，醒后即止；面色潮红，头晕耳鸣，口燥咽干，渴不思饮，或五心烦热，腰膝酸软。舌质红，少苔，脉细数。

治法：益气生津，滋阴敛汗。

针灸：三阴交（SP 6）、关元（CV 4）、肾俞（BL 23）、太溪（KI 3）、心俞（BL 15）、内关（PC 6）。针刺用补法。

选穴依据：三阴交温肾疏肝健脾；关元、肾俞、太溪补肾固涩；心俞、内关养心敛汗。

方药：生脉散（《内外伤辨惑论》）加煅牡蛎、浮小麦、山茱萸、糯稻根。药用人参、麦冬、五味子、煅牡蛎、浮小麦、山茱萸、糯稻根。

方解：人参、麦冬、五味子益气养阴，宁心安神。煅牡蛎、浮小麦固摄敛汗；山茱萸、糯稻根养阴敛汗。

随症加减：若五心烦热甚者，加白薇、地黄、地骨皮以滋阴清热；若口燥咽干甚者，加石斛、玉竹以养阴生津。

【临证思路】

本病以产后汗出量多、持续时间长为特点，根据汗出时间，大体上分为产后自汗

与盗汗。白昼汗多，动则加剧为产后自汗；睡时周身汗出，醒后即止为产后盗汗。自汗多由于气虚所致，盗汗常由阴虚使然。气虚以益气和营、固表止汗为法；阴虚以养阴益气、生津敛汗为治。务使阴平阳秘，营卫调和，腠理密固，则汗出可愈。

若汗出过多，腠理失密，卫外不固，外邪极易侵入。兼风邪者，汗出后恶风明显，伴周身酸楚，时寒时热，酌加苏叶 10g、荆芥 10g，疏风解表，或合用桂枝汤；兼风湿伤表者，可伴恶风畏寒，肢体重着麻木，小便短少，脉濡缓，宜祛风胜湿，益气固表，选防己黄芪汤加减。"汗为心之液"，汗出过多，又必亏耗心阴，心神失养而烦躁易怒，失眠多梦，宜酌加远志 10g、五味子 10g、竹叶 10g 清心安神；汗出不止伤阳，导致脾肾阳虚而形寒肢冷，腰酸膝软，宜酌加山药 20g、仙茅 15g、仙灵脾 15g 温肾健脾；汗出太过伤阴，导致筋脉失养而发抽搐、肢麻，注意酌加天麻 10g、山茱萸 15g、杜仲 15g、寄生 15g 滋补肝肾。

【预后与预防】

产后宜慎起居、避风寒以防外邪侵袭，忌滥用补品，避免酿湿生热，加剧汗出而致病情缠绵。

产后汗证一般预后良好。但若汗出不止，日久不瘥者，须防气随津脱，变生他疾。对长期盗汗者，应除外结核病变。

【案例分析】

病案：陆某，女，24 岁。

初诊：1959 年 11 月 12 日。患者第一胎产后，流血较多，体虚自汗，胸闷头眩，肢节酸楚，夜寐不安，乃来就诊。现产后第 25 日，恶露未净，自汗絷絷，睡不能安，乳水

缺少，头眩神疲，脉象虚细，舌质绛，苔薄。

诊断：产后自汗。证属新产伤血，阴虚阳越。

治法：养血固表。

处方：炒当归身 9g，黄芪 9g，五味子 4.5g，炒阿胶 9g，白术 6g，白芍 6g，枸杞子 9g，陈皮 6g，通草 4.5g，浮小麦 9g，糯稻根 12g。

二诊：服药后自汗减轻，恶露亦止，夜寐尚安，刻有胸脘不宽，腿膝酸软。治宜补气益血，调和阴阳。

处方：潞党参 2.4g，黄芪 9g，远志肉 9g，麦冬 6g，炒当归身 6g，大熟地黄 9g（砂仁 2.4g 拌），嫩桑枝 9g，木瓜 9g，白芍 6g，通草 6g，炙甘草 2.4g。

上方服后自汗止。

分析：产后自汗，《妇人良方》列为一证，名虚汗不止。按："虚汗不止者，由阴气虚而阳气加之，里虚表实，阳气独发于外，故汗出也。血为阴，产则伤血，是为阴气虚也；气为阳，其气实者，阳加于阴，故令汗出。而阴气虚弱不复者，则汗出不止也。凡产后血气皆虚，故多汗。盖人身之气血，相互依存，密切相关。"唐荣川谓："运血者是气，守气者即是血。"本例为产后伤血，血虚则无所依归，阴亏则阳越于外，引起自汗、盗汗。产后自汗并能导致头晕、失眠，汗出淋漓衣褥均湿，换时又亦受寒感冒，所以宜及时医治。

本方以《济阴纲目》黄芪汤化裁。以当归、熟地黄、阿胶等养阴补血；黄芪、白术等补气固表；复以五味子益肾温敛；白芍敛阴止汗，补养中寓以酸收，增强止虚汗之力；气血虚弱，汗出伤津，乳汁亦相应减少，乃用通草一味，通气行乳，乳汁增多，自汗亦可减少，乃奏分利之妙；至于浮小麦与糯稻根二味，皆为敛汗专药。全方于补气血药中酌加一二味敛汗药，培本固效。

（《现代著名老中医名著重刊丛书·朱小南妇科经验选》）

第八节　产后小便异常

一、产后小便不通

新产后小便点滴而下，甚至闭塞不通，小腹胀急疼痛者称"产后小便不通"，又称"产后癃闭"。多发生于产后 3 日内，亦可发生于产褥期中，以初产妇、滞产及手术产后多见。相当于西医学产后尿潴留。

表 10-11　产后小便不通历史沿革

隋朝《诸病源候论》	最早记载 "产后小便不通候"
宋代《妇人大全良方》	用木通散治产后小便不通
清代《医宗金鉴》	"产后热邪夹瘀血流渗胞中，多令小便淋闭"

【病因病机】

膀胱气化功能正常是尿液排出的前提条件。《素问·灵兰秘典论》曰："膀胱者，州都之官，津液藏焉，气化则能出焉。"膀胱气化功能失常，导致产后小便不通的病机不外虚实两端。虚者由于肺、脾、肾三脏功能不足，膀胱气化无力所致；实者由于气滞或血瘀，膀胱气化受阻使然。

1. 气虚　素体虚弱，肺脾气虚，复因产时劳力伤气，或产时、产后失血过多，气随血耗以致肺脾之气益虚，膀胱气化无力而致小便不通。

2. 肾虚 先天禀赋不足，复因产时劳力伤肾，肾虚不足，膀胱气化不及而致小便不通。

3. 气滞 产后五志过极，情志不遂，肝气郁结，气机升降失调，膀胱气化不利而致小便不通。

4. 血瘀 产程过长，滞产逼胯，膀胱受压过久，气血运行不畅，膀胱气化不利而致小便不通。

【诊断要点】

1. 病史 素体气虚或先天禀赋不足，产程过长、失血过多或难产、手术助产等病史。

2. 临床表现 产妇新产后，尤以产后6～8小时或产褥期中出现排尿困难，点滴而下，小腹胀急，坐卧不安，甚或癃闭不通。

3. 检查

（1）腹部检查 注意是否有下腹膨隆、膀胱充盈、触痛等情况。

（2）妇科检查 了解子宫复旧情况，有无尿道、膀胱膨出。

（3）辅助检查 尿常规检查一般无异常。小腹部若扣及膨大膀胱，B超检查可协助诊断。

【辨证论治】

产后小便不通有虚实之分。若产后小便不通兼见面白少华，倦怠乏力，气短懒言者，为气虚证；若兼见面色晦暗，头晕耳鸣，腰膝酸软者，为肾虚证；若小腹胀痛，情志抑郁或胸胁胀痛，烦闷不安者，为气滞证；若有产伤史，尿色略混浊带血丝，舌质正常或暗，脉涩者，为血瘀证。

治疗时虚者补气温阳为法，以利膀胱气化；实者疏利水道为纲，以利膀胱通调。

1. 气虚证

临床表现：产后小便不利，甚至闭而不通；小腹胀满不适，面白少华，倦怠乏力，语声低微，气短懒言。舌淡，苔薄白，脉缓弱。

治法：补气升清，化气行水。

针灸：秩边（BL 54）透水道（ST 28）、中极（CV 3）、三焦俞（BL 22）、关元（CV 4）、气海（CV 6）、足三里（ST 36）、脾俞（BL 20）、肾俞（BL 23）。秩边、三焦俞用泻法，其他穴位用补法，可灸。

选穴依据：秩边为膀胱经穴，可疏导膀胱气化功能；三焦俞通调三焦水道；中极、关元温补下元；气海、足三里健脾益气；脾俞、肾俞补益脾肾。

方药：补气通胯饮（《沈氏女科辑要》）。药用黄芪、麦冬、通草。

方解：黄芪补益脾肺；麦冬养阴滋液；通草淡利小便。

随症加减：若多汗，咽干口燥，加麦冬、地黄、葛根以生津养阴；若腰膝酸软，可酌加桑寄生、续断等以补肝肾，强腰膝。

2. 肾虚证

临床表现：产后小便不通，小腹胀满而急，或小便色白而清，点滴而下；面色晦暗，腰膝酸软，头晕耳鸣。舌淡，苔润，脉沉迟。

治法：补肾温阳，化气行水。

针灸：肾俞（BL 23）、中极（CV 3）、关元（CV 4）、三阴交（SP 22）、三焦俞（BL 22）、秩边（BL 54）透水道（ST 28）、复溜（KI 7）。肾俞、关元、中极、三阴交、复溜用补法，三焦俞、秩边用平补平泻法，可灸。

选穴依据：肾俞补肾气，以利膀胱气化；中极、关元温补下焦；三阴交调理肝脾肾之气血；三焦俞、秩边通利膀胱水道；复溜补肾益气行水。

方药：济生肾气丸（《济生方》）。药用熟地黄、山药、山茱萸、牡丹皮、茯苓、肉桂、泽泻、炙附子、牛膝、车前子。

方解：炙附子、肉桂温肾助阳；熟地黄、山药、山茱萸补肾滋阴；茯苓、泽泻、车前子、牛膝利水通淋；牡丹皮泻肾中伏火。

随症加减：若腰膝酸软甚者，加杜仲、巴戟天以补肾强腰；若小腹下坠者，加党参、黄芪以益气升阳；若头晕耳鸣者，加当归、鹿角胶、菟丝子以补肾益精养血。

3. 气滞证

临床表现：产后小便不通，小腹胀痛；情志抑郁，或胸胁胀满，烦闷不安。舌淡红，苔薄白，脉弦。

治法：理气行滞，行水利尿。

针灸：秩边（BL 54）透水道（ST 28）、中极（CV 3）、膀胱俞（BL 28）、三焦俞（BL 22）、期门（LR 14）、太冲（LR 3）。平补平泻法，酌情可用灸。

选穴依据：秩边为膀胱经穴，可疏导膀胱气机；膀胱俞促进膀胱气化；三焦俞可通调三焦以利气化功能；中极助膀胱气化；期门、太冲疏肝解郁以利水道。

方药：木通散（《妇科玉尺》）。药用枳壳、槟榔、木通、滑石、冬葵果、甘草。

方解：枳壳、槟榔理气行滞，促水液代谢；木通、滑石、冬葵果利水通小便；甘草调和诸药。

4. 血瘀证

临床表现：产程不顺，或产时损伤膀胱，产后小便不通或点滴而下，尿色略混浊带血丝，小腹胀，急刺痛。舌正常或暗，脉沉涩。

治法：活血化瘀，行气利水。

针灸：次髎（BL 32）、血海（SP 10）、秩边（BL 54）透水道（ST 28）、中极（CV 3）、阴陵泉（SP 9）、太冲（LR 3）、三阴交（SP 6）。三阴交用平补平泻法，其余用泻法。

选穴依据：次髎、秩边同为膀胱经穴，可疏导膀胱气机，助膀胱气化以导小便；中极助膀胱气化；血海、阴陵泉健脾利湿；三阴交则脾、肺、肾三脏同调以利水液代谢；太冲疏肝行气以利水道。

方药：加味四物汤（《医宗金鉴》）。药用熟地黄、川芎、白芍、当归、蒲黄、瞿麦、桃仁、牛膝、滑石、甘草、木香、木通。

方解：熟地黄、川芎、白芍、当归补血养阴；蒲黄、桃仁活血化瘀以利水道；木香芳香行气以助血行；瞿麦、滑石、木通通利小便；牛膝活血利水；甘草调和诸药。

【临证思路】

本病是产褥早期常见病。若新产妇经 6～8 小时仍不能自解小便，应尽早治疗，必要时导尿。产后多虚，临证治疗以补气温阳、化气行水为主，不可滥用通利小便之品，以免伤正。

【预后与预防】

鼓励产妇克服紧张怕痛心理，尽早自行坐起排尿，若超过 4 小时仍未自行排尿者，可用温开水冲洗外阴及尿道周围，诱导排尿，或按摩、热敷下腹部，刺激膀胱肌肉收缩，对预防本病有一定的积极作用。同时注意外阴清洁卫生，避免感染外邪变生他病。该病一般预后良好。若延治，膀胱过度膨胀可致破裂，或肌肉失去张力而难以恢复，膀胱积尿过久，易感染邪毒影响产褥期恢复。

【案例分析】

病案：宋某，女，29岁。

初诊：1975年9月16日。患者于9月11日自然分娩。产后出血量较多，曾一度休克，输血1200mL。产后不能自行排尿，伴有低烧。舌质淡红，脉细数。

诊断：产后小便不通。证属小肠热结，膀胱不利。

治法：清小肠热，利湿通便。

处方：瞿麦四钱，萹蓄四钱，木通一钱，车前子四钱，滑石块五钱，甘草梢三钱，大黄一钱，竹叶一钱，栀子三钱，连翘五钱，灯心草二钱。

二诊：进第1煎后，小便仍不能自解。产后低烧日久（体温37.5～37.6℃），汗出较多，全身疼痛，头晕、气短，大便稀，有黏液，舌苔白，脉弦缓。因服上方未效，进一步分析病情，辨证为营卫不和，膀胱气化不利，而致癃闭。

治法：养血和营，化气开闭。

处方：桂枝三钱，炒白芍四钱，川芎二钱，当归五钱，熟地黄四钱，荆芥穗一钱半，柴胡二钱，茯苓四钱，牛膝三钱，车前子四钱，炙甘草、生姜各二钱，大枣三个。

药后小便已能自解，恶露不多，但仍感小腹憋闷，稍有恶心，舌质暗，脉弦滑。按上方加减继服，以巩固疗效。

分析：产后小便不通多沿用"肾司二便""肾与膀胱相表里"及膀胱湿热等基本理论辨治。本例先用清心解热利尿之法，3剂药后小便仍不能自解。分析其病情，产后

小便不通已有数天之久，伴有身微热，汗出，身痛，头晕，气短，便稀，脉弦缓，苔白等，并非实证，而属于营卫不和的虚证，错在虚实之误。因为太阳之气布于表，营卫不和，三焦气道不行，膀胱气化不利，上不得开，下不得行而致癃闭。所以改用养血和营，化气开闭的法则。以桂枝汤调和营卫、四物汤养血和营，配合荆芥穗助桂枝开解太阳之表气，柴胡调理三焦之气机，茯苓、车前子、牛膝渗湿利尿，推动膀胱，引药下行，逐步取效。足以说明对于小便不通虚实的分辨，同样重要。

（《现代著名老中医名著重刊丛书·刘奉五妇科经验》）

二、产后小便淋痛

产后出现小便频急，淋沥不尽，尿道涩痛，小腹拘急为主要临床表现者，称"产后小便淋痛"，又称"产后淋"。西医学产褥期泌尿系感染可参照本病治疗。

表 10－12　产后小便淋痛历史沿革

隋朝《诸病源候论》	最早记载"产后淋" 以肾虚为本，病位在膀胱
唐代《经效产宝》	"产后患淋，因虚损后有热气客于脬中"
宋代《妇人大全良方》	"产后诸淋，因热客于脬，虚则频数，热则涩痛，分虚实论治。"

【病因病机】

主要病机是膀胱气化失司，水道不利。

1. 湿热蕴结　产后血室正开，胞脉空虚，若摄生不慎，外阴不洁，或多次导尿消毒不严，或产时不顺，阴部创伤，秽浊湿热之邪乘虚入侵膀胱，或过食辛辣肥甘厚腻，酿成湿热，流注膀胱，气化不利，致小便

淋痛。

2. 肾阴亏虚　素体肾虚，复因产时、产后失血伤阴，肾阴亏虚，虚火旺盛，热灼膀胱，气化不利致小便淋痛。

3. 肝经湿热　素体肝旺，复因产后失血伤阴，肝失所养，或产后情志所伤，肝失条达，气机郁滞，郁而化火，气火郁于下焦，移热膀胱，气化失司，致小便淋痛。

【诊断要点】

1. 病史　多有产后尿潴留、多次导尿史、外阴伤口愈合不良，或分娩及产后失血过多史，或情志所伤史。

2. 临床表现　以产后出现尿频、尿急、淋沥涩痛为主要症状。

3. 辅助检查

（1）妇科检查　可见外阴伤口愈合不良，尿道口、阴道口充血。

（2）辅助检查　尿常规检查可见白细胞、脓球，甚则红细胞，尿细菌培养可见致病菌。

【辨证论治】

产后小便淋痛病位在膀胱，与肝肾相关，多由热邪引起。实热者多起病急骤，小便赤热，溲时尿道灼痛，或伴发热，口渴心烦；虚热者小便不甚赤涩，溺痛不甚，或伴腰酸，手足心热。

治疗以清热通淋为主，实则清利，虚则补益。但鉴于产后多虚多瘀的特点，清热不可过于苦寒，除湿不宜过于通利，补虚不忘化瘀。

1. 湿热蕴结证

临床表现：产时不顺，产后突感小便短涩，淋沥涩痛；小腹疼痛胀急，尿黄赤或混浊，口渴不欲饮，心烦。舌红，苔黄腻，脉滑数。

治法：清热利湿，通淋止痛。

针灸：阴陵泉（SP 9）、膀胱俞（BL 28）、中极（CV 3）、委中（BL 40）、行间（LR 2）。阴陵泉、膀胱俞用补法，中极、委中、行间用泻法。

选穴依据：委中为膀胱下合穴，行间为肝经荥穴，两穴相配可清热利湿通淋；阴陵泉健脾利湿，与膀胱俞合用可助膀胱气化，通利小便；中极为任脉经穴，同为膀胱募穴，可通利小便。

方药：加味五淋散（《医宗金鉴》）加益母草。药用栀子、茯苓、当归、黄芩、白芍、甘草、生地黄、泽泻、车前子、滑石、木通、益母草。

方解：栀子清三焦火热，导热下行；黄芩清热燥湿，凉血安胎；茯苓、泽泻、车前子清热利水除湿；当归、生地黄、白芍养血滋阴安胎；滑石、木通清热泻火通淋；甘草养阴缓急。方中加益母草活血化瘀利湿。

随症加减：若热伤胞络，尿色红赤者，加小蓟、地榆、白茅根、益母草、旱莲草以清热利尿止血；若口舌生疮，心烦者，加竹叶以清心除烦；若小便浑浊者，加萆薢、石菖蒲以分清泌浊；若肝经郁热，口苦便干，心烦易怒者，加龙胆、茵陈以清肝泄热；若口渴引饮，舌红少津者，加知母、玉竹以养阴生津。

2. 肾阴亏虚证

临床表现：产后小便频数淋沥，尿道灼热疼痛，尿少，尿色深黄；五心烦热，腰膝酸软，头晕耳鸣。舌红，少苔，脉细数。

治法：滋肾养阴，通淋止痛。

针灸：三阴交（SP 6）、太溪（KI 3）、中极（CV 3）、膀胱俞（BL 28）、肾俞（BL 23）。针刺用补法。

选穴依据：太溪为足少阴肾经原穴，可滋阴补肾，配中极任脉与膀胱交会穴可补肾通淋；三阴交肝、脾、肾同调；膀胱俞、肾俞可补肾通淋。

方药：知柏地黄汤（《医宗金鉴》）加猪苓、牛膝。药用熟地黄、山茱萸、山药、泽泻、茯苓、牡丹皮、知母、黄柏、猪苓、牛膝。

方解：全方共奏滋养肝肾、清泻虚火之功。熟地黄、山茱萸、山药补肝肾之阴；知母、黄柏、牡丹皮清肾中之伏火；茯苓、泽泻导热由小便外解。方中加牛膝滋补肝肾，猪苓利水通淋。

随症加减：若虚火内盛，潮热明显者，加地骨皮、玄参、地黄以滋阴清热；心烦少寐者，加酸枣仁、柏子仁以滋阴安神，交通心肾；尿中带血者加白茅根、小蓟等以清热凉血止血。

3. 肝经郁热证

临床表现：产后小便艰涩而痛，余沥不尽，尿色红赤；情志抑郁或心烦易怒，小腹胀满，甚或两胁胀痛，口苦咽干，大便干结。舌红，苔黄，脉弦数。

治法：疏肝清热通淋。

针灸：阴陵泉（SP 9）、膀胱俞（BL 28）、行间（LR 2）、太冲（LR 3）、大敦（LR 1）。平补平泻法。

选穴依据：太冲、行间、大敦疏肝清热；与阴陵泉相配可清热利湿；膀胱俞助膀胱气化，以利小便。

方药：沉香散（《医宗必读》）。药用沉香、石韦、滑石、当归、王不留行、瞿麦、赤芍、白术、冬葵果、炙甘草。

方解：沉香疏肝理气；当归、赤芍养血柔肝；冬葵果、石韦、滑石、王不留行、瞿麦利尿通淋；白术健脾化湿；炙甘草调和诸药。

随症加减：若小腹胀满，胸胁胀痛明显者，加青皮、柴胡、枳壳以疏肝理气止痛；若恶露日久不止，小腹疼痛者，加益母草、炒蒲黄、灵脂以化瘀止痛。

【临证思路】

分娩时膀胱受胎头压迫损伤，或神经受压，或膀胱三角水肿，导致膀胱收缩功能障碍，可引起产后排尿不畅。加之手术、导尿等，易继发感染引起膀胱炎，甚至发展成肾盂肾炎。既往慢性尿路感染病史者，产后更易复发。应积极治疗产后小便不通，需导尿者，必须严格无菌操作。尿常规检查白细胞、红细胞数值高甚至有脓球，伴有发热，当及时做尿细菌培养、药物试验，抗菌治疗。辨证时以清热通淋为主，切不可滥用通利之品；可酌情选用滋阴之品以防过利伤阴，更耗气伤津。

【预后与预防】

初起症轻者多易治愈；若热入营血，出现高热等重症者，治疗不及时可日久不愈或反复发作，遗留后患。

第九节　产后大便难

妇女产后饮食正常而大便艰涩难出或数日不解者，称为"产后大便难"。属新产后三病之一。

本病最早见于汉代《金匮要略·妇人产后病脉证并治》："新产妇人有三病，一者病痉，二者病郁冒，三者大便难。"隋代《诸病源候论》列有"产后大便不通候"。宋代《产育保庆集》《三因极一病证方论》，清代《医宗金鉴·妇科心法要诀》等书中，也有相关病因病机及治法之论述。

西医学产后便秘可参照本病辨证治疗。

【病因病机】

主要病因病机为血虚津亏，肠燥失润；或气虚失运，传导无力。

1. 血虚津亏　素体阴血亏虚，或因产时失血出汗伤津，肠道失于濡润，以致肠燥便难，甚至大便不通。

2. 气虚失运　素体气虚，分娩失血，气随血伤，气虚升提无力，肃降失司，大肠无力传导，以致大便秘结或不通。

【诊断要点】

1. 病史　滞产或难产，素体阴液不足或气虚无力，产时产后出血、出汗偏多，大便困难。

2. 症状　产妇饮食如常，大便干燥数日不解，或排便艰涩困难，或大便不坚，努责难出。

3. 检查　腹软，无压痛，或可触及肠型，肛门局部无异常。

【辨证论治】

本病为虚证。由于产后体虚津亏，治法以养血润肠为主，不宜妄行苦寒通下之剂，徒伤中气。

1. 血虚津亏证

临床表现：产后大便秘结，艰涩难解，但无腹胀、腹痛；饮食正常，可伴心悸失眠，面色不华，皮肤不润。舌淡，脉细涩。

治法：养血滋阴，润肠通便。

针灸：天枢（ST 25）、丰隆（ST 40）、归来（ST 29）、水道（ST 28）、三阴交（SP 6）、血海（SP 10）。针刺用补法。

选穴依据：天枢疏通大肠腑气；丰隆、归来、水道调理脾胃，行滞通腑；血海养血；三阴交补肾疏肝健脾以滋养精血。

方药：四物汤（《太平惠民和剂局方》）加瓜蒌、何首乌、肉苁蓉。药用熟地黄、当归、川芎、白芍、瓜蒌、何首乌、肉苁蓉。

方解：熟地黄、当归、川芎、白芍养血益阴，濡润肠道。方中加何首乌、肉苁蓉滋阴补精，润肠通便；瓜蒌润肠通便。

随症加减：若气短乏力，精神倦怠者，可加黄芪、白术以益气；口干咽燥者，酌加麦冬、玄参以养阴生津。

2. 气虚失运证

临床表现：产后大便数日不解；伴汗出乏力，气短懒言。舌淡，苔薄白，脉虚缓。

治法：益气养血，润肠通便。

针灸：水道（ST 28）、归来（ST 29）、丰隆（ST 40）、天枢（ST 25）、大肠俞（BL 25）、足三里（ST 36）、三阴交（SP 6）、气海（CV 6）、中脘（CV 16）、关元（CV 4）。针刺用补法。

选穴依据：丰隆、归来、水道调理脾胃，行滞通腑；天枢、大肠俞相配，调理肠胃气机，增强大肠的蠕动功能；足三里、三阴交益气养血，润肠；关元、气海、中脘，健脾益气，以助通便之力。

方药：圣愈汤（《医宗金鉴》）加火麻仁。药用人参、黄芪、当归、川芎、熟地黄、白芍、火麻仁。

方解：人参、黄芪补脾益气；熟地黄、白芍、当归、川芎养血和血。方中加火麻仁润肠通便。

随症加减：若腹部痞满不适者，加枳壳、木香以行气宽中除痞；心悸失眠者，加酸枣仁、柏子仁以宁心安神。

【临证思路】

妇人产后多虚多瘀，产后大便难或为营血津液亏虚，肠燥失润；或为气虚传导无力所致。临证治疗以养血润肠为主，或佐以滋阴，或佐以益气，不可妄用苦寒通下之剂，以免更伤阴血。

【预后与预防】

本病预后良好。新产后要注意阴部产伤的护理，以免会阴肿胀痛，影响产妇排便。同时要配合饮食调养，忌食辛辣之品，多食水果、蔬菜。让产妇适当活动，养成定时排便的良好习惯，对本病有一定预防作用。

【案例分析】

病案：于某，女，28岁。

初诊：1959年10月。患者分娩时流血较多，头眩目花，面色萎黄，分娩后数日间，饮食如常而大便不爽，排出困难，最近3日为甚，舌质淡而有薄苔，脉象细涩，恶露不多，色较淡，腹部并无膨胀感。

诊断：产后大便难。证属血枯肠燥。

治法：养血润肠。

处方：油当归9g，炒黑芝麻12g，柏子仁9g，制香附6g，炒枳壳4.5g，焦白术6g，甜苁蓉9g，全瓜蒌9g，云茯苓9g，陈皮6g。4剂。

随访服后大便得以润下。

分析：产后大便难，《金匮要略》谓："新产妇人有三病，一者病痉，二者病郁冒，三者大便难。"盖分娩后气血暴虚，津液不足，肠间干燥，传送无力，故而大便艰难。

药治以油当归为主，因其既能补血又能润肠；此外黑芝麻、甜苁蓉均可引用，能润肠而不伤正；数日未曾大便，可加全瓜蒌润大肠导积滞；另佐以芳香顺气、健脾悦胃之品，如香附、枳壳、白术、陈皮等，健脾气助运化，帮助大肠传导之力。

若产后大便难而有口干心烦者，则可用二地（生地黄、熟地黄）、二冬（天冬、麦冬）清虚热，润肠燥，颇效。

（《现代著名老中医名著重刊丛书·朱小南妇科经验选》）

第十节　产后郁证

产后郁证，也称产后抑郁，是指产妇在分娩后出现情绪低落、思维迟缓、兴趣降低、精神抑郁为主要症状的病证。属情感障碍性精神疾病，西医称之为"产褥期抑郁症"。一般在产后1周首次发病，产后4~6周逐渐明显，平均持续6~8周，甚则长达数年。若不及时诊治，产妇可伤害婴儿或自杀，应当重视，及早发现，尽快治疗。

《诸病源候论·产后风虚瘀狂候》较早论述了类似的病证，其后《妇人大全良方》《陈素庵妇科补解》也有相关记载。《万氏妇人科》认为血气虚弱，心神失养或瘀血停积，闭于心窍为本病的基本病机。清代《医宗金鉴·妇科心法要诀》进一步指出：

"……若因忧愁思虑，伤心脾者，宜归脾汤加朱砂、龙齿治之。"丰富了本病的辨证论治。

【病因病机】

本病的发生与产褥生理和病理有关。常见病因有心脾两虚、瘀血内阻、肝气郁结。

1. 心脾两虚　产后思虑过度，所愿不遂，心血暗耗，脾气受损，气血生化不足，气虚血弱，血不养心，心神失养，而致产后郁证。

2. 瘀血内阻　产后元气虚损，复因劳倦耗气，气虚无力运血，血滞成瘀；或产后胞宫瘀血停滞，败血上攻，闭于心窍，神明失常，而致产后郁证。

3. 肝郁气结　素性忧郁，胆怯心虚，气机不畅，产后复因情志所伤，肝不藏魂，魂不守舍，而致产后郁证。

【诊断要点】

1. 病史　详细询问有无抑郁症及精神病家族史；有无不良分娩史；有无惊恐、忧虑、忿怒刺激诱因；本次抑郁是否为首次发病，以及既往有无精神病史。

2. 临床表现　产褥期首次出现：①情绪改变：情绪低落，精神抑郁，沮丧恐惧，甚至烦躁易怒；②主动性下降：反应迟钝，行动迟缓，处理应激事件能力低下；③自罪自责：自我评价降低，内疚自责；④兴趣丧失：对生活缺乏信心，悲观厌世，或伴失眠或嗜睡，疲劳厌食，体重下降或增加等，甚至出现伤婴或自杀行为。一般在产后1周开始出现症状，产后4~6周症状逐渐明显。

3. 检查　体格检查多无异常。

【辨证论治】

根据产后多虚多瘀及气血变化的特点，

本病当辨虚实及在气在血，分而治之。一般而言，产后情绪低落，忧郁焦虑，悲伤欲哭，不能自制，心悸胆怯，失眠多梦，气短懒言，舌淡，脉细者，多属虚；产后忧郁寡欢，胸闷善太息，急躁易怒，默默不语，失眠多梦，神志恍惚，舌暗有瘀斑，苔薄，脉弦或涩，多属实。治疗以调和气血，安神定志为主，同时配合心理治疗。临证须细心观察早期情志异常的改变，以防病情渐进，缠绵难愈。

1. 心脾两虚证

临床表现：产后焦虑忧郁，心悸胆怯，坐卧不安，精神萎靡，情绪低落，常悲伤欲哭，健忘，失眠多梦；伴神疲乏力，面色萎黄，纳少便溏，脘闷腹胀。舌淡，苔薄白，脉细弱。

治法：健脾益气，养心安神。

针灸：神门（HT 7）、内关（PC 6）、心俞（BL 15）、脾俞（BL 20）、足三里（ST 36）、三阴交（SP 6）、关元（CV 4）。神门、内关针刺用平补平泻法，其余穴位用补法，可灸。

选穴依据：神门为心经原穴，内关为手厥阴心包经的络穴，二穴合用安神定志；心俞、脾俞可健脾养心；足三里健脾胃以助气血生化之源；三阴交调理三阴经，理气和血；关元补肾培元。

方药：归脾汤（《济生方》）。药用龙眼肉、生姜、大枣、党参、黄芪、炙甘草、当归、远志、酸枣仁、木香、白术、茯苓。

方解：党参、白术、黄芪、炙甘草补脾益气，以滋气血生化之源；龙眼肉、当归甘温补血养心；茯苓、酸枣仁、远志宁心安神；木香振奋脾气，疏通气机；生姜、大枣调和脾胃，以资化源。

2. 瘀血内阻证

主要证候：产后抑郁寡欢，默默不语，失眠多梦，神志恍惚；恶露淋沥日久，色紫黯有块，面色晦暗。舌暗有瘀斑，苔白，脉弦或涩。

治法：活血祛瘀，镇静安神。

针灸：神门（HT 7）、内关（PC 6）、太冲（LR 3）、合谷（LI 4）、血海（SP 10）、归来（ST 29）。神门、内关平补平泻法，血海、归来、太冲、合谷针用泻法，可酌情用灸。

选穴依据：神门、内关二穴合用可安神定志；太冲、合谷理气通络；血海、归来活血化瘀。

方药：安神生化汤（《傅青主女科》）。药用当归、川芎、益智仁、炮姜、桃仁、炙甘草、人参、柏子仁、茯苓、陈皮。

方解：当归、川芎、桃仁、炮姜养血活血；人参、陈皮健脾益气以助血行；柏子仁、茯苓、益智仁安神定志；炙甘草调和诸药。

3. 肝气郁结证

临床表现：产后心情抑郁，心神不安，夜不入寐，或噩梦纷纭，惊恐易醒；恶露量或多或少，色紫黯有块，胸闷纳呆，善太息。苔薄，脉弦。

治法：疏肝解郁，镇静安神。

针灸：期门（LR 14）、太冲（LR 3）、支沟（TE 6）、足三里（ST 36）、内关（PC 6）、足临泣（GB 41）、四神聪（EX-HN 1）。期门、太冲、足临泣用泻法，其余穴位用平补平泻法。

选穴依据：期门、太冲可疏肝解郁，宽胸理气；支沟宽胸解郁；足三里、内关疏肝理气和胃；足临泣为八脉交会穴之一，疏肝通经止痛；四神聪镇静安神。

方药：逍遥散（《太平惠民和剂局方》）加夜交藤、合欢皮、磁石。药用柴胡、当归、茯苓、白芍、白术、炙甘草、煨姜、薄荷、夜交藤、合欢皮、磁石。

方解：柴胡疏肝解郁；当归、白芍养血调经；白术、茯苓、甘草健脾和中；薄荷助柴胡疏肝；煨姜温胃行气。方中加夜交藤、合欢皮、磁石镇静安神。

【案例分析】

病案：某女，23 岁，已婚。

初诊：1989 年 7 月 3 日。其夫代述：产后 20 天，抑郁少言 15 天。患者 20 天前顺产一女，因盼子得女，恐其夫不悦，虽母女均安，仍闷闷不乐，出院返家后渐渐情绪低落，抑郁少言，纳食少，乳汁全无，乏力明显，或无端担心其女将有不测，眠差早醒。问其症状，良久始答，语声低微，但回答切题。观面色萎黄，舌质淡，苔白，脉细弱。

诊断：产后郁证。证属脾虚肝郁，心神失养。

治法：健脾舒肝，养心安神。

方药：柴芍六君子汤加味。

处方：醋炒柴胡 10g，杭白芍 15g，党参 20g，茯苓 20g，炒白术 15g，陈皮 10g，法半夏 12g，炙甘草 10g，炒酸枣仁 15g，当归 20g，王不留行 20g，炮山甲 10g，藿香 10g，砂仁 6g，炙黄芪 20g。3 剂，水煎服。

同时加以劝慰开导，取得其夫配合。

4 天后二诊，自述病情，述药后纳食转馨，抑郁稍舒，夜间已能安静入睡 5 小时，仍较乏力，二便调，查舌脉同上。

上方再进 3 剂，诸症消失大半，嘱其以当归20g，党参 30g，炮山甲 10g，炖鸡或猪脚服食。半月后其夫来述，症状消失，唯乳汁不足。

分析：产后气血耗伤，加之所思不遂，阴血暗耗，心失所养，故产后情绪低落，抑郁少言，眠差早醒；血虚气结，脾失健运，故纳食少，乳汁全无，乏力明显。方以柴芍六君子汤为主，健脾疏肝，养心安神。柴胡、白芍疏肝理气；党参、黄芪、茯苓、白术健脾益气，资后天之本；陈皮、半夏、砂仁、藿香理气健运脾胃；当归补血活血，加入王不留行、炮山甲以活血通络，促进乳汁的排出；炒酸枣仁养心安神；甘草调和诸药，且与白芍酸甘养阴，滋养阴血，二者合用尚有芍药甘草汤以缓肝急之意。二诊患者抑郁得舒，以养血通乳为主。

（李喜枝．产后抑郁症中医辨治初探．云南中医学院学报，1991，2：1）

【临证思路】

本病的发生与产妇的素体因素及产后多虚多瘀的内环境有关，涉及心、肝、脾多脏，往往可相兼为病，使症状纷纭，错综复杂，需根据郁证特点辨脏腑，审虚实。发于心者易心中烦乱，坐卧不宁，夜不成寐；发于肝者易情绪不稳或烦躁易怒，胸闷善太息，数欠伸；涉于脾者易多思善虑，愁眉苦脸，不思饮食，神疲乏力；因于瘀者易性情急躁，头痛或胸肋刺痛固定不移。临证需结合四诊，细审详辨。以调气和血，安神定志为治疗大法，或兼以清热、化瘀，并结合心理治疗，纠正认知偏差。

知识链接

中药治疗产后抑郁的药效学作用

产后抑郁的发生主要与社会、心理及生物学因素有关。经研究证实，中药治疗的药效作用有：

1. 抑制脑中枢内单胺类神经递质，如 5 – 羟色胺（5 – HT）、去甲肾上腺素（NE）的再摄取。

2. 有效提高海马区神经生长因子表达。

3. 调节免疫，清除氧自由基。

4. 抑制下丘脑—垂体—肾上腺皮质轴功能亢进。

【预后与预防】

加强孕妇围产期保健，给孕产妇和家属讲解精神健康知识，减轻其对分娩的恐惧。对有精神疾患家族史、不良分娩史的孕产妇给予更多的精神关怀，避免一切不良精神刺激，对预防本病有一定的积极意义，同时要及时发现隐匿性抑郁。尤其是躯体化症状明显，而临床检查无阳性发现者，应警惕本病的发生。此类患者虽然心境低落，但强作欢笑，极力掩饰，使医生难以发现抑郁之核心症状，具有较高的自杀危险，应与患者深入交谈，及时发现患者内心潜伏的悲伤和失落感，以防误诊。

本病初起，经过药物及心理治疗，预后良好。但再次妊娠约有 20% 复发率，其子代的认知能力可能受一定的影响。若治疗不及时，产妇可出现自杀或杀害婴儿倾向，应当予以重视。

第十一章

妇科杂病

凡不属经、带、胎、产疾病，而又与女性的解剖、生理、病理特点密切相关的妇科疾病，统称为妇科杂病。包括不孕症、慢性盆腔疼痛、子宫肌瘤、子宫内膜异位症与子宫腺肌症、多囊卵巢综合征、乳癖、阴痒和阴疮等。

妇科杂病的病因病机较复杂。主要是禀赋薄弱、感受外邪、房劳多产和情志内伤等导致脏腑功能失常，气血失调，冲任、胞宫、胞脉、胞络直接或间接损伤。

妇科杂病的临床表现多样，既可有局部的症状，亦可影响经、带、胎、产，或影响生育。诊断时应根据病史、症状、舌象及脉象等，结合妇科检查和必要的辅助检查，进行准确诊断。

妇科杂病的治疗重在调补脏腑，调理气血，调治冲任、胞宫，使其恢复生理功能，并兼顾祛邪，心身兼调，内外兼治，方能显效。常用的治法有补肾、健脾、疏肝、益气养血、活血祛瘀、消癥散结、除湿化痰、清热解毒及外用杀虫止痒等。

第一节　不孕症

夫妇双方有正常性生活，未避孕，一年未孕为不孕症。从未妊娠者，称为原发性不孕症；曾经有过妊娠而后未避孕，连续一年未孕者称为继发性不孕症。古医籍将原发性不孕称为"全不产"；继发性不孕称为"断绪"。

生殖的根本是以肾气、天癸、男精女血作为物质基础，女子在一定的年龄阶段，肾气旺盛，天癸成熟，任通冲盛，若男女生殖之精相合而成形，种植于胞宫中即成胎孕。女子不孕，除先天病理因素影响外，主要是后天脏腑功能失常，气血失调而致冲任病变，胞宫不能摄精成孕（表 11 - 1）。

表 11 - 1　不孕症历史沿革

西周《周易》	不孕的最早记载 妇三岁不孕
秦汉《内经》	《素问·骨空论》正式提出不孕病名 督脉者，起于少腹以下骨中央，女子入系廷孔……此生病，从少腹上冲心而痛，不得前后，为冲疝，其女子不孕，癃痔遗溺嗌干
清代《妇科玉尺》	男子以精为主，女子以血为主。阳精溢泻而不竭，阴血时下而不愆。阴阳交畅，精血合凝，胚胎结而生育滋矣

【病因病机】

男女双方在肾气盛，天癸至，任通冲盛的条件下，女子月事以时下，男子精气溢泻，阴阳合，两精相搏，以母为基，以父为楯，媾成胎孕。

不孕的主要病机为肾气不足，冲任气血失调。病机有虚实两端，偏虚者有肾虚、血虚，偏实者有肝郁、痰湿、血瘀、湿热等　（图 11 -1）。

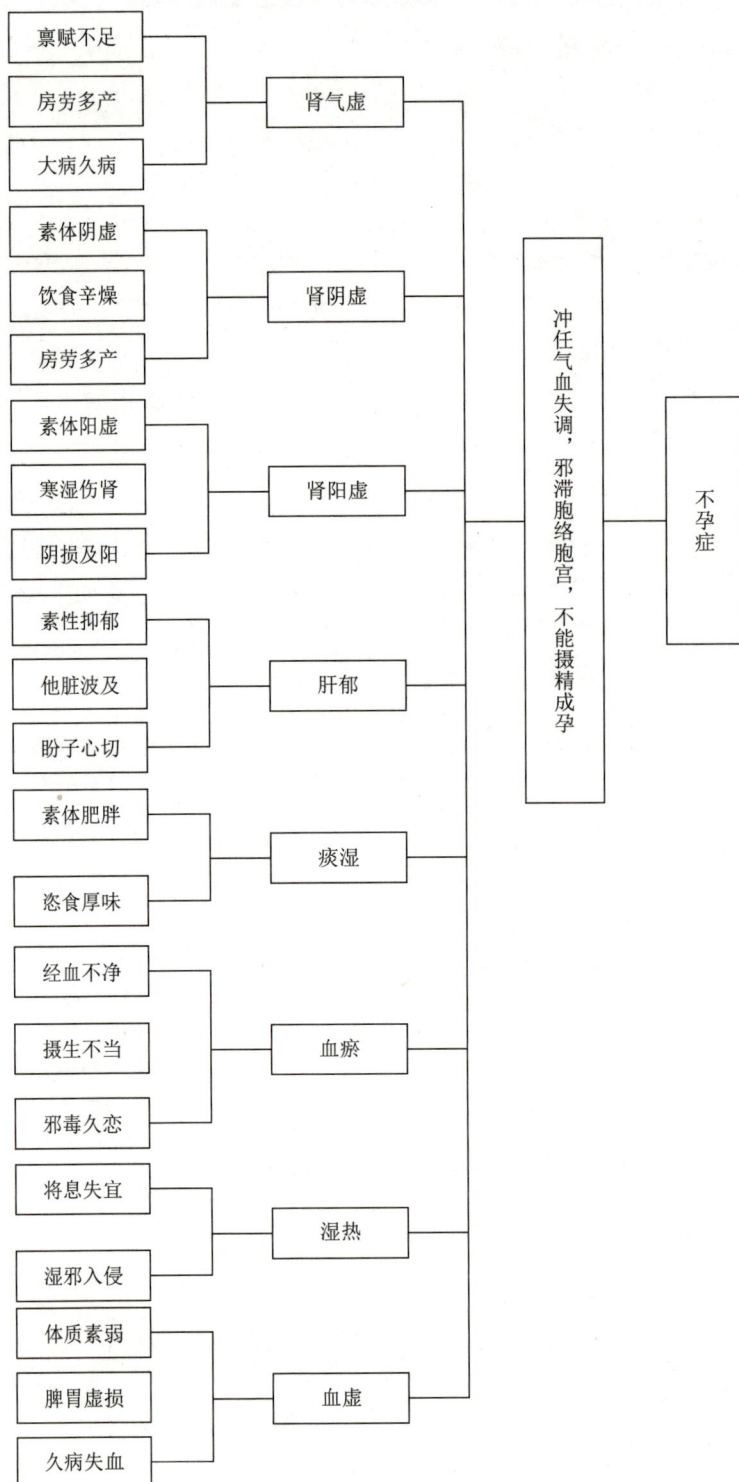

```
禀赋不足 ┐
房劳多产 ├─ 肾气虚 ┐
大病久病 ┘           │
素体阴虚 ┐           │
饮食辛燥 ├─ 肾阴虚 ┤
房劳多产 ┘           │
素体阳虚 ┐           │
寒湿伤肾 ├─ 肾阳虚 ┤
阴损及阳 ┘           │
素性抑郁 ┐           ├─ 冲任气血失调，邪滞胞络胞宫，不能摄精成孕 ─ 不孕症
他脏波及 ├─ 肝郁  ┤
盼子心切 ┘           │
素体肥胖 ┐           │
          ├─ 痰湿  ┤
恣食厚味 ┘           │
经血不净 ┐           │
摄生不当 ├─ 血瘀  ┤
邪毒久恋 ┘           │
将息失宜 ┐           │
          ├─ 湿热  ┤
湿邪入侵 ┘           │
体质素弱 ┐           │
脾胃虚损 ├─ 血虚  ┘
久病失血 ┘
```

图 11 -1　不孕症病因病机示意图

1. 肾虚 肾主生殖，不孕与肾的关系密切。肾气旺盛，精血充沛，任通冲盛，两精相搏，才能受孕。肾虚分为肾气虚、肾阴虚和肾阳虚。

（1）肾气虚 先天禀赋不足，肾气不充，或后天房劳多产，大病、久病损伤肾气，或高龄肾气渐衰。肾气虚，则冲任虚衰不能摄精成孕。

（2）肾阴虚 素体阴虚，或失血伤津，精血两亏，或饮食辛燥，暗耗阴血等导致肾阴不足。《女科经纶·嗣育门》引朱丹溪曰："妇人久无子者，冲任脉中伏热也……其原必起于真阴不足，真阴不足则阳胜而内热，内热则荣血枯。"肾阴不足，阴虚火旺，血海太热，冲任失滋，不能摄精成孕。

（3）肾阳虚 素体阳虚或寒湿伤肾，或阴损及阳等导致肾阳虚弱，命门火衰，冲任不足，胞宫失于温煦，宫寒不能摄精成孕。《圣济总录·妇人无子》云："所以无子者，冲任不足，肾气虚寒故也。"或有经期摄生不慎，当风受寒，寒湿之邪入里，损伤肾阳，客于胞中，子宫寒冷不能摄精成孕。

2. 肝郁 素性抑郁，情怀不畅，或盼子心切，郁结不舒，或因肾虚母病及子，与脾病及肝等导致肝气郁结，疏泄失常，气血不调，冲任失和，胞宫不能摄精成孕；正如《景岳全书·妇人规·子嗣》云："产育由于气血，气血由于情怀，情怀不畅则冲任不充，冲任不充则胎孕不受。"

3. 痰湿 素体肥胖或脾肾不足，恣食膏粱厚味，导致湿聚成痰，痰湿内蕴，阻滞冲任胞宫，不能摄精受孕。《女科经纶·嗣育门》引朱丹溪云："肥盛妇人，禀受甚厚，恣于酒食，经水不调，不能成孕，以躯脂满溢，湿痰闭塞子宫故也。"

4. 血瘀 经期产后余血不净，或因摄生不当，邪入胞宫，或寒湿及湿热邪毒久恋下焦，气血失和导致瘀血内阻，胞脉受阻，冲任不通不能成孕。《医宗金鉴·妇科心法要诀·调经门》云："不子之故伤冲任……或因积血胞寒热。"

5. 湿热 产后、经期将息失宜，或盆腔、子宫手术后体弱，导致湿邪乘虚入侵，蕴而生热，流注下焦，阻滞胞脉、胞络，壅塞胞宫，不能摄精成孕。

6. 血虚 若体质素弱，阴血不足；或脾胃虚损，化源虚少，营血不足；或久病失血伤津，导致冲任血虚，胞脉失养，血少则不能摄精成孕。《校注妇人良方》说："又有脾胃虚损，不能营养冲任。"《格致余论》云："阳精之施也，阴血能摄之，精成其子，血成其胞，胎孕乃成，今妇人无子者，率由血少不足以摄精也。"

【诊断要点】

不孕症的诊断主要依据病史，夫妇双方有正常性生活，未避孕一年未孕为不孕症。

患者夫妇应检查导致不孕的原因，通过监测排卵、输卵管通畅性检查、盆腔检查、男方检查等筛查是否为排卵障碍、输卵管因素、男方因素或为不明原因不孕。

【辨证论治】

不孕的辨证重点，是审脏腑、冲任、胞宫之病位；辨气血、寒热、虚实之变化；还要辨病理产物之痰湿、瘀血与湿热的不同。

若伴有气短自汗，倦怠乏力，腰膝酸软，月经量多或少，色淡质稀，多属肾虚气弱。伴有畏寒肢冷，量少或多，色淡质稀者，属肾阳虚。若伴见月经先期量少，色红偶夹小血块,烦躁口渴,心烦热,多属肾阴不足。若见胸胁乳房痛,情志郁郁不乐者,多属肝郁之证。形体肥胖,带下量多,质稠黏,伴胸闷泛恶者,多属痰湿之证。继发不孕,经期延长,赤白带下,低热起伏,苔黄腻者,多属湿热。经行腹痛,量少不畅,质夹血块,舌瘀暗滞,多属血瘀之证。月经后期,量少色淡,伴头晕目眩耳鸣,心悸失眠者为血虚之象。

1. 肾气虚证

临床表现:婚久不孕,月经不调或停闭,经量或多或少,色暗;头晕耳鸣,腰膝酸软,精神疲倦,小便清长。舌淡,苔薄,脉沉细尺弱。

治法:补肾益气,调补冲任。

针灸:中极(CV 3)、肾俞(BL 23)、命门(GV 4)、子宫(EX-CA 1)、气海(CV 6)、关元(CV 4)、足三里(ST 36)。针刺用补法,亦可用艾灸。

选穴依据:中极可调冲任气血;肾俞、命门补肾气;子宫为经外奇穴,取之可调养胞宫;气海、关元补益气血,调补冲任二经;足三里益气健脾。

方药:毓麟珠(《景岳全书·妇人规》)去川椒。药用党参、白术、茯苓、炙甘草、当归、川芎、白芍、熟地黄、菟丝子、杜仲、鹿角霜。

方解:当归、川芎、白芍、熟地黄养血补血;党参、白术、茯苓、炙甘草健脾益气;菟丝子、杜仲、鹿角霜温养肝肾调补冲任,补阴益精。原方中去川椒,恐其温肾助阳太过。

2. 肾阴虚证

临床表现:婚久不孕,月经先期量少或量多,色红无块;形体消瘦,腰酸,头目眩晕,耳鸣,五心烦热。舌红苔少,脉细数。

治法:滋阴养血,调冲益精。

针灸:中极(CV 3)、肾俞(BL 23)、气穴(KI 13)、子宫(EX-CA 1)、三阴交(SP 6)、照海(KI 6)。针刺用补法。

选穴依据:中极可调冲任气血;肾俞补益肾精;气穴,取之可调养胞宫;子宫为经外奇穴,与气穴相配,可调补胞宫,为治疗不孕之经验效穴。三阴交、照海,补益肝肾之精,滋阴养血。

方药:养精种玉汤(《傅青主女科》)合二至丸(《医方集解》)。养精种玉汤药用当归、白芍、熟地黄、山茱萸;二至丸药用女贞子、旱莲草。

方解:养精种玉汤当归、白芍滋养肝血;熟地黄、山茱萸补益肾精。二至丸女贞子、旱莲草补益肝肾,滋阴止血。

3. 肾阳虚证

临床表现:婚久不孕,月经后期量少,色淡或见月经稀发甚则闭经;面色晦暗,腰酸腿软,性欲淡漠,大便不实,小便清长。舌淡苔白,脉沉细。

治法:温肾养血益气,调补冲任。

针灸:中极(CV 3)、命门(GV 4)、腰阳关(GV 3)、肾俞(BL 23)、子宫(EX-CA 1)、气海(CV 6)、关元(CV 4)。针刺用补法,针后加灸,或单用灸法,宜大炷多灸、久灸方效。

选穴依据:中极可调冲任气血;命门、腰阳关、肾俞补肾气,温肾阳;子宫调养胞宫;气海、关元益气培元,调补冲任。

方药:温肾丸(《妇科玉尺》)。药用熟地黄、山茱萸、巴戟天、当归、菟丝子、鹿茸、益智仁、杜仲、茯神、山药、远志、续断、蛇床子。

方解：熟地黄、山茱萸、山药、当归滋补肝肾，养血调经，以益阴摄阳，使"阳得阴助而生化无穷"；鹿茸、巴戟天、菟丝子、蛇床子温肾壮阳，填精补髓，使"阴得阳生而泉源不竭"；杜仲、续断补肝肾强腰膝；益智仁、茯神、远志健脾涩精安神。

4. 肝郁证

临床表现：婚久不孕，经前双乳、小腹胀痛，月经周期先后不定，经血夹块；情志抑郁不畅或急躁易怒，胸胁胀满。舌质黯红，脉弦。

治法：疏肝解郁，养血理脾。

针灸：中极（CV 3）、四满（KI 14）、气穴（KI 13）、太冲（LR 3）、血海（SP 10）、三阴交（SP 6）。针刺用泻法。

选穴依据：中极、四满、气穴理气通经，调益冲任；太冲疏肝解郁；血海、三阴交养血活血，理脾调经。

方药：开郁种玉汤（《傅青主女科》）去天花粉，加柴胡、郁金。药用当归、白芍、牡丹皮、香附、白术、茯苓、柴胡、郁金。

方解：当归、白芍养血活血调经；牡丹皮、香附调气行滞解郁；白术、茯苓健脾疏肝。原方去天花粉，恐其清热太过；加柴胡、郁金，调气行滞解郁。

5. 痰湿证

临床表现：婚久不孕，经行后期，量少或闭经，带下量多质稠；形体肥胖，头晕，心悸，胸闷呕恶。苔白腻，脉滑。

治法：燥湿化痰，调理冲任。

针灸：中极（CV 3）、气海（CV 6）、气冲（ST 30）、丰隆（ST 40）、阴陵泉（SP 9）、三阴交（SP 6）、子宫（EX-CA 1）。针刺用平补平泻法，针灸并用。

选穴依据：中极、气海、气冲调理冲任；丰隆、阴陵泉健脾和胃，祛湿化痰；三阴交健脾利湿；子宫助孕。

方药：启宫丸（经验方）（《中医妇科学》教材）或补中益气丸（《脾胃论》）加茯苓、法半夏。启宫丸药用川芎、苍术、法半夏、香附、茯苓、神曲、陈皮。补中益气丸药用人参、黄芪、白术、甘草、当归、陈皮、升麻、柴胡。

方解：启宫丸苍术、茯苓、神曲健脾祛湿消积；法半夏、陈皮燥湿化痰理气；香附、川芎理气行滞调经。补中益气丸人参、黄芪益气；白术、甘草健脾补中；当归补血；陈皮理气；升麻、柴胡升阳举陷。

6. 血瘀证

临床表现：婚久不孕，月经后期，经量多少不一，经色紫黯，有血块，经行腹痛，小腹作痛不舒或腰骶骨疼痛，拒按；舌暗或紫，脉涩。

治法：活血化瘀，调理冲任。

针灸：中极（CV 3）、归来（ST 29）、血海（SP 10）、地机（SP 8）、三阴交（SP 6）、子宫（EX-CA 1）。针刺用泻法，可配合温灸。

选穴依据：中极、归来调理冲任，行气化瘀；血海、三阴交、地机活血通经止痛；子宫是治疗不孕的效穴。

方药：少腹逐瘀汤（《医林改错》）。药用小茴香、干姜、延胡索、没药、当归、川芎、桂枝、赤芍、蒲黄、五灵脂。

方解：桂枝、干姜、小茴香温经散寒；当归、川芎、赤芍养血活血；蒲黄、五灵脂、没药、延胡索化瘀止痛。

7. 湿热证

临床表现：继发不孕，月经先期，经期延长，淋沥不断；赤白带下；腰骶酸痛，少腹坠痛，或低热起伏。舌红，苔黄腻，脉弦数。

治法：清热燥湿，活血调经。

针灸：中极（CV 3）、血海（SP 10）、次髎（BL 32）、脾俞（BL 20）、足三里（ST 36）、太冲（LR 3）。针刺用泻法。

选穴依据：中极调理冲任；血海行气化瘀，清血分之热；次髎清利胞宫湿热；脾俞、足三里健脾胃利湿；太冲化湿理气。

方药：仙方活命饮（《校注妇人良方》）去穿山甲、天花粉。药用当归、赤芍、金银花、白芷、陈皮、浙贝母、乳香、没药、皂角刺、防风、甘草。

方解：金银花、皂角刺、甘草清热解毒；防风、白芷发散湿邪；浙贝母、陈皮清热理气化痰；当归、赤芍、乳香、没药活血行气，化瘀止痛。原方去穿山甲，恐其活血太过；去天花粉，恐其清热太过。

8. 血虚证

临床表现：婚后无子，月经后期，量少色淡；面色萎黄，皮肤不润，形体瘦弱，头晕目眩，大便干结。舌淡苔薄，脉细弱。

治法：健脾养血，滋肾调经。

针灸：关元（CV 4）、子宫（EX-CA 1）、血海（SP 10）、三阴交（SP 6）、足三里（ST 36）。针刺用补法，亦可用艾灸。

选穴依据：关元为任脉与足三阴经的交会穴，能补益精血；子宫为治疗不孕之效穴；血海补血养血；三阴交、足三里健脾养血，滋肾调经。

方药：加味四物汤（《医宗金鉴》）去牛膝、滑石、木通，加茯苓、白术。药用熟地黄、川芎、白芍、当归、蒲黄、瞿麦、桃仁、甘草、木香、茯苓、白术。

方解：熟地黄、川芎、白芍、当归补血养阴；蒲黄、桃仁活血化瘀以利水道；木香芳香行气以助血行；瞿麦通利小便；甘草调和诸药。原方去牛膝、滑石、木通，恐其活血通利太过；加茯苓、白术，健脾益生化之源。

【临证思路】

不孕症是一种临床综合征，其病变错综复杂，临证首先要辨病，正确地诊断才能分清病变所在，然后根据疾病的不同、体质的差异来辨证。临床上往往有多种因素存在，如夫妇双方因素，或女性患者既有月经不调，亦有带下病或癥瘕等。常常会出现兼夹证型，即主证型合并几个兼夹证，如肾虚兼肝郁，在不孕症中颇为多见，肾虚夹肝郁夹血瘀，亦为多见，甚则夹肝郁夹血瘀又夹湿热者亦有之，主证型与兼夹证之间的虚实、寒热矛盾错杂，需要分析处理恰当，不仅需要分析主次标本的关系，而且还要注意各证型之间的关系，以区分用药的主次，以及周期中的协调性。如肾阳虚兼夹郁火证型者，在年龄较大的女性不孕症中较多见，清热有碍阳虚，温阳有助于郁火，因而在分析处理上，一是要分清主次，二是用药避免冲突性。

不孕症病情复杂，治疗上应注意辨病与辨证相结合，辨证时需分清主证与次证，灵活变通，切不可墨守成规；同时衷中参西，中医治疗疾病从宏观上整体协调机体的内分泌环境，西医学的客观检测、助孕技术运用使得临床诊断及治疗更加精准。中西医药在不孕症诊治方面起到了相辅相成的作用。

【预后与预防】

1. 不孕症是男女双方因素组成以妊娠和（或）生育困难为特征的一组临床综合征。随着社会的发展、妇女婚育年龄的延迟，受孕时间、体重、感染、心理因素、男方原因等威胁人类生殖健康，不孕症成为常见疾患。由于疾病谱的改变，不孕症作为涉及多学科的疑难病证，需要积极探求更为快捷、有效的处理手段和系统方案来满足社会的需求，所以一直是医学界高度关注的问题。

2. 不孕症是临床多症状的综合病证，按照病因学分类可以分成：①排卵障碍；②黄体不全；③输卵管梗阻；④免疫性不孕症；⑤原因不明性不孕症。其诊断并不困难，对久治不孕患者，须做进一步检查，以明确诊断，判明病原，针对治疗。

3. 不孕症属多因性疾病。阴虚、阳虚是其本，气滞、血瘀、痰湿、湿热是其标，故其治疗原则是：滋阴养血是根本，理气疏肝、清热化湿、活血化瘀是治不孕症之变法，需分清前因后果，认真对待。

4. 中医治疗不孕症重视填补阴精、顾护脾胃；协畅气血；治疗未病，防患于未然。

5. 社会、家庭、亲情之间，和谐为要，创造良好的人文环境，营造友爱的互助氛围。克服心理障碍，避免精神刺激，忌食烟酒及辛辣、刺激性食物。调整生活节律，防止环境污染，也应引为重视。

【案例分析】

病案 1：何某，女，29 岁。

初诊：1977 年 04 月 30 日。结婚同居三年半未怀孕。月经 13 岁初潮，周期先后不定期，量中等，经期 3 ~ 6 日，经期腹痛，平时稍劳累则头晕腰酸，性欲较差，睡眠多梦易醒。经几家医院检查诊为幼稚型子宫，最近取月经期子宫内膜活检，病理报告为增殖期子宫内膜。形体消瘦，面色晦黄，眼眶黯黑，舌淡红，苔常，脉沉细尺弱。配偶精液检查正常。

诊断：不孕症。辨证属先天肾气不足，冲任虚弱。

治法：滋补先天之肾，健运后天之脾，佐以理血调经。

处方：菟丝子 25g，金樱子 15g，桑寄生 30g，党参 15g，白术 12g，炙甘草 5g，当归 9g。3 剂，每日 1 剂。

二诊：5 月 7 日。如前症，末次经净 3 日，腰痛，夜尿多，睡眠、胃纳一般，舌脉同前。本次月经净后结合注射绒毛膜促性腺激素。方守前法。

处方：菟丝子 25g，金樱子 20g，桑寄生 30g，枸杞子 12g，党参 15g，当归 12g，白术 9g，炙甘草 6g，乌豆衣 15g。每日 1 剂，连服 10 余剂。

三诊：9 月 17 日。按上方中西医结合调治 3 个月经周期，痛经减，腰痛除，经色较前红，但仍觉健忘，夜尿 3 ~ 4 次，眠差，大便干结不爽，末次月经 9 月 3 日，舌淡，苔白，脉弦细。依前法加强温肾暖宫之品。

处方：菟丝子 25g，熟地黄 20g，金樱子 30g，淫羊藿 9g，白术 15g，乌药 12g，肉苁蓉 15g，当归 12g，覆盆子 12g。

四诊：10 月 26 日。停经 53 日，纳差，恶心呕吐，神疲乏力，乳房胀痛，腰微酸，舌淡红，苔薄白，脉细滑。

检查：外阴阴道正常，子宫颈软，着

色，子宫体后倾，增大如孕 7 周，质软，活动好，双侧附件正常。

喜获早孕，治宜补肾养血安胎，妊娠足月于 1978 年 6 月顺产一女婴，母女安康。

分析：本例属先天性子宫发育不良的原发性不孕症，且有月经先后不调及痛经史，采取中西医结合治疗，用绒毛膜促性腺激素以促其排卵，中医治法则以补肾调经着手，补肾药特别是菟丝子似有促进子宫发育的作用。党参补气，当归补血，气血双补，对虚人有调经的作用，患者肾虚证候较为明显，因此治法以补肾为上，兼以健脾补血益气。经过半年时间的治疗，已获妊娠，效果较著。

（《罗元恺妇科经验集》）

病案 2：张某，女，26 岁。

初诊：2015 年 6 月 18 日。患者婚后未避孕 2 年未孕，男方精液常规正常。平素月经量少，时有经间期出血。2014 年 7 月外院三维 B 超发现内膜息肉，同年 9 月于市妇幼行"宫腔镜下非典型息肉样腺肌瘤诊刮术"，术后病理示：非典型息肉样腺肌瘤。平素带下极少，性情急躁，腰酸乏力，嗜睡，小便频多，舌红少苔，脉细数。

中医诊断：①不孕症（肾阴虚证）；②月经量少；③经间期出血。

治法：滋肾益阴，养血调血。

处方：炒当归 10g，山药 15g，山茱萸 6g，生地黄 10g，炙龟甲（先煎）15g，丹参 10g，白芍 12g，炒谷芽 10g，菟丝子 12g，女贞子 15g，茯苓 10g，炙甘草 5g，墨旱莲 12g，川芎 10g，红花 6g。

如此调治 3 月余，八诊时已停经 42 天，转从补肾健脾安胎治疗。

分析：该患者先天肾阴偏虚，心肝气火偏旺，加之手术损伤精血，更致肾水愈虚，则月经量少；心肾不交，水火不济，以致不孕；肾阴不足，虚热内扰冲任，则发为经间期出血。故予当归、山茱萸、白芍养血和血；丹参一味功同四物；女贞子、旱莲草、炙龟甲滋阴养血填精；菟丝子阳中求阴，使阴得阳升而泉源不竭；红花、川芎活血行气，使全方补而不滞。全方共奏滋阴养血、养精种玉之功。

病案 3：王某，女，35 岁。

初诊：2014 年 9 月 24 日。诉结婚 4 年不孕，男方精液检查正常。平素月经延后 5～7 天，量少，每日 1～2 片卫生巾，色红，血块少量，无痛经，末次月经 2014 年 9 月 11 日。刻诊：面色少荣，腰膝酸痛，四肢不温，带下少量。舌淡红，少苔，脉沉细滑无力。

中医诊断：不孕症（肾阳虚证）。

治法：温补肾阳。予温肾丸加减。

处方：熟地黄 10g，当归 10g，白芍 15g，杜仲 10g，巴戟天 10g，女贞子 15g，鹿角霜 10g，蛇床子 10g，桑寄生 15g，菟丝子 10g，续断 10g。

连服 5 月余，复诊时诉已受孕，遂转为以寿胎丸为基本方保胎治疗。

分析：该患者属原发性不孕，并有月经后期、月经量少。肾主生殖之精，故不孕多责之于肾虚，且《傅青主女科》有"经水出诸肾"的论述，肾水不足则癸水量少，冲任血海不充，故发为月经量少、月经后期而至。患者四肢不温，腰膝酸痛，脉沉细滑无力，皆是肾阳虚之证。肾阳亏虚，命门火衰，不能温煦胞宫，致宫冷不孕。调治之法，以温养肾气，调理冲任气血为主。方中熟地黄、当归、白芍、女贞子滋阴养血补肝；杜仲、巴戟天、桑寄生、鹿角霜温补肾阳；续断补肝肾助气，调血脉；菟丝子补肝肾，温脾胃，且补而不峻，温而不燥；蛇床子"温中下气，令妇人子脏热，男子阴强；久服轻身，好颜色，令人有子"。全方共奏温补肾气、调理气血之功。

病案4：林某，女，30岁。

初诊：2014年8月10日。诉婚后2年不孕，配偶精液常规正常。平素月经基本规律，经量中等，血色黯红，少量血块，带下不多。因家中长辈催促及早怀孕，情绪烦躁易怒。舌红，苔薄白，脉弦细。

诊断：不孕症（肝郁气滞证）。

治法：疏肝解郁行气。予开郁种玉汤合越鞠丸加减。

处方：香附10g，牡丹皮10g，广郁金10g，丹参10g，川芎9g，川楝子10g，延胡索9g，枳壳15g，青皮10g，炙鳖甲10g，地骨皮10g，生甘草5g，醋柴胡8g。

嘱平时调畅情志，同时加以心理辅导，中药治疗3个月后复诊，诉带下明显增多，见锦丝状带下。继续治疗2个月并指导性生活，2015年3月15日复诊时已确诊为早孕。

分析：患者属原发性不孕，平素求子心切，但所愿不遂，情志不畅，肝郁气滞，冲任不充则胎孕不受。调治之法以疏肝理气解郁为主，故予川楝子、青皮、枳壳疏肝理气解郁；醋柴胡、香附、川芎增强疏肝理气解郁之力；延胡索、丹参养血和血；牡丹皮旨在清血中伏火，除烦热；炙鳖甲、地骨皮滋阴潜阳；生甘草调和诸药。全方共奏疏肝解郁、调经助孕之功，加之心理疏导，得以受孕。

【文献选录】

《神农本草经》：女子风寒在子宫，绝孕十年无子。

《素问·上古天真论》：女子七岁，肾气盛……二七而天癸至，任脉通，太冲脉盛，月事以时下，故有子……七七任脉虚，太冲脉衰少，天癸竭，地道不通，故形坏而无子也。

附：中医药在辅助生殖技术中的运用

辅助生殖技术（asisted rproductive tchniques，ART）以治疗不育夫妇达到生育为目的，是生育调节、医学助孕的主要组成部分。其包括人工受精（AIH或AID）、体外受精与胚胎移植（IVF-ET）、单精子卵细胞浆注射（ICSI），以及在这基础上演进的各种新技术。这一技术为人类生殖的自我调控开创了新纪元。

近20年，中医药在配合ART方面的研究与实践，把卵泡发育、胚胎着床、黄体维持的生理过程与中医辨证论治、整体观念相结合，根据体外受精—胚胎移植临床用药，制定有利于体外受精—胚胎移植疗效的中药辅治方案。

体外受精—胚胎移植中药辅助治疗方案运用于IVF标准长方案的如下阶段：降调初期、超促排卵早期、超促排卵中晚期、取卵后及胚胎移植的黄体支持阶段、妊娠确立的早期，以及IVF间歇期。根据不同阶段卵泡生长、胚胎移植、黄体发育等特点拟定不同辨证方法和基础方药，与IVF-ET临床相适应，旨在提高获卵数、改善卵子质量、增加内膜容受性以改善妊娠结局。

一、超促排卵至黄体支持阶段的中药辅助运用

1. IVF 各阶段的中药辅助

（1）第一阶段：降调初期（黄体期中期~月经期）　黄体期长方案降调药物从黄体中期开始，持续到月经来潮是中药辅治的第一阶段。在此阶段运用降调药物 GnRHa，目的是使垂体脱敏，使卵泡的发育完全依赖于外源性促性腺激素的刺激，因而避免了内源性 LH 水平过高或不适宜的 LH 峰。此期中药辅治原则是温固肾阳，宁心安神。避免心肝相火妄动，扰动阴精，形成阴伏于阳，蓄积阴精，稳固阳气。可选用毓麟珠去鹿角片、仙灵脾，改为鹿角霜、紫石英等偏于温阳固涩之品。少用乌药、柴胡、延胡索等理气行滞之品，慎用三棱、莪术、郁金等活血破气之品。对于情绪紧张、夜卧不宁者可加煅牡蛎、青龙齿、珍珠母、酸枣仁、夜交藤、钩藤等药；对于手足心烦热、情绪不宁者，可加炙鳖甲、炙龟甲、沙苑子、牡丹皮、地骨皮等。

对于卵巢反应不良者一般选择短方案，即月经前不用降调药物 GnRHa，但中药辅助治疗目的是一样的，以温固肾阳、宁心安神为主，同时加用炙龟甲、炙鳖甲、山茱萸、枸杞子、何首乌等滋肾益精，阳中求阴，水中补火。

（2）第二阶段：超促排卵早期　即从经净至卵泡直径达到 14mm 期间。中医治疗目的是通过调肝滋肾、滋阴养血、清心安神，调和阴阳，助卵生长，募集多个卵泡，并使卵泡生长同步化，以利于获取较多的优质卵泡用于 IVF。脏腑从肝、心、肾论治，如归芍地黄汤、两地汤、四物汤等，选用当归、白术、白芍、熟地黄、牡丹皮、泽泻、山茱萸、川续断等注重固护阴血。

体外受精—胚胎移植中超促排卵，获卵的多寡，取决于降调节处理，以及超促排卵早期卵巢对 Gn 的反应水平，肾阴充实、肾精固密是卵泡顺利启动的前提，肝气条达、脾气健运、气血运行流畅是卵泡启动的必要条件。因此在治疗上应从辨阴阳、虚实、寒热，而立法用药，使肾精得充，则经血易调，可顺势成胎。调经当以补肾气，益精血，培元固本，调理冲任为大法；或治以滋阴养血，血中添精；或治以滋阴助阳，血中养精。若兼有心肝郁火者，滋阴养血，疏肝健脾宁心；兼有痰湿脂浊有碍精卵排出者又当配合理气化痰；兼有脾胃虚弱者，健脾滋阴，血中养精。

（3）第三阶段：超促排卵中晚期　卵泡直径达到 14mm 直至取卵当天。此期即经后中晚期，是阴长运动较高时期，超促排卵后期，已经出现多个优势卵泡，卵泡阴长水平已接近重阳的准备时期。此期可选用归芍地黄汤合菟蓉散，即在上方基础上加肉苁蓉、菟丝子。中药治疗目的是滋阴养血，补肾助阳，阴阳平调，通过益肾填精，稍佐温阳通络，促进优势卵泡生长，以利于顺利取卵；健脾益气，交通心肾，同时滋养内膜使之与卵泡同步。方取补天五子种玉丹，药用当归、白芍、怀山药、山茱萸、熟地黄、紫河车、杜仲、五味子、枸杞子、菟丝子、川续断等。在服药过程中还必须注意脾胃的运化，若脾胃薄弱，大便易溏，纳差，腹胀，不宜服用，当健脾滋阴，方用参苓白术散，待脾胃运化正常，再继续服用；若卵泡数较

多，或患者具有 OHSS 高危因素（PCOS、年龄 < 35 岁、瘦弱、低促性腺、有 OHSS 病史、起始剂量偏大等），应注意中重度 OHSS 发展倾向，可加健脾疏肝，稍佐活血利水之品，如白术、茯苓、泽泻、冬瓜皮、赤芍、白芍、车前子、川芎等。

（4）第四阶段：取卵后、胚胎移植的黄体支持阶段 即取卵后 1～14 天，此期是黄体支持的关键阶段。由于超促排卵前期降调药物的使用、多卵泡发育、雌孕激素比例失调及穿刺取卵造成颗粒细胞流失，使得此期比自然周期更容易出现肾中阳气水平低下，黄体功能不全的情况。中药治疗的目的是通过益气温阳、温肾健脾、固摄助孕、改善子宫内膜容受性，促进孕卵着床。为使肾中阴阳平衡，宜阴阳平补，益气养血，拟补肾助阳，养血理气疏肝之法。方取毓麟珠合寿胎丸，药用党参、白术、白芍、怀山药、山茱萸、牡丹皮、茯苓、川续断、菟丝子、紫石英、鹿角霜。注意此期不宜过用辛温香燥之品。肾属阴主水，宜静宜藏，阳气充沛，黄体健全，子宫方能固摄成孕。

另外还可针对穿刺取卵情况进行加减，如卵泡数较多，卵巢部位较高，需要经过宫颈等情况则易造成卵巢损伤、内出血。此时当益气养血，固摄止血，促进卵巢修复。可选党参、白术健脾益气止血，龟甲固摄止血，藕节炭、棕榈炭收涩止血，苎麻根、白茅根清热凉血止血。但清凉之品久用可损耗阳气，炭类收涩，久用有碍气血运行，建议使用 3 天后见功即去之。

若移植后并发中重度 OHSS，当安固胎元的同时，健脾疏肝、行气利水。

若因其他原因当周期未行移植，中药健

黄体用药原则应为温肾疏肝、益气养血，方如助黄汤等，药如当归、白芍、茯苓、山茱萸、熟地黄、怀山药、川续断、鹿角霜、党参、白术、菟丝子、肉苁蓉、仙灵脾、广木香、谷芽、麦芽等。

2. 体外受精—胚胎移植中药辅治方案的应用说明 辅治方案是按照 IVF-ET 常规长方案而设计，而各生殖中心方案均有不同；患者的个体方案亦有差异。因此应详细询问相关情况，以作为中医辅治方案修正时的重要参考。如移植后期发生便秘或腹泻时，建议根据患者临床症状稍作调整，或辨证加减。此外尚应警惕妊娠不良结局流产和宫外孕的发生。冻胚 ET 前，应针对性进行中医辅治调理，患者病况明显改善、缓解、消失后，再行冻胚 ET，可明显提高冻胚 ET 成功率。

二、辅助生殖技术实施后的常见合并症及其不良结局的中医药对策

1. 继发 OHSS（轻、中度） 中医辅治过程中，应密切观察 IVF-ET 并发 OHSS 的发生。特别是 OHSS 高危患者：年龄 < 35 岁、瘦弱、低促性腺、PCOS、HCG 诱导排卵、支持黄体的敏感人群等。一旦发生在轻、中度阶段可以合并中医药治疗。

（1）肝郁血瘀证

临床表现：卵巢肿大，下腹不适或轻微下腹痛，胸胁满闷，性情怫郁，叹息稍舒。舌质紫红，或有瘀斑，脉弦细涩。

治法：疏肝解郁，养血活血。

选穴：足三里（ST 36）、三阴交（SP 6）、血海（SP 10）、中脘（CV 12）、太冲（LR 3）。

选穴依据：足三里、中脘、太冲益肾固

本，行气导滞；血海、三阴交调理气血，养血活血。

方药：逍遥散（《太平惠民和剂局方》）合桂枝茯苓丸（《金匮要略》）去当归，加丹参、郁金、木香、大腹皮、青皮、泽泻。逍遥散药用柴胡、当归、茯苓、白芍、白术、炙甘草、煨姜、薄荷；桂枝茯苓丸药用牡丹皮、白芍、桃仁、茯苓、桂枝。

方解：逍遥散柴胡疏肝解郁；当归、白芍养血调经；白术、茯苓、甘草健脾和中；薄荷助柴胡疏肝；煨姜温胃行气。桂枝茯苓丸桂枝温经通阳，行血中之滞；白芍助桂枝通调血脉；牡丹皮、桃仁化瘀消癥；茯苓健脾宁心安神。原方去当归，恐其活血太过；加丹参，养血活血，郁金、木香、大腹皮、青皮、泽泻疏肝健脾解郁。

随症加减：若气滞血瘀，偏于血瘀者，加红花、川牛膝、延胡索；若肝郁化火，以火热证为主者，去桂枝，加入钩藤、夏枯草；腹痛明显者，加入五灵脂、炙乳香、炙没药。

（2）阴虚痰瘀证

临床表现：卵巢肿大，腹痛隐隐，恶心，呕吐，口渴，偶伴腹泻。舌质光红，苔中根部较腻厚，脉象细弦滑。

治法：滋阴养血，化痰通瘀。

针灸：足三里（ST 36）、三阴交（SP 6）、中脘（CV 12）、建里（CV 11）、丰隆（ST 40）、太冲（LR 3）。

选穴依据：足三里、中脘健脾化痰；建里、丰隆化痰利水消肿；三阴交滋补肝肾，补养精血；太冲疏肝理气。

方药：归芍地黄汤（《症因脉治》）合越鞠二陈汤（夏桂成经验方）去泽泻、山药，加丹参。归芍地黄汤药用当归、赤芍、白芍、熟地黄、茯苓、山茱萸、泽泻；越鞠二陈汤药用牡丹皮、制苍术、制香附、陈皮、法半夏、山楂。

方解：白芍、熟地黄、山茱萸滋阴养血；当归、赤芍、牡丹皮养血活血；苍术、制香附、陈皮、法半夏化痰通瘀；山楂化瘀通络。原方去泽泻，恐其通利太过；去山药，恐其滋腻太过；加丹参，养血活血。

随症加减：若脘腹痞，口黏多痰者，上方去地黄，加入木香、佛手；若腰酸尿频者，加入续断、菟丝子；若腹痛明显者，加入五灵脂、延胡索、炙土鳖虫。

（3）阳虚湿蕴证

临床表现：腹部胀满，恶心，呕吐，腹水，面色黄白，气短时汗，肢体肿胀，神疲无力，少气懒言。舌质淡红，苔色白滑，脉象沉细。

治法：健脾补肾，温阳化水。

针灸：足三里（ST 36）、中脘（CV 12）、建里（CV 11）、太冲（LR 3）、血海（SP 10）、三阴交（SP 6）、地机（SP 8）。

选穴依据：足三里、中脘、太冲健脾补肾，行气导滞；血海、三阴交调理气血，养血活血；建里、地机温阳利水。

方药：真武汤（《伤寒论》）加炙桂枝、薏苡仁、甘草。药用附子、生姜、白术、茯苓、白芍、炙桂枝、薏苡仁、甘草。

方解：附子、生姜温阳散寒；白术、茯苓健脾利水；白芍缓和挛急。原方加炙桂枝温阳散寒；薏苡仁健脾利水；甘草缓和挛急。

随症加减：若大便溏泄偏多者，加入煨木香、砂仁（后下）、炮姜；若面浮足肿，小便偏少者，加入防己、黄芪、泽泻、大腹皮。

2. 子宫内膜菲薄　由于反复流产，多次D&C子宫内膜损伤，导致子宫内膜菲薄，胚胎难以着床。

临床表现：月经量少，周期后延，或者月经稀发乃致闭经，阴道分泌物减少。

治法：益肾健脾，养阴生精。

针灸：关元（CV 4）、中极（CV 3）、子宫（EX-CA 1）、归来（ST 29）、三阴交（SP 6）、足三里（ST 36）、血海（SP 10）。采用平补平泻手法。在腹部中极、关元、归来穴位上放置灸盒，温灸40分钟。

选穴依据：关元、中极温肾助阳；子宫为经外奇穴，主治不孕；三阴交滋补肝肾，补养精血；归来、足三里健脾养血；血海健脾调经。

方药：六味地黄丸（《小儿药证直诀》）加芡实、丹参、党参、紫河车、白芍、当归。药用熟地黄、山药、山茱萸、茯苓、牡丹皮、泽泻、芡实、丹参、党参、紫河车、白芍、当归。

方解：熟地黄、山药、山茱萸益肾养阴；泽泻、茯苓、牡丹皮健脾利湿。原方加芡实、丹参、党参益气健脾，养阴活血；紫河车、白芍、当归养血活血。

随症加减：脾气虚弱，见有便溏，加煨木香、党参、白术、炒六神曲；阳虚者见有形寒肢冷，加肉苁蓉、黄芪。

3. 反复移植（IVF-ET）失败　IVF-ET实施过程中经常遇到反复移植失败的病例，原因包括子宫的条件、胚胎的质量、内膜的容受性等。若排除以上诸多因素，则以心肾失济证论治，中医的辅助治疗重点在于安定心神，使心肾交合。

临床表现：月经后期而至，经来量少，心悸少寐，神疲肢软，口苦咽干。舌红苔白，脉细或细数。

治法：益肾清心宁神。

针灸：关元（CV 4）、中极（CV 3）、子宫（EX-CA 1）、归来（ST 29）、内关（PC 6）、合谷（LI 4）、足三里（ST 36）、血海（SP 10）、三阴交（SP 6）、神阙（CV 8）。采用平补平泻法，每位患者的每个针刺穴位间隔10分钟行针1次，留针20分钟，每日1次，期间可配合电针刺激和（或）电磁波治疗仪照射。艾条灸神阙穴，将艾灸盒置于腧穴部位，点燃艾条，点燃部位朝下，放入木盒孔中，以患者感温热为宜，每次用中等艾炷5~7壮。

选穴依据：关元、中极、子宫、归来益肾填精；内关、合谷宁心安神；足三里、血海、三阴交、神阙活血益气。

加减：实热者配太冲（LR 3），虚热者配太溪（KI 3），气虚者配肾俞（BL 23）、气海（CV 6），痰湿者配天枢（ST 25）、丰隆（ST 40）。

方药：清心滋肾汤（《中医临床妇科学》）加紫草、合欢皮。药用钩藤、黄连、牡丹皮、紫贝齿、山药、山茱萸、茯苓、莲子心、浮小麦、紫草、合欢皮。

方解：钩藤、牡丹皮、莲子心、紫贝齿、浮小麦清降心肝气火；茯苓、山药、山茱萸滋养肾阴；黄连清心火。原方加紫草，凉血活血；加合欢皮，宁心和血。

随症加减：若见月经后期量少，腰膝酸软，畏寒肢冷，纳呆便溏等脾肾阳虚证，可选健固汤（《傅青主女科》）去薏苡仁加菟丝子（健固汤药用党参、茯苓、白术、山药、薏苡仁、巴戟天）。若经闭或经量较少、有小血块，精神抑郁，烦躁易怒，胸胁胀满，少腹胀痛，舌边紫，苔黄白腻，脉细弦或沉涩。此乃肝郁气滞证，拟理气疏肝、化瘀通经法，可用逍遥散去白术加丹参、泽兰、制香附。

第二节　慢性盆腔痛

慢性盆腔痛（CPP）指非周期性、持续达6个月以上（也有认为达3个月以上）、对非阿片类药物治疗无效的下腹部或腰骶部疼痛。慢性盆腔痛是妇女最常见的症状之一。其特点是病因复杂，有时即使做了腹腔镜检查或开腹探查也找不到明显原因，疼痛程度与病变程度不一定成正比。

慢性盆腔痛的常见病因包括慢性盆腔炎或盆腔炎性疾病后遗症、子宫内膜异位症、子宫腺肌病、盆腔粘连、盆腔静脉瘀血综合征等多种器质性病变，但也有一些隐匿性的躯体疾病（通常是妇科以外疾病），如肠激惹综合征，及非躯体性（精神源性）疾病也可表现为慢性盆腔痛。子宫内膜异位症及子宫腺肌病见第四节。本节主要介绍慢性盆腔炎、盆腔粘连、盆腔瘀血综合征的治疗。

凡妇女不在行经、妊娠及产后期间而发生小腹或少腹疼痛，其则痛连腰骶者，中医典籍中称为"妇人腹痛"，亦称"妇人腹中痛"。本病始见于《金匮要略方论·卷下》："妇人腹中诸疾痛，当归芍药散主之。""妇人腹中痛，小建中汤主之。"主要机制为冲任虚衰，胞脉失养，"不荣则痛"，及冲任阻滞，胞脉失畅，"不通则痛"。《女科要旨·卷四》："寒、热、虚、实、气、食等邪，皆令腹痛。"

【病因病机】

慢性盆腔痛的病机主要是正虚邪恋，正气虚弱，余邪未尽，风寒湿热、虫毒之邪乘虚内侵，致气机不畅，瘀血阻滞，蕴结胞宫、胞脉，反复进退，耗伤气血，缠绵难愈。病机虚实夹杂，虚则因冲任虚衰，胞脉失养，"不荣则痛"；实则因冲任阻滞，胞脉失畅，"不通则痛"。其常见病因为湿热瘀结、气滞血瘀、寒湿凝滞、气虚血瘀和肾虚血瘀。

1. 湿热瘀结　经期产后，余血未尽，感受湿热之邪，或房事不节，或外阴不洁，湿热与血搏结，瘀阻冲任，胞脉血行不畅，不通则痛，从而引发本病。

2. 气滞血瘀　素性抑郁，或忿怒过度，肝失条达，气机不利，气滞而血瘀；或经期产后，余血未尽，感受寒热之邪，以致邪与血结，血瘀气滞，冲任阻滞，胞脉血行不畅，不通则痛，从而引发本病。《女科秘诀大全·卷一》："其发腹痛，逆气上行，此为胞中有恶血，久则结成血瘀。"

3. 寒湿凝滞　经期产后，余血未尽，冒雨涉水，感寒饮冷，或久居寒湿之地，血为寒湿所凝，冲任阻滞，胞脉血行不畅，不通则痛，从而引发本病。

4. 气虚血瘀　素体虚弱，或饮食不节，或忧思太过，损伤脾胃，化源匮乏；或大病久病，耗伤血气，以致冲任血虚，胞脉失养，运行无力，血行迟滞，从而引发本病。

5. 肾虚血瘀　禀赋肾气不足，或久病伤阳，或房事过度，命门火衰，或经期摄生不慎，感受风寒，寒邪入里，损伤肾阳，冲任失于温煦，胞脉虚寒，失于温养，亦可成肾虚血瘀，瘀血阻滞冲任、胞宫，不通则痛，从而引发本病。

【诊断要点】

1. 病史　既往有盆腹腔手术史（尤其是感染性手术）、盆腔炎性疾病、宫颈炎、性传播疾病（STD）等盆腔感染病史，或妇产科手术史，或不洁性生活史，或邻近器官的炎症病变等发病因素。

2. 临床表现

（1）下腹部疼痛或坠胀痛，痛连腰骶或痛无定处，常在劳累、性交后及月经前后加剧或复发，或伴有低热起伏，带下增多，月经紊乱，痛经，经量过多，肛门坠胀等。

（2）精神抑郁：因长期生活质量下降或性生活疼痛，患者出现抑郁症状，如无食欲、疲倦、失眠、性欲丧失或对任何事物不感兴趣，或易冲动、自我控制能力差。

（3）异位妊娠和不孕。

3. 体格检查　腹部触诊或妇科检查可以发现有无阳性体征。

（1）腹部触诊　指尖轻柔地触诊腹壁可以发现肌肉组织中的触痛点。大部分无阳性发现，但盆腔过度敏感，即使轻微触诊亦感剧烈疼痛。

（2）双合诊或三合诊　宫体一侧或双侧附件片状增厚或条索状增粗、轻压痛，或可触及囊性肿块，活动多受限；子宫常呈后位，活动受限或粘连固定；宫骶韧带增粗、变硬，有触痛。肛诊触及肛提肌和梨状肌引起疼痛，提示有盆底肌紧张痛，通常表现为盆腔受压感和向骶部的放射痛，接近肛提肌的附着点。

4. 辅助检查

（1）B超　可见盆腔炎性包块。

（2）子宫输卵管碘油造影　输卵管迂曲，部分或完全阻塞。

（3）腹腔镜检查　有盆腔粘连、明显炎症如输卵管积液等。

（4）盆腔静脉造影术　可确诊盆腔瘀血综合征。

【鉴别诊断】

1. 急腹症　急腹症的疼痛可能因多种感染性疾病的急性发作、盆腔包块的扭转或破裂、宫外孕及其他科室的疾病如阑尾炎等。一般发病急骤，常伴有高热，腹痛剧烈，白细胞升高或失血性休克。B超及尿妊娠试验可诊断宫外孕、盆腔包块扭转，腹部触诊及腹部B超可诊断阑尾炎。

2. 盆腔恶性肿瘤导致的癌性疼痛　癌性疼痛一般在恶性肿瘤晚期出现，因癌灶缺血坏死，组织溃破感染导致，伴随有恶病质、发热、出血等症状。必要时可以做腹腔镜检查及组织活检。

【辨证论治】

根据全身与局部症状，并结合体质情况和舌脉进行辨证。治法以活血化瘀为主，据其病因与证候，或清热利湿，或散寒除湿；或行气化瘀，或补气化瘀，或温肾化瘀。注重内外合治，顾及正气，心身调和，避免复感外邪。

1. 湿热蕴结证

临床表现：少腹隐痛或痛连腰骶，疼痛拒按，经行或劳累时疼痛加重，低热起伏，带下量多，色黄，质黏稠；胸闷纳呆，口干不欲饮，大便溏或秘结，小便黄赤。舌红，苔黄腻，脉弦数或滑数。

治法：清热利湿，化瘀止痛。

针灸：中极（CV 3）、子宫（EX-CA 1）、归来（ST 29）、阴陵泉（SP 9）、血海（SP 10）、三阴交（SP 6）、太冲（LR 3）。针刺用泻法。

选穴依据：中极为足三阴经与任脉之交会穴，配合子宫、归来，有调理冲任、化瘀止痛之功；血海善治血证，清利血热，养血行血；三阴交疏调肝、脾、肾三经之气，配太冲、阴陵泉平肝清热，行滞活血，化瘀止痛。

方药：银甲丸（《王渭川妇科经验选》）。药用金银花、连翘、升麻、大血藤、蒲公英、鳖甲、紫花地丁、蒲黄、椿树皮、大青叶、茵陈、琥珀、桔梗。

方解：金银花、连翘、蒲公英、紫花地丁、大青叶清热解毒；茵陈、椿皮清热利湿；鳖甲、蒲黄、琥珀、大血藤活血化瘀利水；升麻、桔梗升清健脾，理中焦之气。

随症加减：低热起伏，加败酱草、黄柏、土茯苓；便溏，加白术、广藿香。

2. 气滞血瘀证

临床表现：少腹部胀痛或刺痛，经行疼痛加重，经来量多夹血块，血块排出则痛减，带下量多，婚久不孕；经前情志抑郁，乳房胀痛。舌体黯紫，或伴有瘀点、瘀斑，苔薄，脉弦涩。

治法：活血化瘀，理气止痛。

针灸：中极（CV 3）、次髎（BL 32）、三阴交（SP 6）、肝俞（BL 18）、血海（SP 10）、太冲（LR 3）、子宫（EX-CA 1）。针刺用泻法，可酌情用灸。

选穴依据：中极为足三阴经与任脉之交会穴，调理冲任，化瘀止痛；次髎清利下焦湿热，活血化瘀，是治妇科炎症的要穴；三阴交为足三阴经交会穴，可行血祛瘀；血海治血分诸病，活血止痛，配伍肝俞、太冲，疏肝行气活血化瘀；子宫为经外奇穴，调经理气。

方药：膈下逐瘀汤（《医林改错》）。药用当归、川芎、赤芍、桃仁、红花、枳壳、延胡索、五灵脂、牡丹皮、乌药、香附、甘草。

方解：当归养血活血；香附、乌药、枳壳理气行滞；川芎、桃仁、红花活血化瘀；延胡索、五灵脂化瘀定痛；牡丹皮、赤芍凉血活血；甘草缓急止痛，调和诸药。

随症加减：腹胀痛甚者，加厚朴、大腹皮；触及肿块者，加皂角刺、三棱、莪术；胸胁乳房胀痛，加郁金、川楝子；带下量多，加薏苡仁、白芷。

3. 寒湿凝滞证

临床表现：小腹冷痛或坠胀，经行腹痛加重，喜热恶寒，得热痛缓，经行延后，经量少，色暗，带下淋沥，婚久不孕；神疲乏力，腰骶冷痛，小便频数。舌黯红，苔白腻，脉沉迟。

治法：祛寒除湿，化瘀止痛。

针灸：关元（CV 4）、气海（CV 6）、三阴交（SP 6）、足三里（ST 36）、子宫（EX-CA 1）、肾俞（BL 23）。针刺用泻法，针灸并用。

选穴依据：关元为足三阴经、冲脉、任脉交会之处，灸之可暖下焦而温养冲任；三阴交为妇科要穴，配气海可益气健脾，利湿活血；足三里为阳明要穴，可通经活络，祛寒化湿；子宫是治疗胞宫诸证的经验穴；肾俞益肾助阳，强腰利水，温固下元。诸穴合用，调理冲任，温通经络，化瘀止痛。

方药：少腹逐瘀汤（《医林改错》）加三棱、莪术。药用小茴香、干姜、延胡索、没药、当归、川芎、桂枝、赤芍、蒲黄、五灵脂、三棱、莪术。

方解：桂枝、干姜、小茴香温经散寒；当归、川芎、赤芍养血活血；蒲黄、五灵脂、没药、延胡索化瘀止痛。原方加三棱、莪术，破血逐瘀，消癥散结，加强活血之效。

随症加减：腹中结块，加鸡内金、桃仁、莪术；四末不温，加炙附子；小便频数，加益智仁、乌药；带下量多，加茯苓、苍术；腰骶痛，加桑寄生、续断、牛膝。

4. 气虚血瘀证

临床表现：下腹疼痛或结块，痛连腰骶，经行加重，经行量多，色暗有块，带下量多；神疲乏力，食少纳呆。舌暗，或有瘀点、瘀斑，苔白，脉弦细无力。

治法：益气健脾，化瘀止痛。

针灸：中极（CV 3）、气海（CV 6）、血海（SP 10）、三阴交（SP 6）、足三里（ST 36）、子宫（EX-CA 1）。针刺用平补平泻法，或艾灸。

选穴依据：中极可调整冲任，疏理下焦，调经和血；气海补气益元；血海治血分诸病，活血止痛；足三里补气健脾，三阴交、足三里二穴相配，共调肝、脾、肾之气血，补脾益气，养血活血；子宫为经外奇穴，调经理气，为治疗胞宫诸证的经验穴。

方药：理冲汤（《医学衷中参西录》）。药用黄芪、党参、白术、山药、天花粉、知母、三棱、莪术、鸡内金。

方解：黄芪、党参益气生血；山药、鸡内金、白术、天花粉、知母健脾养血滋阴；三棱、莪术破血逐瘀。

随症加减：腹痛不减，加白芍、延胡索、蜈蚣；腹泻，去知母，重用白术；虚热未清，加地黄、天冬；无结块者，去三棱、莪术。

5. 肾虚血瘀证

临床表现：下腹疼痛或有结块，经期疼痛加重，月经量多或少，经色紫黯有块，带下量多质稀；腰酸膝软，头晕耳鸣，口干不欲饮。舌暗或有瘀点，脉弦细。

治法：温肾助阳，活血止痛。

针灸：中极（CV 3）、关元（CV 4）、子宫（EX-CA 1）、命门（GV 4）、肝俞（BL 18）、肾俞（BL 23）、三阴交（SP 6）、血海（SP 10）、足三里（ST 36）。针刺用补法，或温针、艾灸。

选穴依据：中极、关元为足三阴经与任脉交会穴，补肾固元；子宫调经理气；命门为强腰补肾壮阳之大穴，配以肝俞、肾俞，肝肾同补；三阴交可调补肝、脾、肾三经气血，配血海活血止痛，治血分诸病；足三里是胃经合穴，有理气活血止痛之功。

方药：温胞饮（《傅青主女科》）合失笑散（《太平惠民和剂局方》）。温胞饮药用巴戟天、补骨脂、菟丝子、肉桂、附子、杜仲、炒白术、山药、芡实、党参；失笑散药用蒲黄、五灵脂。

方解：温胞饮附子、肉桂温肾助阳以化阴；菟丝子、巴戟天、补骨脂、杜仲补助肾阳而益精气；党参、炒白术健脾益气而除湿；芡实、山药补肾涩精而止带。失笑散蒲黄、五灵脂活血散瘀，止痛止血。

随症加减：经来量多有血块，加益母

草、炒茜草；经来量少，加牛膝、丹参、川芎、泽兰。

除了中药内服和针灸，还可以配合外治法：

（1）中药研粉调敷

方药：败酱草、大血藤、丹参、赤芍、乳香、没药、透骨草、苍术、白芷、三棱、莪术、细辛，随症加减。水蜜调成膏状，敷贴于下腹部，每次2~3小时，每天1次。

（2）中药穴位敷贴

方药：三七、血竭、蒲黄、白芷、沉香、羌活。可根据证型酌加减，研末，贴敷于三阴交（SP 6）、气海（CV 6）、神阙（CV 8）、血海（SP 10）、归来（ST 29）、子宫（EX-CA 1）、太冲（LR 3）、关元（CV 4）等穴位。

【临证思路】

慢性盆腔痛的病因复杂，病变部位难以确定，涉及多个系统（生殖系统、泌尿系统、消化系统、神经系统、腹膜），西医以镇痛类、激素类药物治疗为主，病程迁延日久，难以治愈，影响生活质量与心身健康。中医药治疗在整体调节、心身并治方面具有优势，可内外合治，提高疗效。内服以活血化瘀为主，佐以补虚；外治可采用外敷、针灸治疗等。

慢性盆腔痛病程较长，"久病多瘀"，患者无论哪一证型，多有瘀滞存在，故治疗上多选用赤芍、牡丹皮、桃仁、三棱、莪术等活血化瘀药。"久病多虚"，气血的耗损，往往表现为虚实夹杂，故临床上选用人参、黄芪、茯苓、白术、怀山药、杜仲、仙灵脾等健脾补肾药以增强体质。

慢性盆腔痛因盆腔炎后遗症的患者，应注意生活调摄，尤其是经期、孕期、产褥期，避免不节或不洁的性生活，防止炎症复发。饮食上注意营养，避免过食肥甘、辛辣，诸如虾、蟹等品。注意情志调节，避免忧怒过度，保持心情舒畅。积极锻炼身体，增强体质，"正气存内"，则"邪不可干"。

【预后与预防】

1. 对急性盆腔炎的治疗应及时、彻底。杜绝各种感染途径，保持会阴部清洁、干燥，减少不必要的阴道内冲洗，以免破坏阴道内正常内环境。

2. 月经期、妇科手术后、阴道流血时，应避免性生活，不宜游泳、盆浴，以免致病菌乘虚而入，造成感染。

3. 慢性盆腔痛患者不宜劳累，劳逸结合，节制房事，以避免症状加重。

4. 注意饮食调护，既要加强营养又要清淡易消化。忌食煎烤油腻、辛辣之物。寒湿证少腹冷痛、怕凉者，可给予姜汤、红糖水、龙眼肉、羊肉等温热性食物；虚热证五心烦热、潮热盗汗者，宜用石斛、枸杞子、乌鸡、鳖等滋阴食物。

5. 注意避孕，尽量减少流产手术的创伤。手术中要严格无菌操作，免致病菌侵入。

【案例分析】

病案：李某，女，40岁。

初诊：2013年12月10日。患者诉下腹部疼痛2年余。性格内向，平素忧思多虑，近2年反复出现下腹部疼痛，痛处固定不移，拒按，经行不畅，月经量少，色紫黯有块，乳房胀痛，舌质暗，舌边有瘀点，苔薄，脉细涩。

诊断：妇人腹痛（气滞血瘀型）。

治法：理气活血，化瘀止痛。治以膈下逐瘀汤加减。

处方：甘草5g，红花、川芎、桃仁、三棱、莪术各10g，乌药、五灵脂、香附、赤芍、延胡索各15g。煎服7剂，腹痛减轻。久病多虚，后又随症加减益气温通之品，前后调治1月余方愈。

分析：膈下逐瘀汤具有破血逐瘀、理气散结之功效。妇人腹痛证主要表现于膈下。病机为肝失条达，冲任气血瘀滞，经血不得正常通畅，不通则痛，故经期腹痛拒按，经行不畅，色暗有块，块下气血通而痛减，肝郁气滞，经脉不利故乳房胀痛。方中赤芍养血活血，与逐瘀药同用，可使瘀血去而不伤阴血；桃仁、红花、五灵脂破血逐瘀，以消积块；配伍香附、乌药、延胡索行气止痛；三棱、莪术破血逐瘀，以消积块；川芎不仅养血活血，更能行血中之气，增强逐瘀之力；甘草调和诸药。全方以逐瘀活血和行气药物居多，使气帅血行，更好发挥其活血逐瘀止痛之力。

【西医观点】

慢性盆腔痛是多种妇科疾病的一个共同症状。其病因复杂，治疗效果不佳。在引起慢性盆腔痛的诸多病因中，以盆腔炎（PID）最常见。其中最常见的病理类型为慢性输卵管—卵巢炎，由于炎症局部充血、炎性细胞浸润及其与周围组织粘连，从而引起盆腔疼痛，据报道PID后引起慢性盆腔痛的概率是55.56%。盆腔静脉瘀血综合征也是CPP的病因之一，它是以盆腔静脉充盈扩张及血流明显缓慢所致的一系列症候群。盆腔静脉网络密集、侧支循环丰富，加之盆腔静脉薄弱且没有静脉瓣，不能阻止回流，因此盆腔内血流缓慢，在一定条件下，如长期站立工作、多产或性生活失调等，则易形成盆腔内瘀血，盆腔静脉怒张，盆腔组织器官由于慢性缺氧而水肿、瘀血，结缔组织增生。多表现为下腹部钝性酸痛或下坠感，以及低位腰痛、极度疲劳感、性交痛、瘀血性痛经、白带过多、月经改变、乳房胀痛、外阴和阴道肿胀坠痛或尿道症状、肛门坠痛及自主神经功能紊乱等症状，长时间站立或活动后疼痛加剧，卧床后减轻，也可表现为深部性交痛或性交后疼痛。

部分慢性盆腔痛可能由情绪障碍，如抑郁、焦虑或性功能障碍等因素所致。调查显示，慢性盆腔痛的病因由社会因素所致者占5%～25%。因此，在治疗中首先排除器质性疾病的原因，同时要考虑到某些CPP患者常伴有一些生理功能障碍及精神症状，根据患者的精神症状，给予不同的心理治疗将有所帮助。心理性盆腔痛的主要症状是下腹部疼痛或后背部疼痛，下腹部疼痛可以是整个下腹部，也可以是双侧或单侧髂窝处，或是无明显定位，常伴有阴道不适，为持续性或间断性钝痛或隐痛；患者说不清疼痛加重和缓解与何种因素有关；疼痛由性交引起或加重但不影响性生活。患者抑郁症状显著如无食欲、疲倦失眠、性欲丧失或对任何事物不感兴趣或易冲动、自我控制能力差，有时直接对医师发怒。有些患者将所有情绪均躯体症状化，或否定压抑，表现出无动于衷的满足；或表现为异常疾病行为。他们有一种躯体偏见，深信自己患有疾病，对医师的保证无反应，坚持他们的疼痛症状，尽管其寻求治疗医师尽全力进行治疗，但一直有疼痛，体格检查常伴有神经质样症状，给医师印象是患者筋疲力尽，情绪抑郁或焦虑、紧张、易激动，虽疼痛难忍，但检查不出阳性体征。盆腔检查无阳性发现，但盆腔过度敏感，即使轻微触诊亦感剧烈疼痛。

CPP 是一种涉及躯体和精神因素的复杂疾病，即使存在明显的可导致盆腔疼痛的躯体病变，也不能忽视心理社会因素对疾病的影响。治疗上需要运用多学科的综合方法，包括手术、药物理疗、心理治疗、饮食疗法等。治疗的目标是缓解疼痛，改善功能和消除心理障碍，但病程长者治疗效果不佳。

对 CPP 的治疗需要患者和医生的长期合作，还应彻底改变对于治疗成功的传统理解。对于 CPP 的治疗是否成功或有效，并不是疼痛完全缓解，只要疼痛无加重或逐渐减轻，或病理改变无加重或逐渐减轻，或虽然疼痛依旧但精神状况或工作和生活能力或夫妻关系和性生活调节能力改善，或即使是能坚持服药和积极配合治疗都是成功的标准。医生要调整心态并给予患者一如既往的支持和帮助。医生应与患者共同分析病情，共同制订理想、经济的治疗方案，只有取得患者的完全信任，才能使他们充分表达内心感受和隐藏在内心的矛盾冲突，并从心理上接纳医生及其治疗方案。

第三节　子宫肌瘤

子宫肌瘤是女性生殖器官中最常见的一种良性肿瘤。由子宫平滑肌细胞增生而成，故称为子宫平滑肌瘤，又称为纤维肌瘤，简称子宫肌瘤。子宫平滑肌瘤多见于 30~50 岁女性。根据肌瘤的数量，可分为单发肌瘤或多发性肌瘤。根据肌瘤的不同部位，分为黏膜下、浆膜下或肌壁间肌瘤，以及子宫颈肌瘤。

黏膜下肌瘤可导致经量过多、经期延长，引起继发性贫血；巨大的浆膜下子宫肌瘤可压迫膀胱和直肠等盆腔器官。

导致子宫肌瘤发生的病因至今仍不明确，可能与雌激素、孕激素有关，可用抗雌激素、孕激素的药物治疗。若肌瘤迅速生长，或黏膜下肌瘤脱出宫颈口外，或浆膜下有蒂肌瘤发生扭转者，均可手术治疗。

子宫肌瘤从症状体征来看，属于中医学"癥瘕"范畴。《灵枢·水胀》中"石瘕"的记载与子宫肌瘤非常类似，曰："石瘕生于胞中，寒气客于子门，子门闭塞，气不得通，恶血当泻不泻，衃以留止，日以益大，状如怀子，月事不以时下，皆生于女子，可导而下。"而《金匮要略·妇人妊娠病脉证并治》曰："妇人宿有癥病，经断未及三月，而得漏下不止，胎动在脐上者，为癥痼……桂枝茯苓丸主之。"这描述了类似子宫肌瘤合并妊娠胎漏的主症及经典方药"桂枝茯苓丸"。

【病因病机】

本病的主要病机多与正气虚弱，血气失调有关。或由经期产后，内伤生冷；或外受风寒；或郁怒伤肝，气逆而血留；或忧思伤脾，气虚而血滞；或积劳积弱，气弱而不行所致。常以气滞血瘀、痰湿内阻为标，而正气虚弱为本，日久则正气愈虚而邪实更盛，后期多为虚实错杂之痼疾。

1. 气滞血瘀　情志内伤，肝气郁结，阻滞经脉，血行受阻，气聚血凝，积而成块；

或经行产后，血室正开，风寒侵袭，血脉凝涩不行，邪气与余血相搏结，积聚成块，逐日增大而成癥瘕。

2. 痰湿瘀结　脾阳不振，饮食不节，脾失健运，水湿不化，凝而为痰，痰浊与气血相搏，凝滞气血，痰湿瘀结，积聚不散，日久渐成癥瘕。

3. 肾虚血瘀　肾藏精，主生殖，妇人以血为本，气血之根在于肾。先天肾气不足或后天伤肾；或瘀血久积，化精乏源，均成肾虚血瘀，阻滞冲任胞宫，日久成癥瘕。

【诊断要点】

1. 临床表现

（1）月经失调　以肌壁间肌瘤凸向宫腔或黏膜下子宫肌瘤多见，可表现为月经量多、经期延长、淋沥不净等特点，甚至继发贫血。

（2）压迫症状　较大的浆膜下子宫肌瘤可能压迫膀胱或直肠，造成排尿异常或便秘，大便性状改变。

（3）不孕或流产　子宫肌瘤可能压迫输卵管或占据宫腔，导致不孕或流产。

（4）带下增多　子宫腔增大及腺体增多导致带下增多，黏膜下肌瘤可能继发感染，导致带下臭秽。

2. 腹部检查及妇科检查　子宫增大如妊娠 12 周以上者，可于平卧及排空膀胱时在下腹部触及。

妇科检查时进行双合诊或三合诊时可触及增大子宫，质地较硬或呈不规则突起。部分黏膜下肌瘤可脱出子宫口，在阴道内看见。

3. B 超检查　是诊断子宫肌瘤最为常用的辅助诊断方法。可显示子宫大小、形状、肌瘤数目、部位、大小及肌瘤内部是否均

匀，或液化、囊变等。超声检查既有助于诊断子宫肌瘤，并为区别肌瘤是否有变性提供参考，又有助于与卵巢肿瘤或其他盆腔肿块鉴别。

【鉴别诊断】

子宫肌瘤为子宫良性肿瘤，当与宫颈癌、子宫内膜癌、子宫肉瘤等恶性肿瘤相鉴别；也需要与子宫肌腺症相鉴别。黏膜下肌瘤当与子宫内膜息肉相鉴别。有蒂的浆膜下肌瘤当与卵巢肿瘤相鉴别。

必要时可以行诊断性刮宫、宫腔镜、腹腔镜等鉴别。

【辨证论治】

根据本病血气失调的特点，临证时应辨清在气、在血，新病还是久病。病在气则理气行滞为主，佐以理血；病在血则活血破瘀散结为主，佐以理气。新病正气尚盛，可攻可破；久病正衰，宜攻补兼施，大凡攻伐，宜"衰其大半而止"，不可猛攻峻伐，以免损伤元气，而致病情加重。《医宗金鉴·妇科心法要诀》云："凡治诸癥积，宜先审身形之壮弱，病势之缓急而治之。如人虚，则气血虚弱，不任攻伐，病势虽盛，当先扶正，而后治其病。若形证俱实，宜先攻其病也。"《内经》云：大积大聚，衰其半而止。盖恐过于攻伐，伤其气血也。"《济阴纲目·论治积须养正气》曰："善治癥瘕者，调其气而破其血，消其食而豁其痰，衰其大半而止，不可猛攻峻施，以伤元气。"强调子宫肌瘤不能因其气血瘀滞就峻攻猛伐，如体质虚弱，应先补正气，待体质强壮后再投以活血破瘀之剂。即便是活血破瘀，亦不可药量过大，以免伤及人体气血，加重病情。

1. 气滞血瘀证

临床表现：胞中结块，触之有形，按之痛或不痛，小腹胀满，月经先后不定，经血量多有块，经行难净，经色暗；精神抑郁，胸闷不舒，面色晦暗，肌肤甲错。舌质紫黯，或有瘀斑，脉沉弦涩。

治法：行气活血，化瘀消癥。

针灸：子宫（EX-CA 1）、石门（CV 5）、次髎（BL 32）、归来（ST 29）、三阴交（SP 6）、膈俞（BL 17）、内关（PC 6）。针刺用泻法，可酌情加灸。

选穴依据：子宫、石门、次髎为局部取穴，可疏调胞宫气血，活血化瘀；归来为足阳明胃经穴，阳明为多气多血之经，可调气血；三阴交调经止痛；膈俞活血行血；内关疏肝理气助活血之功。

方药：香棱丸（《济生方》）加桃仁、瞿麦、预知子、海藻。药用木香、丁香、三棱、莪术、枳壳、青皮、川楝子、小茴香、桃仁、瞿麦、预知子、海藻。

方解：木香、丁香、小茴香温经理气；青皮疏肝解郁，消积行滞；川楝子、枳壳除下焦之郁结，行气止痛；三棱、莪术行气破血，消癥散结。原方加桃仁、瞿麦，活血通经；加预知子，疏肝理气，活血止痛；加海藻，软坚散结。

2. 痰湿瘀结证

临床表现：胞中结块，触之不坚，固定难移，经行量多，淋沥难净，经间带下增多；胸脘痞闷，腰腹疼痛。舌体胖大，紫黯，有瘀斑、瘀点，苔白厚腻，脉弦滑或沉涩。

治法：化痰除湿，活血消癥。

针灸：子宫（EX-CA 1）、石门（CV 5）、次髎（BL 32）、归来（ST 29）、三阴交（SP 6）、丰隆（ST 40）、阴陵泉（SP 9）。针刺用泻法，可酌情加灸。

选穴依据：子宫、石门、次髎为局部取穴，可疏调胞宫气血，活血化瘀；归来为足阳明胃经穴，阳明为多气多血之经，归来可调气血；三阴交调经止痛；丰隆、阴陵泉健脾化痰除湿。

方药：苍附导痰丸（《叶天士女科诊治秘方》）或桂枝茯苓丸（《金匮要略》）加半夏、生姜、神曲。苍附导痰丸药用茯苓、法半夏、陈皮、甘草、苍术、香附、胆南星、枳壳、生姜、神曲。桂枝茯苓丸药用牡丹皮、芍药、桃仁、茯苓、桂枝。

方解：苍附导痰丸茯苓、法半夏、陈皮燥湿醒脾；苍术燥湿健脾；香附、枳壳理气行滞；胆南星燥湿化痰；神曲、生姜健脾和胃，温中化痰；甘草调和诸药。桂枝茯苓丸桂枝温经通阳，行血中之滞；芍药助桂枝通调血脉；牡丹皮、桃仁化瘀消癥；茯苓健脾宁心安神。方中加半夏化痰燥湿，和胃健脾；六神曲、生姜和胃调中。

3. 肾虚血瘀证

临床表现：胞中结块，触之疼痛，月经量多或少，经行腹痛较剧，经色紫黯有块，婚久不孕或反复流产；腰酸膝软，头晕耳鸣。舌暗，脉弦细。

治法：补肾活血，消癥散结。

针灸：子宫（EX-CA 1）、石门（CV 5）、次髎（BL 32）、归来（ST 29）、三阴交（SP 6）、肾俞（BL 23）、血海（SP 10）。针刺用平补平泻法，可加灸。

选穴依据：子宫、石门、次髎为局部取穴，可疏调胞宫气血，活血化瘀；归来为足阳明胃经穴，阳明为多气多血之经，归来可调气血；三阴交调经止痛；肾俞补肾益精；血海养血活血。

方药：补肾祛瘀方（《李祥云经验方》）。药用淫羊藿、仙茅、熟地黄、山药、香附、三棱、莪术、鸡血藤、丹参。

方解：熟地黄、鸡血藤、丹参养血滋阴，补血活血；淫羊藿、仙茅温肾助阳；山药健脾益气；三棱、莪术破血逐瘀，消癥破积；香附疏肝理气，通经止痛。

【临证思路】

子宫肌瘤属良性肿瘤，部分肌瘤并无症状，也可因生长部位不同而有不同临床表现。临证时当与其他盆腔的良恶性肿瘤、炎症包块、子宫内膜异位症等疾病鉴别。注意辨清具体病种，分清善恶，以明确预后。如果符合手术指征，可手术剔除或子宫切除，以免延误病情；如果患者执意保守性药物治疗，则需密切检查随访，以便观察病情变化。

中医药治疗子宫肌瘤有一定优势。根据不同的年龄阶段而设治法，育龄期有生育要求者，既要控制肌瘤的生长，又须兼顾消癥和助孕，在孕育过程中，需定期观察肌瘤的大小及腹痛情况，警惕肌瘤的变性。无生育要求者，重在消癥散结。子宫肌瘤虚实并见，治疗时要注重扶正与祛邪、化瘀与止血兼顾。经期因经量过多致血虚者，需止血和养血并举，祛瘀不破血，止血不留瘀；非经期则以扶正与消癥为主。子宫肌瘤在绝经后可自然缩小，若绝经后肌瘤继续增大，应警惕恶变。

【案例分析】

病案：王某，女，35 岁，已婚。

初诊：1992 年 12 月 10 日。经每超前而至，行则量偏多，色暗有块。末次月经 11 月 30 日，经前乳胀。体检发现子宫肌瘤，B 超提示子宫肌瘤 4.3cm×7.8cm×6.4cm。因惧怕手术而求中医治疗。舌边有紫点，苔薄，脉细弦。

诊断：子宫肌瘤。证属宿瘀内结。

治法：活血化瘀，软坚散结。以消坚汤为主。

处方：桂枝 10g，赤芍 10g，牡丹皮 10g，云茯苓 15g，桃仁 15g，三棱 10g，莪术 10g，鬼箭羽 15g，水蛭 5g，夏枯草 15g，海藻 10g。14 剂。

复诊：12 月 24 日。药后无不适，日前经转，量一般，腰酸乏力，苔薄腻，脉细弦。再宗前法，经净后服。患者以上方加减治疗六个月后 B 超复查，见宫内光点分布均匀，为间质性包块或液性暗区；经量正常；年后随访未见复发。

分析：患者因情志不遂，肝失疏泄，肝郁气滞，血行受阻，瘀留胞宫，久而结为癥瘕。瘀血阻滞，血不归经，血行脉外故每次月经提前且量多，色暗有块。苔薄，边有紫点，脉细弦均为瘀血阻滞之象。《妇科心法要诀》曰："治诸癥积，宜先审身形之壮弱，病势之缓急而治之。"该患者较年轻，身体情况较好，多为实证，故治以活血破瘀，消癥散结，方以消坚汤、桂枝茯苓丸为主。方中鬼箭羽既有破瘀散结之功，又有疗崩止血之效；水蛭，《神农本草经》曰："逐恶性血、瘀血、月闭，破血癥积聚，利水道。"

（《中国百年百名中医临床家·蔡小荪》）

【预后与预防】

有肌瘤者应谨慎应用性激素制剂；绝经后肌瘤继续增大者应注意发生恶变的可能，并应当积极地治疗。

第四节　子宫内膜异位症与子宫腺肌病

子宫内膜异位症是育龄妇女的常见病，系指子宫内膜组织（腺体和间质）在子宫腔以外的部位生长、浸润，反复出血，继而引发疼痛、不孕及结节或包块等。常见病变部位如卵巢或盆腔内其他位置。卵巢型子宫内膜异位症形成囊肿者，称为子宫内膜异位囊肿（俗称"巧克力囊肿"）。其病变广泛、形态多样，具有侵袭性和复发性。

子宫腺肌病是指子宫内膜腺体及间质侵入子宫肌层中，伴随周围肌层细胞的代偿性肥大和增生，形成弥漫病变或局限性病变的一种良性疾病。多发于 30～50 岁经产妇，约半数患者合并子宫肌瘤，15%～40% 合并内异症。

《妇人大全良方》中记载了癥瘕、不孕、月经不调、严重痛经同时出现的疾病。提到"甚者，害于小便，小腹坠痛、淋沥"，可能是古人对泌尿系统子宫内膜异位症的记载。

【病因病机】

主要病机与正气虚弱，血气失调有关。或由经期产后，内伤生冷；或外受风寒；或郁怒伤肝，气逆而血留；或忧思伤脾，气虚而血滞；或积劳积弱，气弱而不行所致。常以气滞血瘀、痰湿内阻为标，而正气虚弱为本，日久则正气愈虚而邪实更盛，后期多为虚实错杂之痼疾。

1. 气滞血瘀　性狭多嫉，所欲不遂，肝气郁结，阻滞经脉，气聚血凝，积而成块，逐日增大而成癥瘕，阻滞胞宫、胞脉，经行腹痛而难以受孕。

2. 寒凝血瘀　素体阳虚或经产受寒，寒凝经脉，血行受阻，瘀滞不通，久而寒瘀互结下焦，胞络不畅，则经行腹痛，宫寒不孕。

3. 瘀热互结　经行、产后性交，或感染湿热之邪，与余血相结，滞留于冲任、胞宫，湿热瘀阻不化，热毒内生，久而渐生癥瘕，经行则腹痛发热，难以受孕。

4. 痰瘀互结　脾阳不振，饮食不节，脾失健运，水湿不化，凝而为痰，痰浊与气血相搏，凝滞气血，痰湿瘀结，积聚不散，日久渐成癥瘕。

5. 肾虚血瘀　先天禀赋不足，胞脉薄弱；或后天多产房劳，损伤肾精胞络，肾虚精亏，推动乏力，血运受阻，均成肾虚血瘀，阻滞冲任、胞宫，日久成癥瘕。

知识链接

子宫内膜异位症的病因病理

子宫内膜异位症的病因病理至今仍不是非常明确，以 Sampson 经血逆流种植为主导理论：逆流至盆腔的子宫内膜在一定条件下经黏附、侵袭、新生血管形成等过程得以种植、生长、发生病变。另有学者认为在位内膜的特质起决定作用，即"在位内膜决定论"。其他发病机制包括体腔上皮化生、血管及淋巴转移学说，以及干细胞理论等。子宫内膜异位症是激素依赖性疾病，与雌激素、孕激素有关。

子宫内膜异位症的病理类型常见卵巢型、腹膜型、深部浸润型及其他部位型 4 种，其他部位型包括切口内膜异位症及少见的远处内膜异位症，如胸、肺等。

【诊断要点】

（一）子宫内膜异位症

主要依据继发性进行性加重的痛经（或性交痛及慢性盆腔痛）、不孕，以及盆腔包块、骶韧带触痛性结节、子宫后位固定等症状和体征判断，B 超及腹腔镜是重要的诊断依据。

1. 临床表现

（1）盆腔疼痛　70%～80% 的内膜异位症患者有不同程度的盆腔疼痛，包括痛经、慢性盆腔痛（CPP）、性交痛、肛门坠痛等症状。

（2）不孕　40%～50% 的患者合并不孕。涉及内膜异位症造成的盆腔粘连、输卵管阻塞、卵巢功能受损及卵子质量下降和免疫因素等多种因素。

（3）盆腔结节及包块　17%～44% 的患者合并盆腔包块，最常见巧克力囊肿、盆腔内异结节。

（4）侵犯特殊器官的内膜异位症常伴有其他症状　肠道内膜异位症常有消化道症状，如便频、便秘、便血、排便痛或肠痉挛，严重时可出现肠梗阻。膀胱内膜异位症常出现尿频、尿急、尿痛甚至血尿。切口内膜异位症主要是剖宫产等切口下方痛性包块，且随经期而大小发生改变。

2. 妇科检查　双合诊或三合诊时可触及子宫后位固定不移，宫骶部紫蓝色结节有触痛，卵巢或增大有包块，有压痛，或宫旁组织增厚。

3. 辅助检查

（1）B 超检查　主要对卵巢子宫内膜异位囊肿及切口内膜异位症的诊断有价值，典型的卵巢子宫内膜异位囊肿的超声影像为无回声区内有密集光点；经阴道或直肠超声、CT 及 MRI 检查对浸润直肠或阴道直肠隔的深部病变的诊断和评估有一定意义。

（2）腹腔镜检查　腹腔镜检查是对内膜异位症诊断的通行方法，尤其对盆腔内膜异位症，可以直接观察盆腔，特别是宫骶韧带、卵巢窝等部位。组织病理学检查是内膜异位症确诊的基本证据，病灶中可见子宫内膜腺体和间质，伴有炎症反应及纤维化。

（3）血清 CA125 水平检测　CA125 水平检测对早期内膜异位症的诊断意义不大。CA125 水平升高更多见于重度内膜异位症、合并子宫内膜异位囊肿破裂或子宫腺肌病者。

（4）组织活检　凡形成局部肿块接近体表者，尽可能取组织（切取或用肝穿刺针取）送病理检查，可以确诊。

（二）子宫腺肌病

1. 病史　有月经量多、进行性加剧的痛经病史，或有多次妊娠、反复宫腔操作、分娩时子宫壁创伤和慢性子宫内膜炎史。

2. 临床表现　主要为经量增多和经期延长，以及继发性、进行性加剧的痛经，多位于下腹正中，常在经前 1 周开始，至月经结束。可有不明原因的月经中期阴道流血、性欲减退等症状。部分患者可无任何临床症状。

3. 妇科检查　子宫呈均匀性增大或有局限性结节隆起，质硬有压痛，合并内膜异位症时子宫活动度有时较差。双附件无明显异常。

4. 辅助检查

（1）实验室检查　血清 CA125、CA199

及子宫内膜抗体（EMAb）值测定可协助诊断子宫腺肌病。

（2）影像学检查　盆腔 B 超和 MRI 检查有助于子宫腺肌病的诊断及鉴别。

【鉴别诊断】

1. 卵巢内膜异位症囊肿（巧克力囊肿）当与其他卵巢囊肿鉴别。

2. 盆腔内膜异位症引发的痛经当与盆腔炎鉴别，如因侵犯直肠或膀胱导致便血、血尿等症状，当与直肠癌、尿路结石等疾病相鉴别。

3. 子宫腺肌病当与子宫肌瘤相鉴别。

【辨证论治】

本病病理实质是"离经之血"聚而成瘀，瘀阻冲任、胞宫而发病。瘀血停蓄，阻滞冲任、胞脉，气血运行受阻，不通则痛，故见经行腹痛或盆腔痛；冲任受损，胞脉不畅，两精不能相合，则不能摄精成孕；气机郁滞，血行不畅，血海蓄溢失常则月经失调；瘀血留滞，日久渐成癥瘕。因此，瘀血阻滞是本病贯穿始终的基本病机，活血化瘀是基本治则。

治疗时应辨清"瘀"的寒热虚实，亦有病之新久之分。病因寒而瘀者，治以温经散寒，活血止痛，佐以软坚消结；病因热而瘀者，治以清热解毒，活血止痛；病新者多因气滞而血瘀，瘀血尚未成癥，治宜破血逐瘀，理气止痛；病久者则因久病及肾，肾虚精亏，胞络受损，治以补肾益精，活血消癥。但血瘀日久，必有败血之毒产生，内毒侵袭，损毁胞络，难以受孕。故不论寒热都应加以破除败血之毒，恢复正气，减缓胞脉之损毁。新病正气尚盛，可攻可破；久病正衰，宜攻补兼施，大凡攻伐，宜"衰其大半

而止"，不可猛攻峻伐，以免损伤元气，而致病情加重。

1. 气滞血瘀证

临床表现：经前、经行下腹胀痛、拒按，前后阴坠胀欲便，经血紫黯有块，块去痛减；腹中积块，固定不移，伴胸闷乳胀。舌紫黯有瘀点，脉弦涩。

治法：理气活血，化瘀止痛。

针灸：关元（CV 4）、中极（CV 3）、三阴交（SP 6）、血海（SP 10）、子宫（EX-CA 1）、足三里（ST 36）、合谷（LI 4）、太冲（LR 3）、次髎（BL 32）。针刺用泻法。

选穴依据：关元、中极为任脉穴位，二穴相配有调冲任、暖胞宫之功；三阴交可调补肝、脾、肾三经气血；血海治血分诸病，活血止痛；子宫穴为经外奇穴，调经理气，善于治疗妇人月经失调、痛经；足三里是胃经合穴，配四关穴太冲、合谷以舒肝和胃，理气活血；次髎可理气止痛。

方药：膈下逐瘀汤（《医林改错》）。药用当归、川芎、赤芍、桃仁、红花、枳壳、延胡索、五灵脂、牡丹皮、乌药、香附、甘草。

方解：当归养血活血；香附、乌药、枳壳理气行滞；川芎、桃仁、红花活血化瘀；延胡索、五灵脂化瘀定痛；牡丹皮、赤芍凉血活血；甘草缓急止痛，调和诸药。

2. 寒凝血瘀证

临床表现：经前、经期小腹冷痛，绞痛，喜温不喜按，得热痛减，经期便溏，形寒肢冷，痛甚呕恶；重者面色苍白汗出，四肢厥逆，常有明显冷饮及受寒史。舌质暗。

治法：温经散寒，活血祛瘀。

针灸：关元（CV 4）、中极（CV 3）、三阴交（SP 6）、血海（SP 10）、子宫（EX-CA 1）、

足三里（ST 36）、地机（SP 8）、归来（ST 29）。针刺用泻法，亦可配合温灸。

选穴依据：关元、中极二穴相配有调冲任、行血瘀、暖胞宫之功；三阴交可调补肝、脾、肾三经气血；血海治血分诸病，活血止痛；子宫调经理气，善于治疗妇人月经失调、痛经；足三里是胃经合穴，理气和胃；地机镇痛力强，加灸可助温通之力，使经脉通，血下行，其痛自止；归来调理气血，治疗妇人血府积冷。

方药：少腹逐瘀汤（《医林改错》）。药用小茴香、干姜、延胡索、没药、当归、川芎、桂枝、赤芍、蒲黄、五灵脂。

方解：桂枝、干姜、小茴香温经散寒；当归、川芎、赤芍养血活血；蒲黄、五灵脂、没药、延胡索化瘀止痛。

3. 瘀热互结证

临床表现：经前、经行或经后发热，下腹痛剧，甚至行经高热；痛处喜冷拒按，伴口苦咽干，烦躁易怒，大便干结。舌红，或边有瘀点、瘀斑，苔薄微黄，脉弦数。

治法：清热解毒，活血止痛。

针灸：中极（CV 3）、三阴交（SP 6）、血海（SP 10）、子宫（EX-CA 1）、足三里（ST 36）、内庭（ST 44）、曲池（LI 11）、太冲（LR 3）。针刺用泻法，中强刺激。

选穴依据：中极调理冲任，疏通胞脉；三阴交可调补肝、脾、肾三经气血；血海凉血止血，活血止痛；子宫调经理气；足三里为胃经合穴，理气和胃；内庭与曲池为手足阳明经之穴，具有清解里热、凉血安神之功；太冲清肝凉血。

方药：红藤方（戴德英经验方）。药用大血藤、败酱草、蒲公英、桃仁、薏苡仁、

牡丹皮、延胡索、青皮、香附、六神曲。

方解：大血藤、败酱草活血通络，清热解毒；牡丹皮、蒲公英凉血清热解毒；青皮、香附疏肝理气，行滞消癥；延胡索、桃仁活血止痛；六神曲健胃助运；薏苡仁健脾渗湿化痰。

4. 痰瘀互结证

临床表现：经前或经期小腹胀痛，拒按，经色黯红，质稠有块；平素带下量多、色白、质稠。舌紫黯，边有瘀斑，苔白而腻，脉弦滑。

治法：化痰散结，活血祛瘀。

针灸：中极（CV 3）、三阴交（SP 6）、血海（SP 10）、子宫（EX-CA 1）、足三里（ST 36）、阴陵泉（SP 9）、丰隆（ST 40）。针刺用泻法，中强刺激。

选穴依据：中极可调理冲任，疏通胞脉；三阴交可调补肝、脾、肾三经气血；血海治血分诸病，能凉血止血，活血止痛；子宫调经理气；足三里为胃经合穴，理气和胃；阴陵泉与丰隆相配，健脾利湿化痰。

方药：丹溪治湿痰方（《丹溪心法》）合桃红四物汤（《医宗金鉴》）加海藻、昆布、川贝母、三棱、莪术、水蛭、荔枝核、夏枯草。丹溪治湿痰方药用苍术、白术、法半夏、茯苓、滑石、香附、川芎、当归；桃红四物汤药用熟地黄、当归、白芍、川芎、桃仁、红花。

方解：丹溪治湿痰方苍术、白术健脾化痰燥湿；滑石、法半夏、茯苓淡渗利湿；当归、川芎、香附疏肝行气，促气血运行。桃红四物汤桃仁、红花活血化瘀；当归、川芎活血养血调经；熟地黄、白芍补血养阴以安血室。方中加海藻、昆布、川贝母，软坚化

痰，消癥散结；加荔枝核、夏枯草，理气散结；加三棱、莪术，破血逐瘀；加水蛭，通络化瘀止痛。

5. 肾虚血瘀证

临床表现：以经期或经后痛甚，痛引腰骶，伴肛门坠胀；经色暗淡，或夹杂小血块，伴头晕耳鸣，或婚久不孕，或孕后易流产，小便清长，或夜尿多。舌暗淡，有瘀点，苔薄白，脉沉细。

治法：益肾调经，活血祛瘀。

针灸：中极（CV 3）、三阴交（SP 6）、血海（SP 10）、子宫（EX-CA 1）、足三里（ST 36）、太溪（KI 3）、肝俞（BL 18）、肾俞（BL 23）。针刺用平补平泻法，可配合灸法。

选穴依据：中极可调理冲任，疏通胞脉；三阴交可调补肝、脾、肾三经气血；血海凉血止血，活血止痛；子宫调经理气，善于治疗妇人月经失调、痛经；足三里为胃经合穴，理气和胃；太溪为肾经原穴，益肾调精活血，配肝俞、肾俞肝肾同补。

方药：归肾丸（《景岳全书》）合桃红四物汤（《医宗金鉴》）加延胡索、三七、巴戟天。归肾丸药用熟地黄、山药、山茱萸、菟丝子、茯苓、当归、枸杞子、杜仲；桃红四物汤药用熟地黄、当归、白芍、川芎、桃仁、红花。

方解：归肾丸山茱萸、熟地黄、枸杞子补肾养肝；菟丝子、杜仲补益肾气；山药、茯苓健脾调中；当归滋血调经。桃红四物汤桃仁、红花活血化瘀；当归、川芎活血养血调经；熟地黄、白芍补血养阴以安血室。方中加三七，养血活血；延胡索，理气止痛；巴戟天，温补肾阳。

【其他疗法】

1. 中药保留灌肠（直肠给药）　中药灌肠或直肠滴注推荐方药：三棱 10g，莪术 10g，丹参 10g，刘寄奴 10g，乌药 10g，延胡索 10g，当归 15g，生地黄 15g，琥珀 5g，肉桂 5g，赤芍 10g，甲珠 10g。随症加减。

上药水煎取液（500～1000mL），适宜温度，保留灌肠。可选用直肠透析机或电脑大肠灌注仪灌肠。

2. 中药外敷下腹部或腰骶部　可选用活血化瘀止痛中药研末，随症加减，进行穴位敷贴、脐疗等。

【临证思路】

子宫内膜异位症虽属良性疾病，但因病变广泛、形态多样、易于复发、易于浸润等特点难以诊断，难以治疗，甚至因其具有恶性肿瘤的浸润、复发等特点而被称为"良性癌"。部分内膜异位症可无典型症状或体征，仅可表现为不孕、月经失调等症状，腹腔镜及病变组织活检或可确诊。

临证时当与其他卵巢良恶性肿瘤、盆腔炎症包块、子宫肌瘤等疾病鉴别。因子宫内膜异位症常可导致不孕等不良后果，因此，在治疗内膜异位症时应注重生育功能的保存，包括手术时生育指数评分。对于不明原因不孕怀疑有内膜异位症则可进行腹腔镜下确诊以免耽误病情。如果严重内膜异位症合并不孕，可采用辅助生殖技术。

瘀阻气滞型多见于本病初发期，临床常表现为痛经，或少腹胀痛、经前乳胀等。正如《妇人规·血瘕》所说："余血未净，则留滞日积而成瘕矣。然血必由气，气行则血行。故凡欲治血则或攻或补，皆当以调气为先。"故治疗在活血化瘀、消癥散结的基础上，酌加制香附、川楝子、柴胡、延胡索、青皮等理气之品，使气行则血行，加强止痛散瘀的功效。

中医药治疗内膜异位症有一定的优势，尤其在止痛方面。临床施治中常于经前或行经初期加用乳香、没药、血竭、香附、川楝子等利气通滞、散瘀止痛之品，重在消散未成之癥，以减轻经行症状，预防经来腹痛。

【预后与预防】

1. 避免在月经期进行不必要的妇科双合诊检查。

2. 妇科手术尽量避免接近经期施行。必须进行时，操作要轻柔，避免用力挤压宫体。

3. 及时矫正过度后屈子宫及宫颈管狭窄，使经血引流通畅，避免瘀滞，引起倒流。

4. 严格掌握输卵管通畅试验（通气、通液）及造影的操作规程，不可在月经刚干净或直接在刮宫这一周期进行，以免将内膜碎片经输卵管压入腹腔。

5. 剖宫产及剖宫取胎术中应注意防止宫腔内容物溢入腹腔，在缝合子宫切口时，勿使缝线穿过子宫内膜层，缝合腹壁切口前应用生理盐水冲洗，以防内膜种植。

【案例分析】

病案：李某，女，45 岁。

初诊：2012 年 6 月 8 日。经行腹痛 10 余年。月经规律，量中，1998 年剖腹产 1 女，1999 年人流 1 次，术后半年痛经渐剧，每需服止痛药而解。间断服中药治疗。末次月经日期 5 月 14 日，量多，有血块，经行腹痛、拒按，需服止痛药缓解，经前发热、心烦、乳胀、大便秘结。2012 年 3 月外院阴超示左侧卵巢内膜囊肿（59mm × 52mm ×

60mm），子宫饱满，回声不均。舌红边有瘀点，苔薄微黄，脉弦数。

西医诊断：左侧卵巢内膜异位症囊肿。

中医诊断：痛经，癥瘕。证属瘀热气滞。

治法：清热和营，活血祛瘀，理气止痛。方用红藤方加减。

处方：大血藤 30g，败酱草 15g，生牡蛎（先）30g，紫草 30g，桃仁 10g，薏苡仁 10g，牡丹皮 10g，丹参 10g，蒲黄（包）15g，延胡索 20g，香附 15g，车前草 15g，木香 10g，生地榆 15g。每日 1 剂，7 剂。

二诊：2012 年 7 月 6 日。上方进药 6 天经行，量较前略多，色红，6 天净，腹痛较前稍有减轻，眠差多梦，苔脉如前。继续中药治疗，再宗前法。上方加郁金 10g，合欢皮 30g，神曲 10g。嘱经前 1 周口服，每日 1 剂，7 剂。

三诊：2012 年 12 月 21 日。经红藤方加减治疗 5 个月后，痛经明显减轻。复查阴超：左侧卵巢内膜囊肿 35mm × 30mm × 31mm，已停服止痛片。同法巩固治疗近 2 年。

四诊：2014 年 9 月 26 日。末次月经 9 月 19 日，量中，无痛经。复查阴超：左侧卵巢未见囊肿，子宫正常大小。

分析：本例患者十年前行流产手术，冲任受损，血不归经，瘀血留滞，经脉不通，不通则痛，发为痛经，伴有血块，进行性加重；又瘀血壅滞于内，与痰互结，日久成积，结成包块，发为癥瘕，故见左卵巢内膜异位囊肿；血瘀积聚日久化热，热迫离经之血妄行，与湿热共结于下焦盆腔，出现经前或经行发热、腹痛，甚则经期高热；肝气郁滞，故心烦、乳胀；瘀热内蕴，灼伤津液，则大便秘结。舌红边有瘀点，脉弦数，均为瘀热气滞之象。戴教授根据其"瘀热互结"的病因病机，选用红藤方加减，清热和营，活血祛瘀，理气止痛。方中君药大血藤活血通络，清热解毒；蒲黄能导瘀结而治气血凝滞之痛。两药合用则活血化瘀、清热凉血之力增强，改善内膜异位症瘀血的病理本质。延胡索，活血行气止痛。牡蛎软坚散结，与丹参合用行气活血，消癥散结。香附疏肝解郁，除三焦之气滞，使气行则血行。李时珍曾云："方虽小制，配合存神，确有应手取愈之功。"香附、延胡索、木香理气行滞止痛。生地榆凉血止血，清热解毒。桃仁活血化瘀。败酱草活血祛瘀止痛。薏苡仁健脾利湿，与败酱草合用则活血化瘀、清热利湿之力更甚。诸药合用，收效颇佳。

第五节　多囊卵巢综合征

多囊卵巢综合征（polycystic ovary syndrome，PCOS）是青春期及育龄期妇女最常见的一种内分泌紊乱性疾病，以生殖功能障碍（如临床高雄表现/高雄激素血症、排卵障碍、多囊卵巢、促性腺激素异常等）和糖代谢异常（如胰岛素抵抗、高胰岛素血症、血糖增高、肥胖、脂质代谢紊乱等）并存为特征。临床表现有月经紊乱、稀发或闭经、多毛、痤疮、黑棘皮、肥胖、不孕、双侧卵巢多囊样改变（PCO）等，是导致女性不孕的主要原因之一，妊娠后自然流产的风险也增加。其远期并发症包括子宫内膜癌、乳腺癌、糖尿病、高血压、心血管疾病等。

中医虽无明确关于"多囊卵巢综合征"这一病名的记载，但根据其月经失调、不孕、肥胖、多毛、痤疮等临床表现可将其归于"月经后期""闭经""崩漏""癥瘕""不孕"等章节中。

【病因病机】

主要病机是肾—天癸—冲任—胞宫轴之功能失调，与肾、肝、脾三脏功能失常密切相关，而肾虚又是主要因素（图11-2）。

肾虚天癸迟至，脾虚内生痰湿，阻塞冲任，肝失疏泄，气机不畅，血行瘀滞。虚、痰、瘀、热互结，虚实错杂，冲任不能相资，胞宫藏泻失职以致月经停闭。

1. 肾虚　先天不足，禀赋素弱；或年少多病，阴阳失衡，肾气不充，天癸迟至，冲任不盛，血海不盈，而致月经后期，甚至经闭不行而难以受孕。

2. 痰湿　素体脾虚或脾肾两虚，运化失职，水湿停滞，酿成痰饮；或素体肥胖，脂膜壅塞，阻滞冲任，胞脉不通，经血不行，甚至不孕。

3. 气滞血瘀　情志内伤，肝气郁结，气滞血行受阻；或经行、产后调摄不慎，房室所伤，邪气与余血相结，瘀阻冲任，而致月经不行、不孕。

4. 肝经郁火　情志抑郁，或郁怒伤肝，日久化火，冲任不调，气血失和，而致面部痤疮、月经紊乱、不孕。

【诊断要点】

1. 病史　初潮后月经稀发或稀少，甚或闭经，或月经频发，淋沥不净，不孕等，月经初潮前后即有多毛现象，或初潮前即有体重超重的趋势。

2. 临床表现

（1）月经失调　主要表现为月经稀发与

闭经，部分患者可表现为崩漏与闭经交替 出现。

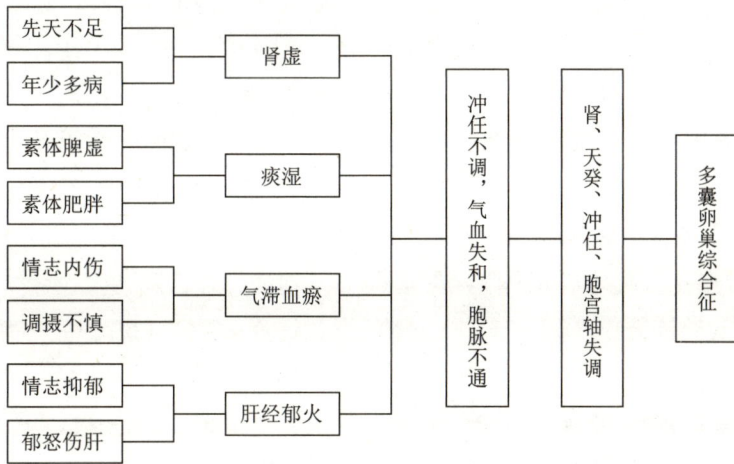

```
先天不足 ┐
        ├─ 肾虚 ─────────┐
年少多病 ┘                │
                         │
素体脾虚 ┐                │   冲    肾       多
        ├─ 痰湿 ─────────┤   任    、       囊
素体肥胖 ┘                │   不    天       卵
                         ├─  调    癸       巢
情志内伤 ┐                │   ，    、       综
        ├─ 气滞血瘀 ─────┤   气    冲       合
调摄不慎 ┘                │   血    任       征
                         │   失    、
情志抑郁 ┐                │   和    胞
        ├─ 肝经郁火 ─────┘   ，    宫
郁怒伤肝 ┘                    胞    轴
                             脉    失
                             不    调
                             通
```

图 11-2 多囊卵巢综合征病因病机示意图

（2）不孕 主要由排卵障碍所致，若妊娠也极易出现流产等不良妊娠结局。

（3）多毛 青春期前后毛发增多增粗，尤以性毛为主。部分患者伴脂溢性脱发。

（4）痤疮 多见油性皮肤和痤疮，以颜面、背部较著。

（5）肥胖 多始于青春期前后，其脂肪分布及体态并无特异性，常见腹部肥胖（腰/臀≥0.80），体重指数≥25。

（6）黑棘皮症 常在阴唇、项背部、腋下、乳房下和腹股沟等处出现皮肤灰褐色色素沉着，呈对称性，皮肤增厚，轻抚软如天鹅绒。

3. 检查

（1）全身检查 多囊卵巢综合征患者常有多毛、痤疮及黑棘皮等症。

（2）妇科检查 外阴阴毛较长而浓密，可布及肛周、腹股沟及腹中线；阴道通畅；子宫体大小正常或略小；双侧或单侧卵巢增大，较正常卵巢大1~3倍，呈圆形或椭圆形，但质坚韧。也有少数患者卵巢并不增大。

（3）辅助检查 根据病史及临床表现疑似 PCOS 者，可行下列检查。

1）基础体温（BBT）测定：表现为单相体温波动。

2）B超检查：双侧卵巢均匀性增大，包膜回声增强，一侧或两侧卵巢各可见10个以上直径2~9mm的无回声区（卵泡）围绕卵巢边缘，呈车轮状排列，称为"项链征"。连续监测未见优势卵泡发育和排卵迹象。

3）激素测定：①血清T、双氢睾酮、雄烯二酮浓度增高，DHEA 和 DHEAS 浓度正常或轻度升高。SHBG 低于正常值提示患者血清中游离 T 增加。②卵泡早期血清 FSH 值正常或偏低，而 LH 值升高，LH/FSH > 2~3。③部分患者血清 PRL 水平偏高。

4）葡萄糖耐量试验（OGTT）：空腹胰岛素水平（正常 <20μg/mL）及葡萄糖负荷后血清胰岛素最高浓度（正常 < 150μg/mL）。肥胖型患者可有甘油三酯增高。注意结合糖尿病家族史。

5）诊断性刮宫：于月经前数日或月经

来潮 6 小时内行诊断性刮宫，子宫内膜呈增生期或增生过长，无分泌期变化。年龄 ＞35 岁的患者应常规行诊断性刮宫，以早期发现子宫内膜不典型增生或子宫内膜癌。

6）腹腔镜检查：通过腹腔镜直接可见卵巢增大，包膜增厚，表面光滑，呈灰白色，有新生血管。包膜下显露多个卵泡，但无排卵征象（排卵孔、血体或黄体）。在诊断的同时可进行腹腔镜治疗。

【鉴别诊断】

1. 肾上腺皮质增生或肿瘤　当血清 DHEAS 超过正常范围上限 2 倍或 ＞18.2μmol/L 时，应与肾上腺皮质增生或肿瘤鉴别。

2. 卵巢雄激素肿瘤　卵巢睾丸母细胞瘤、门细胞瘤、肾上腺残迹肿瘤等均可产生大量雄激素，但多为单侧性、实性，进行性增大明显，可通过 B 超、CT 或 MRI 协助鉴别。

3. 卵泡膜细胞增殖症　肥胖及男性化比 PCOS 更明显，血清 T 可高达 5.2～6.9nmol/L，而 DHEAS 正常，LH/FSH 比值可正常。腹腔镜下可见卵巢皮质黄素化的卵泡膜细胞群，皮质下无类似 PCOS 的多个小卵泡。

【辨证论治】

本病为肾、肝、脾三脏功能失常，痰湿、瘀血内生，互为因果，冲任失调而致病，故临床以虚实夹杂证多见。辨证主要根据临床症状、体征与舌脉，辨治分青春期和育龄期两个阶段。青春期重在调经，以调畅月经为先，恢复周期为根本；育龄期以助孕为要。根据体胖、多毛、卵巢增大、包膜增厚的特点，临床常配以涤痰软坚、化瘀消癥之品治疗。

1. 肾虚证

临床表现：月经初潮迟至、后期、量少，色淡质稀，渐至停闭，偶有崩漏不止，或经期延长，面色无华，头晕耳鸣，腰膝酸软，乏力畏寒，大便溏薄，带下量少，阴中干涩，婚后日久不孕。舌质淡苔薄，脉沉细。

治法：补肾调经。

针灸：肾俞（BL 23）、命门（GV 4）、气海（CV 6）、关元（CV 4）、足三里（ST 36）、三阴交（SP 6）、合谷（LI 4）、归来（ST 29）。针刺用补法，亦可用艾灸。

选穴依据：肾俞、命门补肾；气海、关元益气固本，调补冲任；足三里补益气血，使经血生化有源；三阴交可调补肝、脾、肾三经气血；足三里是胃经合穴，配四关穴太冲、合谷以疏肝和胃，理气活血；归来调理气血，治疗妇人血府积冷。

方药：右归丸（《景岳全书》）去肉桂，加补骨脂、淫羊藿。药用熟地黄、山药、山茱萸、枸杞子、菟丝子、鹿角胶、杜仲、当归、制附子、补骨脂、淫羊藿。

方解：熟地黄、山药、枸杞子、当归滋补肝肾养血；山茱萸补肾固涩；菟丝子、杜仲温肾固经；附子温肾补阳止崩；鹿角胶温补肝肾止血。原方去肉桂，恐其助阳太过；加补骨脂、淫羊藿，温补肾阳。

2. 脾虚痰湿证

临床表现：月经后期、量少，甚则停闭，形体肥胖，多毛；头晕胸闷，喉间多痰，四肢倦怠，疲乏无力，带下量多，婚久不孕。舌体胖大，色淡，苔厚腻，脉沉滑。

针灸：肾俞（BL 23）、关元（CV 4）、合谷（LI 4）、归来（ST 29）、脾俞（BL 20）、

胃俞（BL 21）、丰隆（ST 40）、阴陵泉（SP 9）、三阴交（SP 6）、建里（CV 11）。阴陵泉、丰隆用泻法，其余穴位用补法；可灸。

选穴依据：肾俞、关元补肾调冲任；归来调理血气；合谷、脾俞、胃俞调理脾胃；阴陵泉为脾经合穴，健脾利湿，化痰降浊；丰隆为祛湿化痰之要穴；三阴交、建里健脾利湿和胃。

治法：化痰除湿，通络调经。

方药：苍附导痰丸（《叶天士女科诊治秘方》）。药用茯苓、法半夏、陈皮、甘草、苍术、香附、胆南星、枳壳、生姜、神曲。

方解：茯苓、法半夏、陈皮燥湿醒脾；苍术燥湿健脾；香附、枳壳理气行滞；胆南星燥湿化痰；神曲、生姜健脾和胃，温中化痰；甘草调和诸药。

3. 气滞血瘀证

临床表现：月经后期、量少，经行有块，甚则经闭不孕，精神抑郁，心烦易怒，小腹胀满拒按，或胸胁满痛，乳房胀痛。舌体黯红有瘀点、瘀斑，脉沉弦涩。

针灸：肾俞（BL 23）、关元（CV 4）、归来（ST 29）、中极（CV 3）、气海（CV 6）、血海（SP 10）、地机（SP 8）、三阴交（SP 6）、太冲（LR 3）。针刺用泻法，可酌情用灸。

选穴依据：肾俞、关元补肾调冲任；中极为任脉经穴，可通调冲任之气；归来调理气血；气海行气活血；血海活血养血；地机化瘀止痛；三阴交可理气活血；太冲疏肝理气。

治法：行气活血，祛瘀通经。

方药：膈下逐瘀汤（《医林改错》）。药用当归、川芎、赤芍、桃仁、红花、枳壳、延胡索、五灵脂、牡丹皮、乌药、香附、甘草。

方解：当归养血活血；香附、乌药、枳壳理气行滞；川芎、桃仁、红花活血化瘀；延胡索、五灵脂化瘀定痛；牡丹皮、赤芍凉血活血；甘草缓急止痛，调和诸药。

4. 肝经郁火证

临床表现：月经稀发、量少，甚则经闭不行，或月经紊乱，崩漏淋沥；毛发浓密，面部痤疮，经前胸胁乳房胀痛，肢体肿胀，大便秘结，小便黄，带下量多，外阴时痒。舌红苔黄厚，脉沉弦或弦数。

针灸：肾俞（BL 23）、关元（CV 4）、归来（ST 29）、中极（CV 3）、太冲（LR 3）、行间（LR 2）、三阴交（SP 6）。太冲、行间针刺用泻法，肾俞、关元、归来、中极、三阴交平补平泻。

选穴依据：肾俞、关元补肾调冲任；中极为任脉经穴，可通调冲任之气；归来调理气血；行间、太冲清泻火热，疏肝理气；三阴交理气活血。

治法：疏肝理气，泻火调经。

方药：丹栀逍遥散（《女科撮要》）加熟地黄、香附。药用牡丹皮、栀子、当归、白芍、柴胡、白术、茯苓、薄荷、炙甘草、熟地黄、香附。

方解：牡丹皮、栀子、柴胡疏肝解郁，清热凉血；当归、白芍养血柔肝；白术、茯苓、炙甘草健脾补中；薄荷助柴胡疏达肝气。原方加熟地黄、香附补血养血。

【临证思路】

多囊卵巢综合征是妇科的常见病和疑难病。由于排卵障碍导致月经不调、闭经和不孕。证候往往虚实错杂，肾虚、肝经郁火、"痰"、"瘀"为主要病机。治疗上以滋肾补肾为主，当根据肾虚证、气滞血瘀证、肝经郁火证的不同而分别采取补肾调经、健脾化痰除湿、行气活血、疏肝泻火等法。在改善症状、调整月经周期和控制体重方面，针药结合治疗具有较好的效果。对于迫切要求生育而中医药促排卵未有明显疗效者，应配合西医促排卵治疗，必要时行腹腔镜探查术。

总之，根据本病特点及病因病机，临床多采用辨证与辨病相结合，往往可收到较好的治疗效果。

【预后与预防】

多囊卵巢综合征因其多态性，涉及多系统的代谢紊乱，病情复杂，缠绵难愈，一般预后尚可。多数患者病程较长，青春期表现月经稀发、闭经或崩漏，月经不能按时来潮；育龄期因为无排卵而影响生育；孕后容易流产，需早期治疗，孕期保胎治疗，及时观察胚胎情况，完善围生期的检查；生育后亦需长期治疗，防止发生糖尿病、子宫内膜癌、乳腺癌等。

【案例分析】

病案 1：某女，19 岁。

自 13 岁初潮起月经周期延后。常 45～60 天一行，近 2 年来发展到 3～5 个月停闭不行。用孕激素尚可撤药性出血。B 超提示双侧卵巢偏大，囊性结构，呈项链状改变。激素测定：FSH：6.81U/L，LH：14.10U/L，T：57nmol/L，西医诊断为多囊卵巢综合征。刻下形胖倦怠乏力，懒动腰酸，舌微红苔薄白，脉沉偏细稍见弦。

诊断：多囊卵巢综合征。证属肾虚型。

治法：益肝肾，助天癸，补气血，促冲脉。

处方：淫羊藿 30g，巴戟天 15g，肉苁蓉 15g，山茱萸 10g，菟丝子 15g，杜仲 15g，女贞子 15g，枸杞子 10g，桑椹子 15g，山药 15g，墨旱莲 15g，当归 10g，生地黄、熟地黄各 15g，川芎 6g，党参 12g，生黄芪 15g，川楝子 10g。12 剂，并嘱其测基础体温。

二诊时基础体温趋升，自觉乳胀，带下觉润，大便通畅。于上方去川楝子、墨旱莲，加青皮 10g、香附 10g，以增其促动之力。嘱服 7 剂。

三诊以疏通为主，促其经水来潮。

处方：益母草 30g，泽兰 10g，红花 10g，莪术 10g，香附 10g，杜仲 12g，山药 15g，艾叶 6g，当归 10g，川芎 6g，路路通 10g，苏噜子 10g，川牛膝 10g。7 剂，药后 5 剂经行，量正常。

经后再以首诊之方，补肝肾并佐益气阴，10 剂用后，在方中加白术 10g、黄精 12g、莪术 20g、皂角刺 12g，党参增至 15g，黄芪增至 30g，以增加益气通络助排卵之功效。服 12 剂后，再用疏通促经为主之方。如此交替遣方用药，共治疗 7 个月，前 3 个月经水多在 40 天一行，以后经水则按月届时而行。B 超复查，子宫附件均正常大小，未提示卵巢囊性结构。遂以乌鸡白凤丸、补中益气丸中成药缓图善后，以资疗效。

分析：肾气不足，天癸未充，后天气血又缺乏充养资培，故冲脉难以孕育益盛。精血不能旺于血海，肝藏血而稍有蓄积又不足以供其青春生发之体，如此先天蕴化不足，后天资济匮乏，血海日耗而渐枯，则周期渐后乃至闭经。治以益肝肾，助天癸，补气血，促冲脉，以期激发运化，勃发，推动之生理过程，血海盈满，应时而溢泄。方中以淫羊藿、巴戟天、肉苁蓉温补肾阳，填经补髓；山茱萸、女贞子、枸杞子、桑椹子、山药、墨旱莲、生地黄、熟地黄滋阴益肾，养肝补脾；菟丝子补阳益阴，补肾益精；杜仲补益肝肾，强筋壮骨；当归补血养肝；党参、黄芪益气健脾。再以舒经通络之法，促使经水来潮。如此交替遣方用药，使月经如期，而且卵巢形态学改变，显示中医药治疗的独到之处。

病案2：芮某，女，26岁，已婚。

初诊：2006年4月11日。主诉：月经不调，婚后夫妇同居1年余未孕。末次月经2006年3月4日，月经周期第37天，BBT无高温相，赤带下4天，色暗红，少腹隐痛，时而情绪忧郁，乳胀。检查：B超提示双侧卵巢呈多囊样改变。经周第3天性激素 E2：55ng/mL，LH：64IU/mL，FSH：7.44IU/mL，PRL：10.98ng/mL，舌质紫气，舌苔腻，脉细弦。

诊断：多囊卵巢综合征。证属肾虚型，肾虚偏阴，阳亦不足，心肝气郁，瘀浊内阻。按经后中末期论治，以补天五子种玉汤加减。

处方：黑当归10g，赤芍、白芍各10g，怀山药10g，山茱萸9g，牡丹皮10g，茯苓10g，川续断10g，菟丝子10g，杜仲12g，五灵脂10g，荆芥炭10g，制苍术10g，熟地黄10g。连服7剂。

二诊：2006年4月18日。末次月经3月14日，月经周期第44天，BBT高温2天，腰酸，有拉丝样白带3天，便溏日1次。舌质红，舌苔腻，脉细弦。按经间期论治，方用补肾促排卵汤加减。

三诊：2006年4月27日。月经周期第53天，时值经前期BBT高温10天，略有乳胀，二便调。舌质红，舌苔腻，脉细弦。按经前期论治，毓麟珠加越鞠丸加减。

处方：丹参10g，赤芍、白芍各10g，山药10g，牡丹皮10g，茯苓10g，川续断10g，杜仲12g，五灵脂10g，紫石英（先煎）10g，制香附10g，青皮6g，泽兰叶10g。3剂，服完再用经期方7剂。

四诊：2006年5月9日。第2周期就诊，末次月经4月28日至5月4日，月经周期第12天，见到少量拉丝样白带，今日见到淡褐色血，无腹痛，二便调。舌质红，舌苔腻，脉弦。按经后中期论治，滋阴清热，稍佐助阳，二至地黄汤加苁蓉散加减。

处方：女贞子10g，旱莲草10g，山药10g，山茱萸9g，牡丹皮10g，茯苓10g，川续断10g，制苍术10g，广木香9g，广陈皮6g，肉苁蓉6g，菟丝子10g，六一散10g。7剂。

此后按照周期调治，基本同前。经后期由于经量偏少，改用归芍地黄汤加减。月经周期正常，后于2007年5月测妊娠试验阳性，予以安胎治疗。

分析：该病例初诊时值经后末期，在治疗上可按经间排卵期论治。在选方上，保证以补阴药为主，促进带下分泌的同时又要加入补阳药和活血药。一般选用补天种玉丹加减。方中所加川续断、菟丝子、肉苁蓉，不仅是助阳促动，而且意在阳生阴长，有助于提高阴长之运动水平；疏肝解郁，针对痰气郁阻而用，如选用柴胡、广郁金、荆芥等品；小剂量的活血药，不仅有助于阴血的生长，更重要的是推动阴长的运动，如赤芍、山楂、红花等，用量宜轻，对于阴虚明显者，则尽量避免使用。

【西医观点】

多囊卵巢综合征病因病理复杂，其发病机制尚存在争议，近些年，随着免疫学技术和分子生物学的迅速发展，对它的研究逐层深入。诸多学者认为，本病受到各种因素的共同影响，包括遗传因素、环境因素、精神及心理因素等，随着病因研究的逐步深入，近年来 PCOS 的最新发病机制已上升至分子生物学层面，自 Kelly 等首次提出 PCOS 患者可能存在慢性炎症以来，炎症学说日渐成为国内外的研究热点。主要的炎症因子包括白细胞介素类（IL）、C 反应蛋白（CRP）、血浆纤溶酶原激活物抑制物 1（PAI-1）、肿瘤坏死因子（TNF）及单核细胞趋化因子 1（MCF-1）等，且这些炎症因子与 PCOS 胰岛素抵抗及远期心血管疾病的发生风险有一定关系。

多囊卵巢综合征主要临床表现包括无排卵或稀发排卵、卵巢多囊样改变、促性腺激素分泌异常、高雄激素血症、高胰岛素血症与胰岛素抵抗，其治疗主要是降雄激素治疗、改善胰岛素抵抗、促排卵治疗、手术治疗、辅助生育治疗等。

第六节　乳　癖

乳癖是乳房有肿块，形状、大小、数量不一，边缘光滑，触之可移动，无压痛，可与月经周期相关的乳腺组织良性增生性疾病合称为"乳房囊性增生病"，即西医学中的乳腺小叶增生和乳房纤维腺瘤。《疡科心得集·辨乳癖乳痰乳岩论》记载："有乳中结核，形如丸卵，不疼痛，不发寒热，皮色不变，其核随喜怒消长，此名乳癖。"好发于 30～50 岁妇女，约占全部乳腺疾病的 75%。以往均将此病归入外科病中，但由于本病的起因、发展与女性内分泌功能失调有关，并常与月经不调、不孕症、痛经等妇科疾病伴见，故本书中归入妇科疾病辨治，对于药物治疗无效或癌变倾向者建议结合西医手术治疗。

【病因病机】

乳癖的发生与肾、肝、脾胃功能失调有关，其本在肾，其标在肝。盖肾为精血之本，肾虚则肝木失养、脾胃失健；肝调气机而主情志，七情致病，则肝气郁结，脉络不畅，见于乳房者，自然使乳房的脉络失畅，积久致乳房囊性增生，若肝郁克伐脾胃，或脾胃失健，常变生痰浊，致气郁痰凝而发为乳癖。

1. 肝气郁结　肝藏血而主疏泄，喜条达，恶抑郁。乳头、乳房是肝胃两经所居之所，若素性忧郁，多愁善感，情志不遂，或精神受到刺激，恼怒郁闷，日久不得解脱，导致肝气郁结，气机阻滞，思虑伤脾，脾失健运，痰浊内生，气血瘀滞。足阳明胃经过乳房，足厥阴肝经至乳下，足太阴脾经行乳外，若情志内伤，忧思恼怒，则肝脾郁结，气血逆乱，气不行津，津液聚集成痰，或因肝木克土，脾不能运湿，胃不能降浊，导致痰浊内生。八脉隶属肝肾，冲脉隶属阳明，若肝郁化火，则耗损肝肾之阴，导致冲任失调。《圣济总录》云："冲任二经，上为乳汁，下为月水。"故本病多与月经周期相关。

2. 气郁痰凝　肝脾失调，脾为生痰之源，胃为聚痰之器，脾胃素虚，常可由饮食不节，或劳倦思虑过度伤脾，或者由肝郁气滞，克伐脾胃，导致脾胃亏虚，水湿内停，湿聚成痰，朱丹溪所谓"痰之为物随气升降，无处不到"，故痰湿随肝气郁滞而凝结于乳房，故成乳癖。

3. 肾虚失养　在肝郁痰凝的过程中，与肾有着密切的关系。肾阴虚则不能涵养肝木，木气不舒，自然发为肝郁，肝气郁结，病发如上所述。肾阳虚则不能助肝气以舒发，肝气不发，自然也成肝郁，且肾阳之气不足，水湿津液易于停留，酿成痰浊，凝结乳房者，必致乳癖。正如余听鸿在《外证医案汇编》附论乳症中所说："乳中结核，虽云肝病，其本在肾。"肾经入乳内，故凡乳腺结构不良，或卵巢分泌功能紊乱者，均易患本病。

【诊断要点】

1. 多见于青中年妇女，常伴有月经失调、流产史，常同时或相继在两侧乳房内发生大小不一的肿块，形态不规则，或圆或扁，质地坚韧，分散于整个乳房，或局限在乳房一处。

2. 肿块与周围组织分界清晰，与皮肤无粘连，推之移动，腋下淋巴结不肿大，常感觉乳房胀痛，在月经前3~4天更甚，经后疼痛消失或减轻。有时乳头溢出黄绿色、棕色或者血性液体。

【鉴别诊断】

若肿块质地坚硬如石，表面凹凸不平，边缘不清，活动度差，或见乳头凹陷，甚则乳头有血水溢出，乳晕呈橘皮样改变，应与乳岩相鉴别。

【辨证论治】

本病之邪在于肝气郁结、气郁痰凝，治当以疏肝解郁，理气化痰为主，然病之根本为肾虚，故常辅以滋阴益肾、温阳补肾之法，或按调周法论治。

（一）主证型

1. 肝气郁结证

临床表现：乳房肿块，可见经前乳房胀痛，兼有月经不调，经量偏少，色紫红，有小血块；伴有胸闷烦躁，胁肋胀痛，腋下抑或胀痛，头昏腰酸，脉象细弦。舌质偏红，苔黄白腻。

治法：疏肝解郁，理气通络。

针灸：乳根（ST 18）、太冲（LR 3）、膻中（CV 17）、行间（LR 2）、期门（LR 14）、合谷（LI 4）、关元（CV 4）、气海（CV 6）。关元、气海平补平泻，其余穴位用泻法，乳根可向乳房肿块方向斜刺或平刺。

选穴依据：乳根、太冲、膻中理气散结；行间、期门疏肝解郁；合谷疏肝和胃理气；关元、气海调理冲任。

方药：逍遥散（《太平惠民和剂局方》）去薄荷加续断、郁金、青皮、陈皮、橘核、香附、五灵脂。药用柴胡、当归、茯苓、白芍、白术、炙甘草、煨姜、续断、郁金、青皮、陈皮、橘核、香附、五灵脂。

方解：柴胡疏肝解郁；当归、白芍养血调经；白术、茯苓、甘草健脾和中；煨姜温胃行气。方中去薄荷，恐其辛香伐气；加郁金、青皮、陈皮、香附，疏肝理气；加续断，补肝肾，调血脉；加橘核、五灵脂，破气化瘀消癥。

2. 气郁痰凝证

临床表现：多见于青壮年妇女。乳房胀

痛或者刺痛，乳房肿块随喜怒消长，伴胸闷胁胀，善郁易怒，失眠多梦。舌质淡红，舌苔薄白，脉弦细或涩。

治法：疏肝解郁，化痰散结。

针灸：乳根（ST 18）、膻中（CV 17）、期门（LR 14）、太冲（LR 3）、脾俞（BL 20）、足三里（ST 36）、膈俞（BL 17）、丰隆（ST 40）。针刺膻中、期门用平补平泻法，足三里、脾俞用补法，太冲、丰隆用泻法。

选穴依据：乳根、膻中、期门、太冲疏肝理气止痛；脾俞、足三里健脾燥湿；膈俞理气宽胸；丰隆化痰散结。

方药：逍遥蒌贝散（《中医外科学》）。药用柴胡、当归、白芍、茯苓、白术、瓜蒌、浙贝母、法半夏、天南星、牡蛎、山慈菇。

方解：柴胡、当归、白芍养血疏肝理气；茯苓、白术健脾利湿；瓜蒌、浙贝母、法半夏、天南星化痰散结；牡蛎、山慈菇软坚消癥。

（二）兼证型

主要是偏肾阴虚与偏肾阳虚。

1. 兼肾阴虚证

临床表现：乳房肿块，或呈团块状，或呈片状，或呈粟粒状，经前明显增大，触痛明显；头晕腰酸，烦热咽干。脉象细弦略数，舌质紫黯红，苔黄略腻。

治法：滋阴益肾，疏肝通络。

针灸：乳根（ST 18）、膻中（CV 17）、期门（LR 14）、太冲（LR 3）、血海（SP 10）、太溪（KI 3）、三阴交（SP 6）。针刺乳根、膻中、期门、太冲用平补平泻法，太溪、三阴交、血海用补法。

选穴依据：乳根、膻中理气散结；期门、太冲、血海理气和血；太溪、三阴交滋补肾阴。

方药：滋肾生肝饮（《校注妇人良方》）加赤芍、白芍、生地黄、香附、五灵脂。药用当归、山药、熟地黄、牡丹皮、茯苓、五味子、山茱萸、柴胡、赤芍、白芍、生地黄、香附、五灵脂。

方解：山药、熟地黄、山茱萸滋补肾阴；当归养血活血；茯苓、五味子健脾养心；柴胡疏肝理气；牡丹皮凉血消瘀。原方加赤芍、白芍，养血柔肝；加生地黄，滋补肾阴；加香附，疏肝理气；加五灵脂，活血消瘀。

2. 兼肾阳虚证

临床表现：乳房肿块，经前期乳房胀痛，胸闷烦躁，时欲叹气；腰酸，小腹作胀，形体畏寒，行经小腹作痛，有较大血块，经行大便偏溏。脉细弦尺短，舌质淡红，苔白腻。

治法：补肾助阳，疏肝通络。

针灸：乳根（ST 18）、膻中（CV 17）、期门（LR 14）、血海（SP 10）、肾俞（BL 23）、气海俞（BL 24）、命门（GV 4）。针刺乳根、膻中、期门用平补平泻法，肾俞、气海俞、命门、血海用补法，针灸并用。

选穴依据：乳根、膻中、期门、血海理气散结和血；肾俞、气海俞、命门温肾补阳。

方药：毓麟珠（《景岳全书·妇人规》）去人参、白术、川芎、炙甘草、当归、杜仲，加丹参、香附、五灵脂。药用茯苓、白芍、熟地黄、菟丝子、鹿角霜、川椒、丹参、香附、五灵脂。

方解：白芍、熟地黄养血补血；茯苓健脾益气；菟丝子、鹿角霜温养肝肾，调补冲任，补阴益精；川椒温中止痛。方中去人参、白术、川芎、炙甘草、当归、杜仲，恐其补益滋腻太过；加丹参，养血活血；加香附、五灵脂，疏肝理气，活血祛瘀。

【案例分析】

病案：南女士，35 岁。

初诊：2000 年 1 月 11 日。双侧乳房均有数个肿块，若花生米大，按之疼痛，经前或情绪波动时加重。南女士有 3 个未成年的儿子，丈夫正在外地工作，很少照顾到其和孩子们，以致夫妻关系不和。南女士终日情绪不稳，易于流泪，甚则双手发抖，夜不能寐，日不思食，心慌，头痛，燥热，面部痤疮；舌红苔少，脉弦数。

证属肝气郁结，肝火扰心。

治法：疏肝理气，清心降火。

针灸：曲池（LI 11）、合谷（LI 4）、列缺（LU 7）、内关（PC 6）、神门（HT 7）、三阴交（SP 6）、太冲（LR 3）。

中药：加味逍遥丸 2 瓶，知柏地黄丸 2 瓶。以上中成药每次各 8 粒，每日 3 次。

二诊：2000 年 1 月 25 日。两周后，乳房肿块缩小，若黄豆大小，疼痛减轻，心情好转，精神放松，双手颤抖除，睡眠饮食均好转。抽烟每日 10~15 支，要求戒烟。

针灸：印堂（EX-HN 3）、曲池（LI 11）、合谷（LI 4）、列缺（LU 7）、内关（PC 6）、神门（HT 7）、三阴交（SP 6）、太冲（LR 3）。

三诊：2000 年 1 月 28 日。经上治未再抽烟，由于与丈夫之间产生矛盾，情绪又转低落。乳房肿胀疼痛，肿块时重时轻，喜叹息流泪，心烦不安，时恶心纳差；舌红苔白腻，脉弦滑。

证属肝郁乘脾，肝胃不和。

治法：疏肝健脾，理气和胃。

针灸：神门（HT 7）、内关（PC 6）、三阴交（SP 6）、太冲（LR 3）、足三里（ST 36）、天枢（ST 25）。

处方：半夏 8g，陈皮 8g，白术 10g，茯苓 10g，珍珠母 12g，神曲 8g，白芍 8g，当归 8g，合欢皮 8g，丹参 8g，瓜蒌皮 8g，柴胡 6g。

中药浓缩粉 200g/2 周，每次两茶匙，每日 2 次，开水冲服。

2000 年 2 月 10 日，南女士来电，自服上药，乳房肿块消除，诸证好转。

【临证思路】

乳癖者，乳中有核块也，属于西医学乳腺增生性疾病，临床上常见的有两类：一类是乳腺囊性增生病；另一类是乳腺纤维瘤。乳腺囊性乳腺病是妇女多发病之一，最常见于 30~40 岁之间。根据临床观察，该病患有较高的流产率，而且症状发作常与月经周期有一定的关系。因此，一般认为本病由卵巢功能失调，黄体素分泌减少，雌激素相对增高，或催乳素增高所致。病虽发于乳房局部气血，虽为肝郁气滞，脉络不畅，久而形成乳房囊性增生，但实际上与肾阴阳消长之不足有关，即偏肾阳虚，阳长不及，阳不能助肝脾气血以运转、舒发，与血滞蕴结而成斯候。

诊断本病，关键在于与乳岩鉴别。古人在实践中已经意识到癌变的问题，提出辨善恶之法，认为乳房肿块边界不清，坚硬如石，大小不一，生长迅速，部分有压痛，一般没有疼痛，乳头回缩，乳头溢血者，均为恶证，癌变的可能性很大。需要定期做有关检查，凡肿块较大，或有可疑恶变者，以早做手术治疗为佳。

在辨治方面，应当局部与整体相结合，外治与内服药相结合，药治与心理疏导相结合。局部治疗，首先是外治，可用阳和解凝膏或有消散癥瘕作用的敷贴膏药，敷贴乳房肿块处；内服药可选小金丹、五香丸等中成药，汤剂可以逍遥散为主，加山慈菇、夏枯草、丝瓜络、五灵脂、漏芦等药物，以消散肿块。整体治疗，要从根本上论治，以补肾调阴阳为主，按月经周期的阶段特点进行论治。所以在乳癖病证的整体治疗中亦要按调周法进行施治，观察基础体温（BBT）的变化，同时进行心理疏导，稳定情绪，舒畅情绪，保持心肝气血的和畅，才能较好地取得整体和局部治疗的效果。

本病虽然本质上与阴阳消长转化的周期失调有关，但其形成与发展，与心肝的关系十分密切，所以调治肝及心，也是治疗乳癖的主要方法。历来治疗乳癖无不以肝为主，佐以协调情志，以获佳效。

治乳不离气，《外证医案汇编》云："治乳症，不出一'气'字定之矣。脾胃土气壅，则为痈；肝胆木气郁，则为疽；正气虚，则为癌；气虚不摄，为漏；气散不收，为悬；痰气凝结，为癖、为核、为痞。气阻络脉，乳汁不行，或气滞血少，涩而不行。若治乳从一'气'字着笔，无论虚实新久，温凉攻补，各方之中，夹理气疏络之品，使乳络舒通……"这些观点至今仍对临床有一定的参考价值。

乳房主要由肝胃两经所司，乳根、人迎、足三里可疏通胃经气机，为经脉所过，主治所及。此外，胃经结于人迎，另据气街理论，胸气有街，其腧在于人迎，且人迎穴近乳房，故人迎穴对本病尤为有效。膻中为气会穴，且胆经络于膻中。期门为肝之旁穴，两穴均位近乳房，故用之既可疏肝理气，与乳根同用，又可直接通乳络，消痰块。诸穴同用，使气调则津行，津行则痰化，痰化则块消。

【预后与预防】

乳癖早期发现、早期治疗，针药并用，疗效显著，预后良好。

如患者有乳癌家族史，或活体组织切片检查发现上皮细胞增生显著者，应实行单纯乳房切除术；如切片发现有恶变，应按乳癌处理。

上工治未病，不治已病。

妇女在30岁以上要经常自检有无乳房肿块，患有经前期紧张症和乳房胀痛，或遇烦恼，有失落感，胸闷，咽中若有物阻症，应及时调治。以中医辨证论治，多为肝气郁结之实证，当舒畅条达之法以治之。逍遥丸、加味逍遥丸为首选。妇女产后，当服益气补血之品，以防产后忧郁症，人参、当归、大枣为佳。情志调理，建议妇女，特别是中年以上妇女，要保持心情舒畅，预防肝郁气滞，注意饮食，增加兴趣爱好，充实生活，提高独立生存和抵抗外来压力的能力。

第七节　阴　痒

妇女外阴及阴道瘙痒，甚或痒痛难忍，或伴带下量多，称为"阴痒"。

西医学的外阴瘙痒症、外阴炎、阴道炎、外阴白色病变出现阴痒等，均可参照本病论治。

【病因病机】

病机有虚、实之分。实者多因肝经湿热下渍阴部或感染病虫，虫扰阴中而发阴痒；虚者多因肝肾阴虚，阴户失养，血燥生风。

1. 肝经湿热　情志不畅，郁怒伤肝，木旺侮土，脾虚生湿，湿蕴化热，湿热互结，流注下焦，浸淫阴部，遂致阴痒。

2. 湿虫滋生　脾虚湿盛，日久化热，湿热下注，蕴积生虫；或外阴不洁，或久居湿地，湿虫滋生，虫蚀阴中，导致阴痒。

3. 肝肾阴虚　素体肝肾亏虚，或年老体弱，或产乳众多，或大病久病等，导致肝肾阴虚，精血亏损。肝脉绕阴器，肾开窍于二阴，精血不足，血燥生风，阴部失荣而致阴痒。

【诊断要点】

1. 病史　有摄生不慎、感染病虫的病史。

2. 临床表现　阴部瘙痒，甚则奇痒难忍，坐卧不宁，灼热疼痛，或兼带下量多、臭秽。

3. 检查

（1）妇科检查　外阴皮肤正常或潮红，有抓痕，分泌物增多。病程长者，外阴色素减退，甚则皲裂、破溃、湿疹。

（2）辅助检查　白带涂片镜检正常，或可见滴虫、假丝酵母菌的芽生孢子或假菌丝或其他致病菌。

【辨证论治】

根据阴部瘙痒的特点，带下的量、色、质、气味，以及全身证候进行辨证。治疗以止痒为主，实者宜清热利湿、杀虫止痒，虚者宜滋阴养血止痒。要着重调理肝、肾、脾的功能，遵循"治外必本诸内"的原则，采用内服与外治、整体与局部相结合进行施治。

1. 肝经湿热证

临床表现：阴部瘙痒灼痛，带下量多，色黄如脓样或呈泡沫状或米泔样，质稠秽臭；头晕目眩，口苦咽干，心烦易怒，胸胁胀痛；大便干结，小便黄赤。舌质红，苔黄腻，脉弦数。

治法：泻肝清热，除湿止痒。

针灸：中极（CV 3）、曲骨（CV 2）、下髎（BL 34）、三阴交（SP 6）、阴陵泉（SP 9）、行间（LR 2）。针刺用泻法。

选穴依据：中极为膀胱募穴，与任脉曲骨相配清利下焦湿热；下髎善于止痒止带；三阴交、阴陵泉健脾除湿清热；行间清泻肝火以止痒。

方药：龙胆泻肝汤（《医宗金鉴》）加苦参、白鲜皮、鹤虱。药用龙胆草（酒炒）、炒黄芩、炒栀子、泽泻、木通、车前子、当归、柴胡、生甘草、生地黄、苦参、白鲜皮、鹤虱。

方解：龙胆草泻火除湿；黄芩、栀子苦寒泻火；泽泻、木通、车前子清热利湿，使湿热从水道排出；生地黄、当归滋阴养血，以防肝热及苦寒之药伤阴；柴胡引诸药入肝胆；甘草调和诸药。方中加苦参、白鲜皮、鹤虱杀虫止痒。

外治法：

（1）蛇床子散（《中国医学百科全书·中医妇科学》）　蛇床子、花椒、明矾、苦参、百部各15g水煎，先熏后坐浴。每日1次，10次为1疗程。阴痒破溃去花椒。

（2）塌痒汤（《疡医大全》）　鹤虱30g，苦参、威灵仙、当归尾、蛇床子、狼毒各15g，煎汤，趁热先熏后洗。每日1次，

10 日为 1 疗程。临洗时加猪胆 1～2 枚，效更佳。适用于各种阴痒。若外阴溃疡者不宜用。

（3）珍珠散（《中国医学百科全书·中医妇科学》） 珍珠 3g，青黛 3g，雄黄 3g，黄柏 9g，儿茶 6g，冰片 0.03g，共研细末，外搽。每日 1 次，7 日为 1 疗程。适用于阴痒皮肤破损者。

2. 湿虫滋生证

临床表现：阴部瘙痒，甚者奇痒难忍，有虫行感，灼热疼痛，带下量多，色黄如泡沫状，或色白呈豆渣状，臭秽难闻；心烦少寐，口苦咽干，小便黄赤。舌红，苔黄腻，脉滑数。

治法：清热利湿，解毒杀虫。

针灸：中极（CV 3）、曲骨（CV 2）、下髎（BL 34）、三阴交（SP 6）、阴陵泉（SP 9）、曲泉（LR 8）、血海（SP 10）。针刺用泻法。

选穴依据：中极、曲骨、下髎清利下焦湿热，止痒止带；三阴交、阴陵泉健脾除湿，补益肝肾；曲泉、血海清热凉血，利湿止痒。

方药：萆薢渗湿汤（《疡科心得集》）加白头翁、苦参、防风。药用萆薢、薏苡仁、黄柏、赤茯苓、牡丹皮、泽泻、滑石、通草、白头翁、苦参、防风。

方解：萆薢利水，分清化浊；薏苡仁、泽泻、赤茯苓利水渗湿；滑石、通草清热利水通淋，使下焦湿热自小便排出；牡丹皮清热凉血，活血化瘀；黄柏清膀胱湿热，泄肾经相火，解毒疗疮，以加强清利湿热的效力。方中加白头翁清热燥湿，苦参清热杀虫，防风祛风胜湿。

外治法：同上。

3. 肝肾阴虚证

临床表现：阴部干涩，瘙痒灼热，甚至外阴萎缩或局部皮肤变白皲裂，夜间尤甚，带下量少，或赤白相兼；五心烦热，头晕耳鸣，心悸失眠，腰膝酸软。舌红，苔少，脉细数无力。

治法：调补肝肾，养血止痒。

针灸：中极（CV 3）、下髎（BL 34）、三阴交（SP 6）、肝俞（BL 18）、肾俞（BL 23）、水泉（KI 5）、照海（KI 3）。针刺用补法。

选穴依据：中极、下髎通利下焦，除热；三阴交、肝俞、肾俞、水泉健脾除湿，补益肝肾，滋阴清热止痒；照海益阴清热止痒。

方药：知柏地黄丸（《医宗金鉴》）加当归、生何首乌、白鲜皮。药用熟地黄、山茱萸、山药、泽泻、茯苓、牡丹皮、知母、黄柏、当归、生何首乌、白鲜皮。

方解：熟地黄、山茱萸、山药补肝肾之阴；知母、黄柏、牡丹皮清肾中之伏火；茯苓、泽泻导热由小便外解。原方加当归、生何首乌养血；白鲜皮杀虫止痒。

外治法：同上。

【临证思路】

阴痒病因较复杂，接触性、过敏性、化学制品的刺激及全身慢性疾病等都可能引发本病。中医学认为肝经湿热、湿虫滋生和肝肾阴虚是引发本病的常见原因。

对于接触性、过敏性引发的阴痒，祛除诱因是关键；而全身慢性疾病导致的阴痒，则以治疗原发病为主。中医治疗分虚实，实者清热利湿，杀虫止痒；虚者滋阴养血止痒。除内服药物外，辨证选用或结合白带涂片检查，配合相应的外治法，可提高临床疗效。

【预后与预防】

阴痒的范围较广，临床表现的症状轻重不同，病程长短不同，其预后及转归有差异。一般说来，针对病因治疗可以治愈。部分治疗不当者，致阴痒久治不愈或发展为阴疮。

保持会阴部的清洁卫生，穿棉质内衣裤并及时更换，增强体质是主要的预防措施。

第八节 阴 疮

妇人阴户生疮，局部红肿、热痛，或化脓腐烂，脓水淋沥，甚则溃疡如虫蚀，或者凝结成块，冷肿稀水，不能敛口，或者肿块位于阴道边侧，如有蚕茧，称为"阴疮""阴蚀""阴茧"。

西医学的急慢性外阴溃疡、前庭大腺炎和前庭大腺脓肿可参照阴疮治疗。

【病因病机】

主要病机是热毒炽盛，或寒湿凝滞，侵蚀外阴肌肤。

1. 热毒 经行、产后忽视卫生或不禁房事，热毒侵入；或阴户破损，感染邪毒；或感受湿热之邪，蕴结成毒，化腐为脓，而成阴疮。

2. 寒湿 久居潮湿之地，或经期、产后冒雨涉水，寒湿凝滞，瘀血内停，气机不利；或痰浊内停，痰瘀交阻，肌肤失养，日久溃腐，而成阴疮。

【诊断要点】

1. 病史 经期、产后外阴感染、外阴溃疡，或有前庭大腺炎病史。

2. 临床表现 外阴红肿、热痛，积结成块，或化脓腐烂，脓水淋沥，甚则溃疡如虫蚀者，或者凝结成块，冷肿稀水，不能敛口，或者肿块位于阴道边侧，如有蚕茧。

3. 检查

（1）妇科检查 外阴局部黏膜充血、糜烂、溃疡、流脓，或覆有脓苔。如有脓肿形成则肿块有波动感，溃疡则有脓性分泌物。病程长者，外阴色素减退，甚则皲裂、破溃、湿疹。

（2）辅助检查 ①血常规：白细胞总数可明显增多。②分泌物涂片及细菌培养检查。

【辨证论治】

见表 11 - 2。

表 11 - 2 阴疮辨证要点

辨阴阳	初期为阳证，与热毒有关；日久属阴证，与体虚有关
辨寒热	红肿热痛，发热急骤，脓稠臭秽，或伴全身发热者，为热毒证 肿块坚硬，皮色不变，日久不消，或溃后脓稀淋沥，形体虚赢者，为寒湿证
辨善恶	疮疡初期，症轻毒浅，体质壮实者，多属善候 疮疡溃腐，久不收敛，脓水淋沥，恶臭难闻者，多属热毒蕴郁而气血衰败之恶候

治疗常采用内外合治的方法。

1. 热毒证

临床表现：阴部生疮，红肿热痛，甚则溃烂流脓，黏稠臭秽；恶寒发热，头晕目眩，口苦咽干，心烦不宁，大便干结。舌红，苔黄，脉滑数。

治法：清热解毒，活血化瘀。

针灸：大椎（GV 14）、太冲（LR 3）、阳陵泉（GB 34）、曲池（LI 11）、曲泉（LR 8）、行间（LR 2）。针刺用泻法，大椎

可用刺络拔罐法。

选穴依据：大椎清热解毒；太冲、行间清泻火热，疏肝理气；曲池、曲泉活血化瘀；阳陵泉清热化湿。

方药：仙方活命饮（《校注妇人良方》）。药用当归、赤芍、金银花、白芷、陈皮、浙贝母、乳香、没药、皂角刺、防风、甘草、穿山甲、天花粉。

方解：金银花、皂角刺、甘草清热解毒；防风、白芷发散湿邪；浙贝母、天花粉、陈皮清热理气化痰；当归、赤芍、乳香、没药活血行气，化瘀止痛；穿山甲透脓溃坚。

中药外敷：阴疮初起未成脓、破溃时，可用四黄膏或四黄水蜜（大黄、黄草、黄连、黄柏），或金黄散等外敷患处。

2. 寒湿证

临床表现：阴疮坚硬，皮色不变，或有疼痛，溃后脓水淋沥；神疲倦怠，食少纳呆。舌淡，苔白腻，脉细弱。

治法：散寒除湿，活血散结。

针灸：关元（CV 4）、命门（GV 4）、曲泉（LR 8）、气冲（ST 30）、足三里（ST 36）。针刺关元、命门、足三里用补法或温针法，曲泉、气冲用平补平泻法。

选穴依据：关元、命门温阳散寒除湿；曲泉、气冲行气活血散结；足三里补益气血。

方药：阳和汤（《外科全生集》）。药用熟地黄、鹿角胶（烊化）、炮姜炭、肉桂粉（冲服）、生麻黄、白芥子（炒，研）、生甘草。

方解：熟地黄、鹿角胶阴阳双补，温阳养血，共为君药；姜炭、肉桂温通血脉，共为臣药；白芥子祛寒痰湿滞，可达皮里膜外；麻黄宣通经络，引阳气通行周身；甘草解毒而调和诸药。

【临证思路】

热毒阴疮初起，应清热解毒，并适时应用抗生素治疗，内治与外治配合。若已形成脓肿，需及时切开排脓引流，使邪有去路。

【预后与预防】

阴疮治疗的预后与转归取决于毒邪轻重，正气强弱。若治疗得当，可以痊愈；若失治或治不及时，气血衰败，疮疡溃腐，久不收口，则缠绵难愈。

附　中医妇科常用方剂

A

安冲汤（《医学衷中参西录》）　白术
生黄芪　生龙骨　生牡蛎　生地黄　白芍
海螵蛸　茜草　续断

安神生化汤（《傅青主女科》）　当归
川芎　益智仁　炮姜　桃仁　炙甘草　人参
柏子仁　茯苓　陈皮

B

八物汤（《医垒元戎》）　当归　川芎
芍药　熟地黄　延胡索　川楝子　炒木香
槟榔

八珍汤（《正体类要》）　当归　川芎
白芍　熟地黄　人参　白术　茯苓　炙甘草

白术散（《全生指迷方》）　白术　茯苓
大腹皮　生姜皮　陈皮

半夏白术天麻汤（《医学心悟》）　法半
夏　白术　茯苓　橘红　甘草　天麻　生姜
大枣

保阴煎（《景岳全书》）　生地黄　熟地
黄　白芍　山药　续断　黄芩　黄柏　甘草

萆薢渗湿汤（《疡科心得集》）　萆薢
薏苡仁　黄柏　赤茯苓　牡丹皮　泽泻　滑
石　通草

补气通脬饮（《沈氏女科辑要》）　黄芪
麦冬　通草

补肾安胎饮（《中医妇科治疗学》）　菟
丝子　续断　杜仲　桑寄生　狗脊　补骨脂
人参　白术　阿胶　艾叶

补肾固冲丸（《中医学新编》）　菟丝子
续断　巴戟天　杜仲　当归　熟地黄　鹿
角霜　枸杞子　阿胶　党参　白术　大枣
砂仁

补肾祛瘀方（《李祥云经验方》）　淫羊
藿　仙茅　熟地黄　山药　香附　三棱　莪
术　鸡血藤　丹参

补中益气汤（《脾胃论》）　黄芪　甘草
人参　当归　橘皮　升麻　柴胡　白术

C

苍附导痰丸（《叶天士女科诊治秘方》）
茯苓　法半夏　陈皮　甘草　苍术　香附
制南星　枳壳　生姜　神曲

柴胡疏肝散（《景岳全书》）　柴胡　枳
壳　香附　陈皮　芍药　川芎　炙甘草

肠宁汤（《傅青主女科》）　当归　熟地
黄　人参　阿胶　山药　续断　肉桂　麦冬
甘草

沉香散（《医宗必读》）　沉香　石韦
滑石　当归　王不留行　瞿麦　赤芍　白术
冬葵果　炙甘草

D

大补元煎（《景岳全书》）　人参　山药
熟地黄　杜仲　当归　山茱萸　枸杞子

炙甘草

丹溪治湿痰方（《丹溪心法》）　苍术　白术　法半夏　茯苓　滑石　香附　川芎　当归

丹栀逍遥散（《内科摘要》）　牡丹皮　栀子　当归　白芍　柴胡　白术　茯苓　煨姜　薄荷　炙甘草

当归地黄饮（《景岳全书》）　山药　熟地黄　杜仲　当归　山茱萸　怀牛膝　炙甘草

当归芍药散（《金匮要略》）　当归　白芍　川芎　茯苓　白术　泽泻

当归饮子（《外科正宗》）　当归　川芎　白芍　生地黄　防风　荆芥　黄芪　甘草　白蒺藜　何首乌

导赤散（《小儿药证直诀》）　生地黄　木通　淡竹叶　甘草梢

定经汤（《傅青主女科》）　菟丝子　白芍　当归　熟地黄　山药　茯苓　炒芥穗　柴胡

独活寄生汤（《备急千金要方》）　独活　秦艽　防风　细辛　肉桂　桑寄生　杜仲　牛膝　当归　白芍　川芎　地黄　人参　茯苓　甘草

E

二仙汤（《中医方剂临床手册》）　仙茅　仙灵脾　巴戟天　知母　黄柏

二至丸（《医方集解》）　女贞子　旱莲草

F

茯苓导水汤（《医宗金鉴》）　茯苓　猪苓　白术　大腹皮　紫苏叶　陈皮　木香　砂仁　木瓜　桑白皮　泽泻　槟榔

G

甘露消毒丹（《温热经纬》）　滑石　茵陈　黄芩　射干　石菖蒲　川贝母　木通　藿香　连翘　薄荷　白豆蔻

膈下逐瘀汤（《医林改错》）　当归　川芎　赤芍　桃仁　红花　枳壳　延胡索　五灵脂　牡丹皮　乌药　香附　甘草

固本止崩汤（《傅青主女科》）　熟地黄　白术　黄芪　当归　黑姜　人参

固阴煎（《景岳全书》）　人参　熟地黄　山药　山茱萸　远志　炙甘草　五味子　菟丝子

瓜蒌牛蒡汤（《医宗金鉴》）　金银花　连翘　栀子　黄芩　牛蒡子　瓜蒌仁　天花粉　皂角刺　柴胡　青皮　陈皮　生甘草

归脾汤（《济生方》）　龙眼肉　生姜　大枣　党参　黄芪　炙甘草　当归　远志　酸枣仁　木香　白术　茯苓

归芍地黄汤（《症因脉治》）　当归　赤芍　白芍　熟地黄　茯苓　山茱萸　泽泻

归芍甘麦汤（《中医妇科治疗学》）　当归　白芍　白术　柴胡　茯神　甘草　小麦（或用麦芽）　大枣

归肾丸（《景岳全书》）　熟地黄　山药　山茱萸　菟丝子　茯苓　当归　枸杞子　杜仲

桂枝茯苓丸（《金匮要略》）　桂枝　茯苓　牡丹皮　芍药　桃仁

H

红藤方（戴德英经验方）　大血藤　败酱草　蒲公英　桃仁　薏苡仁　牡丹皮　延

胡索　青皮　香附　六神曲

黄芪桂枝五物汤（《金匮要略》）　黄芪　白芍　桂枝　生姜　大枣

黄芪汤（《济阴纲目》）　黄芪　白术　防风　熟地黄　煅牡蛎　茯苓　麦冬　甘草　大枣

J

济生肾气丸（《济生方》）　熟地黄　山药　山茱萸　牡丹皮　茯苓　桂枝　泽泻　炙附子　牛膝　车前子

加减苁蓉菟丝丸（《卓雨农中医妇科治疗秘诀》）　肉苁蓉　菟丝子　桑寄生　覆盆子　熟地黄　当归　枸杞子　艾叶

加减一阴煎（《景岳全书》）　生地黄　熟地黄　白芍　地骨皮　知母　麦冬　炙甘草

加味四物汤（《医宗金鉴》）　熟地黄　川芎　白芍　当归　蒲黄　瞿麦　桃仁　牛膝　滑石　甘草　木香　木通

加味温胆汤（《医宗金鉴》）　陈皮　制半夏　茯苓　炙甘草　枳实　竹茹　黄芩　黄连　麦冬　芦根　生姜

加味五淋散（《医宗金鉴》）　栀子　茯苓　当归　黄芩　白芍　甘草　生地黄　泽泻　车前子　木通　滑石

健固汤（《傅青主女科》）　人参　白术　茯苓　薏苡仁　巴戟天

胶艾汤（《金匮要略》）　阿胶　艾叶　当归　芍药　川芎　生地黄　甘草

荆防四物汤（《张皆春眼科证治》）　荆芥　防风　熟地黄　当归　川芎　白芍

举元煎（《景岳全书》）　人参　黄芪　甘草　升麻　白术

K

开郁种玉汤（《傅青主女科》）　当归　白芍　牡丹皮　香附　白术　茯苓　天花粉

L

理冲汤（《医学衷中参西录》）　黄芪　党参　白术　山药　天花粉　知母　三棱　莪术　鸡内金

鲤鱼汤（《备急千金要方》）　鲤鱼　白术　白芍　当归　茯苓　生姜

凉膈散（《太平惠民和剂局方》）　大黄　朴硝　甘草　栀子　薄荷　黄芩　连翘　竹叶

两地汤（《傅青主女科》）　生地黄　玄参　白芍　麦冬　地骨皮　阿胶

苓桂术甘汤（《伤寒论》）　茯苓　白术　桂枝　甘草

六味地黄丸（《小儿药证直诀》）　熟地黄　山药　山茱萸　茯苓　牡丹皮　泽泻

龙胆泻肝汤（《医宗金鉴》）　龙胆草　炒黄芩　炒栀子　泽泻　木通　车前子　当归　柴胡　生甘草　生地黄

漏芦散（《太平惠民和剂局方》）　漏芦　蛇蜕　瓜蒌

M

木通散（《妇科玉尺》）　枳壳　槟榔　木通　滑石　冬葵果　甘草

N

内补丸（《女科切要》）　鹿茸　菟丝子　潼蒺藜　黄芪　肉桂　桑螵蛸　肉苁蓉　附子　白蒺藜　紫菀

Q

启宫丸（经验方）（《中医妇科学》教材）　川芎　苍术　法半夏　香附　茯苓　神曲　陈皮

杞菊地黄丸（《医级》）　熟地黄　山茱萸　山药　茯苓　牡丹皮　泽泻　枸杞子　菊花

清肝引经汤（《中医妇科学》四版教材）　当归　白芍　生地黄　牡丹皮　栀子　黄芩　川楝子　茜草　牛膝　白茅根　甘草

清肝止淋汤（《傅青主女科》）　白芍　当归　生地黄　阿胶　牡丹皮　黄柏　牛膝　香附　红枣　黑豆

清经散（《傅青主女科》）　牡丹皮　地骨皮　白芍　熟地黄　青蒿　白茯苓　黄柏

清热固经汤（《简明中医妇科学》）　黄芩　焦栀子　生地黄　地骨皮　地榆　生藕节　阿胶　陈棕炭　龟甲　牡蛎　甘草

清热调血汤（《古今医鉴》）　牡丹皮　黄连　生地黄　当归　白芍　川芎　红花　桃仁　莪术　香附　延胡索

清暑益气汤（《温热经纬》）　西洋参　石斛　麦冬　黄连　竹叶　荷梗　知母　甘草　粳米　西瓜翠衣

清心滋肾汤（《中医临床妇科学》）　钩藤　黄连　牡丹皮　紫贝齿　山药　山茱萸　茯苓　莲子心　浮小麦

清血养阴汤（《妇科临床手册》）　生地黄　牡丹皮　白芍　玄参　黄柏　女贞子　旱莲草

R

人参养荣汤（《太平惠民和剂局方》）　人参　黄芪　白术　茯苓　远志　陈皮　五味子　当归　白芍　熟地黄　肉桂心　炙甘草

S

少腹逐瘀汤（《医林改错》）　小茴香　干姜　延胡索　没药　当归　川芎　桂枝　赤芍　蒲黄　五灵脂

蛇床子散（《中国医学百科全书·中医妇科学》）　蛇床子　花椒　明矾　苦参　百部

参苓白术散（《太平惠民和剂局方》）　人参　白术　白扁豆　茯苓　甘草　山药　莲子肉　桔梗　薏苡仁　砂仁

身痛逐瘀汤（《医林改错》）　秦艽　川芎　桃仁　红花　甘草　羌活　没药　当归　灵脂　香附　牛膝　地龙

生化汤（《傅青主女科》）　当归　川芎　桃仁　炮姜　甘草

生脉散（《内外伤辨惑论》）　人参　麦冬　五味子

生铁落饮（《医学心悟》）　天冬　麦冬　贝母　胆南星　橘红　远志　连翘　茯苓　茯神　玄参　钩藤　丹参　辰砂　石菖蒲　生铁落

圣愈汤（《医宗金鉴》）　人参　黄芪　当归　川芎　熟地黄　白芍

失笑散（《太平惠民和剂局方》）　蒲黄　五灵脂

寿胎丸（《医学衷中参西录》）　菟丝子　桑寄生　续断　阿胶

顺经汤（《傅青主女科》）　当归　熟地黄　沙参　白芍　茯苓　黑芥穗　牡丹皮

四神丸（《证治准绳》）　补骨脂　吴茱

黄　肉豆蔻　五味子　生姜　大枣

四物汤（《太平惠民和剂局方》）　熟地黄　当归　川芎　白芍

T

塌痒汤（《疡医大全》）　鹤虱　苦参　威灵仙　当归尾　蛇床子　狼毒

胎元饮（《景岳全书》）　人参　杜仲　白芍　熟地黄　白术　陈皮　炙甘草　当归

泰山磐石散（《景岳全书》）　人参　黄芪　当归　黄芩　川芎　白芍　熟地黄　白术　炙甘草　砂仁　糯米

桃红四物汤（《医宗金鉴》）　熟地黄　川芎　白芍　当归　桃仁　红花

天王补心丹（《摄生秘剖》）　生地黄　人参　丹参　玄参　茯苓　五味子　远志　当归　麦冬　酸枣仁　朱砂　桔梗　天冬　柏子仁

通肝收乳汤（《中医症状鉴别诊断》）　柴胡　当归　白芍　熟地黄　白术　甘草　麦冬　远志　麦芽　通草

调肝汤（《傅青主女科》）　当归　白芍　山茱萸　巴戟天　阿胶　山药　甘草

通窍活血汤（《医林改错》）　赤芍　川芎　桃仁　红花　老葱　麝香　生姜　红枣

通乳丹（《傅青主女科》）　人参　黄芪　当归　麦冬　七孔猪蹄　木通　桔梗

通瘀煎（《景岳全书》）　当归　山楂　香附　红花　乌药　青皮　木香　泽泻

痛泻要方（《丹溪心法》）　白术　白芍　陈皮　防风

透脓散（《外科正宗》）　黄芪　当归　川芎　炒穿山甲　皂角刺

托里消毒散（《外科正宗》）　人参　川

芎　当归　白芍　白术　金银花　茯苓　白芷　皂角刺　甘草　桔梗　黄芪

W

完带汤（《傅青主女科》）　白术　山药　人参　白芍　苍术　甘草　陈皮　荆芥穗　柴胡　车前子

温胞饮（《傅青主女科》）　巴戟天　补骨脂　菟丝子　肉桂　附子　杜仲　炒白术　山药　芡实　党参

温经汤（《妇人大全良方》）　人参　当归　川芎　肉桂　莪术　牡丹皮　甘草　牛膝

温经汤（《金匮要略》）　人参　当归　川芎　白芍　桂枝　牡丹皮　吴茱萸　法半夏　阿胶　麦冬　生姜　甘草

温肾丸（《妇科玉尺》）　熟地黄　山茱萸　巴戟天　当归　菟丝子　鹿茸　益智仁　杜仲　茯神　山药　远志　续断　蛇床子

温土毓麟汤（《傅青主女科》）　巴戟天　覆盆子　白术　人参　山药　神曲

乌药汤（《兰室秘藏》）　乌药　香附　木香　当归　甘草

五苓散（《伤寒论》）　桂枝　白术　茯苓　猪苓　泽泻

五味消毒饮（《医宗金鉴》）　蒲公英　金银花　野菊花　紫花地丁　天葵子

X

下乳涌泉散（清太医院配方）　当归　白芍　川白芍　熟地黄　天花粉　青皮　柴胡　白芷　桔梗　通草　漏芦　穿山甲　王不留行　甘草

仙方活命饮（《校注妇人良方》）　当归

赤芍 金银花 白芷 陈皮 浙贝母 乳香 没药 皂角刺 防风 甘草 穿山甲 天花粉

香棱丸（《济生方》） 木香 丁香 三棱 莪术 枳壳 青皮 川楝子 小茴香

香砂六君子汤（《名医方论》） 人参 白术 茯苓 甘草 制半夏 陈皮 木香 砂仁 生姜 大枣

消风散（《外科正宗》） 荆芥 防风 当归 生地黄 苦参 炒苍术 蝉蜕 木通 胡麻仁 生知母 煅石膏 生甘草 牛蒡子

消坚汤（《中国百年百名中医临床家·蔡小荪》） 桂枝 赤芍 牡丹皮 茯苓 桃仁 三棱 莪术 鬼箭羽 水蛭 夏枯草 海藻

逍遥蒌贝散（《中医外科学》） 柴胡 当归 白芍 茯苓 白术 瓜蒌 浙贝母 半夏 天南星 牡蛎 山慈菇

逍遥散（《太平惠民和剂局方》） 柴胡 当归 茯苓 白芍 白术 炙甘草 煨姜 薄荷

小半夏加茯苓汤（《金匮要略》） 制半夏 生姜 茯苓

小柴胡汤（《伤寒论》） 生地黄 黄芩 柴胡 人参 法半夏 甘草

血府逐瘀汤（《医林改错》） 桃仁 红花 当归 生地黄 川芎 赤芍 牛膝 桔梗 柴胡 枳壳 甘草

Y

阳和汤（《外科全生集》） 熟地黄 鹿角胶 炮姜炭 肉桂粉 生麻黄 白芥子 生甘草

养精种玉汤（《傅青主女科》） 当归 白芍 熟地黄 山茱萸

养荣壮肾汤（《叶天士女科证治》） 当归 川芎 独活 肉桂 防风 杜仲 续断 桑寄生 生姜

一贯煎（《柳州医话》） 沙参 麦冬 当归 生地黄 川楝子 枸杞子

益气收乳汤（《中医症状鉴别诊断学》） 党参 黄芪 当归 白芍 麦冬 山茱萸

银甲丸（《王渭川妇科经验选》） 金银花 连翘 升麻 大血藤 蒲公英 鳖甲 紫花地丁 蒲黄 椿皮 大青叶 茵陈 琥珀 桔梗

银翘散（《温病条辨》） 金银花 连翘 竹叶 荆芥穗 牛蒡子 薄荷 桔梗 淡豆豉 甘草 芦根

右归丸（《景岳全书》） 熟地黄 山药 山茱萸 枸杞子 鹿角胶 菟丝子 杜仲 当归 肉桂 制附子

毓麟珠（《景岳全书·妇人规》） 党参 白术 茯苓 炙甘草 当归 川芎 白芍 熟地黄 菟丝子 杜仲 鹿角霜 川椒

越鞠二陈汤（夏桂成经验方） 牡丹皮 制苍术 制香附 陈皮 法半夏 山楂

Z

增液汤（《温病条辨》） 生地黄 玄参 麦冬

长胎白术散（《叶氏女科证治》） 白术 茯苓 黄芪 川芎 熟地黄 阿胶 当归 煅牡蛎 川椒

真武汤（《伤寒论》） 附子 生姜 白术 茯苓 白芍

珍珠散（《中国医学百科全书·中医妇

科学》）　珍珠　青黛　雄黄　黄柏　儿茶
冰片

知柏地黄丸（《医宗金鉴》）　熟地黄
山茱萸　山药　泽泻　茯苓　牡丹皮　知母
黄柏

止带方（《世补斋》）　猪苓　茯苓　车
前子　泽泻　茵陈　赤芍　牡丹皮　黄柏
栀子　牛膝

逐瘀止崩汤（《安徽中医验方选集》）
当归　川芎　三七　没药　五灵脂　牡丹皮
炭　炒丹参　炒艾叶　阿胶　龙骨　牡蛎
乌贼骨

逐瘀止血汤（《傅青主女科》）　生地黄

大黄　当归　赤芍　牡丹皮　枳壳　龟甲
桃仁

滋肾生肝饮（《校注妇人良方》）　当归
山药　熟地黄　牡丹皮　茯苓　五味子
山茱萸　柴胡

滋血汤（《证治准绳》）　人参　山药
黄芪　白茯苓　川芎　当归　白芍　熟地黄

子淋汤（《沈氏女科辑要笺正》）　生地
黄　阿胶　黄芩　栀子　木通　炙甘草

左归丸　（《景岳全书》）　熟地黄　山
药　枸杞子　山茱萸　川牛膝　菟丝子　鹿
角胶　龟甲胶

综合索引（按拼音字母顺序排序）

A

安冲汤 …………………………… 42，44，65
安徽中医验方选集 ………………………… 72
安神生化汤 ………………………………… 187
暗产 ………………………………………… 132

B

八脉隶属肝肾，冲脉隶属阳明 ………… 224
八物汤 ……………………………………… 98
八珍汤 ………… 73，97，144，163，168
白术散 ……………………………………… 141
百灵妇科传真 ………………… 151，156
胞络者，系于肾 …………………………… 9
胞脉 ………………… 9，13，14，20，92，
　　　　　　　　　125，128，163，215
胞门 ……………………………………… 7，86
胞阻 ……………………………………… 125
保阴煎 ……… 64，68，71，130，134，158
备急千金要方 …… 7，16，148，165，174
本草纲目 …………………………………… 10
崩漏 ……………… 59，60，63，68，72
崩中 …………………………… 28，68，75
闭经 ………………………………… 80，218
萆薢渗湿汤 ……………………… 44，230
避年 ……………………………………… 11
并月 ……………………………………… 11

补气通脬饮 ………………………………… 179
补肾固冲丸 ………………………………… 133
补肾祛瘀方 ………………………………… 211
补中益气汤 ………………… 61，158，168
不荣而痛 …………………………………… 154
不通而痛 …………………………………… 154

C

柴胡疏肝散 ………………………………… 96
产后盗汗不止 ……………………………… 176
产后风 ……………………………………… 172
产后汗证 …………………………………… 176
产后痢疾 …………………………… 155，161
产后淋证 …………………………………… 161
产后癃闭 …………………………………… 178
产后脉 ……………………………………… 28
产后乳无汁候 ……………………………… 165
产后乳汁不行 ……………………………… 164
产后乳汁自出，乃胃气虚 ……………… 167
产后虚汗不止 ……………………………… 176
产后中暑 …………………………………… 161
产褥期抑郁症 ……………………………… 185
产育宝庆集 ………………………………… 5
产孕集 ……………………………………… 17
肠宁汤 ……………………………………… 155
沉香散 ……………………………………… 183
陈素庵妇科补解·产后众疾门 ………… 173

冲任二经，上为乳汁，下为月水 ……… 224
冲为血海……………………………… 12，42
传囊乳痈 ………………………… 170，171

D

达生篇·临产 ……………………………… 17
大补元煎 …………………………………… 76
带下脉 …………………………………… 28
戴德英经验方 …………………………… 215
丹栀逍遥散 …… 62，101，158，168，221
当归补血汤 …………………………… 43，73
当归地黄饮 ……………………………… 76
当归芍药散 ……………………………… 125
当归堂医丛·产育宝庆集 ……………… 173
当归饮子 ………………………………… 99
导赤散…………………………… 150，151
倒经 ……………………………………… 105
丁启后医案 ……………………………… 74
定经汤 …………………………………… 87
痘疹世医心法 …………………………… 146
独活寄生汤 ……………………………… 174
断绪 …………………………………… 189
堕胎 …………………………… 90，126，129

E

恶心阻其饮食 …………………………… 125
二阳之病发心脾，有不得隐曲，女子
　不月 ……………………………… 13，86
二至丸………………… 66，70，111，158

F

肥胖妇人痰气变盛，乳滞不来 ………… 165
茯苓导水汤……………………… 141，148

妇人大全良方…………… 5，138，154，167
妇人腹痛 …………………………… 202，207
妇人秘科 ………………………………… 138
妇人以血为本，气血之根在于肾 ……… 209
妇婴新说 ………………………………… 16

G

盖白带出于胞中，精之余也 …………… 14
肝经怒火上冲，乳胀而溢 ……………… 167
格致余论 …………………………… 95，191
膈下逐瘀汤 …… 90，204，207，214，221
垢胎 …………………………………… 11
古今医鉴 ………………………………… 91
固本止崩汤 ……………………………… 71
固阴煎…………………………… 61，70，87
顾松园医镜 ……………………………… 68
瓜蒌牛蒡汤 ……………………… 170，172
归脾汤 …………………………… 73，186
归芍地黄汤 ……………………… 138，200
归芍甘麦汤 ……………………………… 168
归肾丸 …………………………… 118，216，
桂枝茯苓丸…………… 127，131，134，
　　　　　　　　　　　200，208，210

H

韩氏女科 …………………………… 78，80
寒则留之 ………………………………… 45
汗为心之液 ……………………………… 177
红藤方加减 ……………………………… 217
滑胎 …………………………………… 131
怀子 …………………………………… 15
黄芪桂枝五物汤 ………………………… 174
黄芪汤 …………………………………… 176

J

激经 …………………………………… 4，11
季经 …………………………………… 11
济生方 ………………………………… 180，186
济生肾气丸 …………………………… 180
济阴纲目 ……………………… 169，176，209
加减苁蓉菟丝丸 ……………………… 83
加减一阴煎 …………………………… 84，169
加味四物汤 …………………………… 180，194
加味温胆汤 …………………………… 124
加味五淋散 …………………………… 150，182
间者并行 ……………………………… 93
健固汤 ………………………………… 99，202
胶艾汤 ………………………… 68，125，127
金黄散 ………………………… 171，172，232
经断前后诸证 ………………………… 108
经行风疹块 …………………………… 99
经行浮肿 ……………………………… 98，103
经行口糜 ……………………………… 97
经行情志异常 ………………………… 100
经行乳房胀痛 ………………………… 96
经行头痛 ……………………………… 95，96
经行吐衄 ……………………………… 105
经行泄泻 ……………………………… 99，103
经间期出血 …………………………… 60，65
经期延长 ……………………………… 64
经水出诸肾 …………………………… 196
经效产宝 ……………… 138，167，173，181
荆防四物汤 …………………………… 162
痉、郁冒、大便难 …………………… 18
居经 …………………………………… 4，11
举元煎 ………………………………… 43，64

K

开郁种玉汤 …………………………… 193，197

L

兰室秘藏 ……………………… 77，86，131
离经之血 ……………………………… 214，217
李祥云经验方 ………………………… 211
理冲汤 ………………………………… 205
鲤鱼汤 ………………………………… 148，149
凉膈散 ………………………………… 98
两地汤 ………………………… 62，66，158
临产脉 ………………………………… 17，28
临盆 …………………………………… 17
苓桂术甘汤 …………………………… 98
羚角钩藤汤 …………………………… 146
柳州医话 ……………………………… 96，110
龙胆泻肝汤 …………………………… 229
龙门 …………………………………… 7
漏乳 …………………………………… 167
漏下 …………………………… 68，75，114
鲁语 …………………………………… 3
屡孕屡堕 ……………………… 131，132，133

M

免怀散 ………………………………… 169
名医方论 ……………………………… 123
木通散 ………………………………… 178，180
木旺侮土 ……………………………… 229

N

男精壮而女经调，有子之道也 ………… 15
内补丸 ………………………………… 115

内外伤辨惑论 ·········· 177
逆经 ·········· 105
捻转平补平泻 ·········· 119
捻转泻法 ·········· 118
牛黄清心丸 ·········· 146
女科撮要 ·········· 62，158，168，172
女科切要 ·········· 115

P

膀胱湿热 ·········· 151，181，230
脾胃论 ·········· 61，158，168，193
骈胎 ·········· 16
品胎 ·········· 16
魄门亦为五脏使 ·········· 104

Q

其母有疾以动胎 ·········· 132
杞菊地黄丸 ·········· 96，110，143
启宫丸 ·········· 193
芩连四物汤 ·········· 62
清肝引经汤 ·········· 106
清肝止淋汤 ·········· 67
清海丸 ·········· 73
清化饮 ·········· 73
清经散 ·········· 61
清热固经汤 ·········· 72
清热调血汤 ·········· 91
清心滋肾汤 ·········· 201
清血养阴汤 ·········· 65
全不产 ·········· 189
全生指迷方 ·········· 141
人参养荣汤 ·········· 84
任脉为病，女子带下瘕聚 ·········· 113

任主胞胎 ·········· 12，42
妊娠恶阻 ·········· 122
妊娠脉 ·········· 16，28
妊娠胎萎燥候 ·········· 138
妊子 ·········· 15
儒门事亲 ·········· 165
乳癖 ·········· 224
乳痈 ·········· 161，169
乳汁乃气血所化 ·········· 165
乳汁自涌 ·········· 167
塞流、澄源、复旧 ·········· 70
三冲 ·········· 5
三因极一病证方论 ·········· 165
山海经 ·········· 3
伤寒论 ·········· 98，141，162，
少腹逐瘀汤 ·········· 91，193，205，215
蛇床子散 ·········· 229
摄生秘剖 ·········· 110
参苓白术散 ·········· 99
肾生骨髓 ·········· 12
肾司二便 ·········· 103，181
肾与膀胱相表 ·········· 181
生化汤 ·········· 155，159，163
生脉散 ·········· 70，124，177
生生宝录 ·········· 16
生铁落饮 ·········· 100
圣愈汤 ·········· 92，131，184
盛胎 ·········· 11
失笑散 ·········· 64，162，205
诗经 ·········· 3
十全大补汤 ·········· 73，169
十药神书 ·········· 70
石瘕 ·········· 208

试胎　……………………………… 17

试月　……………………………… 17

寿胎丸………………… 127，130，131，135

衰其大半而止　………… 121，209，214

睡、忍痛、慢临盆　……………… 17

顺经汤　…………………………… 106

四边　………………………………… 7

四草汤　…………………………… 73

四黄膏　…………………………… 232

四君子汤　………………… 72，168

四神丸………………… 99，103，104

素问病机气宜保命集…………… 122，138

所以无子者，冲任不足，肾气虚寒

　　故也　…………………………… 191

T

塌痒汤　…………………………… 229

胎动不安　………………………… 128

胎漏　……………………………… 128

胎水肿满　………………………… 148

胎萎不长　………………………… 135

胎有不牢固以病母　……………… 132

胎元饮…………………… 130，137

泰山磐石散　……………………… 134

痰为有形之火　…………………… 105

痰之为物随气升降，无处不到　……… 225

桃红四物汤　…………… 65，215

提插补法　…………… 118，119

天癸　…………… 12，108，218，222

天王补心丹　……………………… 110

通肝收乳汤　……………………… 168

通窍活血汤　……………………… 97

通乳丹　…………………………… 165

通瘀煎　…………………………… 80

同病异治　………………………… 41

痛经　……………………………… 88

托里消毒散　……………………… 171

W

外感温热篇　……………………… 164

外科全生集　……………………… 232

完带汤　…………………………… 114

万氏女科………………… 147，156

王渭川妇科经验选　……………… 204

王子瑜医案　……………………… 63

温胞饮　…………………………… 205

温病条辨………………… 124，163

温经汤　………… 76，77，79，108

温肾丸…………………… 192，196

温土毓麟汤　……………………… 136

温针灸…………… 66，90，91，92

乌药汤　…………………………… 77

五不女　…………………………… 5

五福饮　…………………………… 73

五苓散　…………………………… 141

五味消毒饮………………… 116，162，

五香丸　…………………………… 228

X

下乳涌泉散　……………………… 166

仙方活命饮………………… 194，232

香棱丸………………… 43，210

香砂六君子汤………………… 42，123

逍遥散………… 87，100，127，187，200

消风散　…………………………… 100

小半夏加茯苓汤　………………… 123

小金丹 ……………………… 228

小营煎 ……………………… 73

心身同治 …………………… 49

新产三病 …………………… 18

形神合一 …………………… 49

血府逐瘀汤 ………… 43，73，85，92

Y

阳和解凝膏 ………………… 228

阳和汤 ……………………… 232

疡医大全 …………………… 229

养精种玉汤 ………………… 192

养荣壮肾汤 …………… 174，175

一贯煎 …………… 42，94，96，110

异病同治 …………………… 41

益气收乳汤 ………………… 168

益肾调经汤 ………………… 92

阴疮 …………………… 114，231

阴户 ………… 7，27，48，53，231

阴茧 ……………………… 231

阴蚀 ……………………… 231

阴痒 …………………… 48，228

氤氲之时 …………………… 65

银甲丸 ……………………… 204

应期而堕 …………………… 135

右归丸 ………………… 71，220

玉露散 ……………………… 171

玉门 ……………………… 7

预培其损 …………… 132，133

毓麟珠 ……… 192，198，199，223

月经过多 …………………… 63

月经过少 …………………… 78

月经后期 …………………… 75

月经脉 ……………………… 28

月经前后诸证 ……………… 95

月经先后无定期 ……… 75，86

月经先期 ……………… 60，69

月汛 ……………………… 10

越鞠二陈汤 ………………… 200

越鞠丸 …………… 42，197，223

运血者是气，守气者即是血 ……… 178

Z

脏躁 ……………………… 108

增液汤 ……………………… 124

张皆春眼科证治 …………… 162

长胎白术散 ………………… 137

针灸资生经 ………………… 176

珍珠散 ……………………… 230

真机 …………………… 16，65

真武汤 ……………………… 200

真阴虚衰 …………………… 68

蒸乳 ……………………… 160

蒸乳发热 …………………… 161

癥瘕 ……… 208，209，211，212

正体类要 ……… 97，144，163，168

知柏地黄汤 ………………… 183

止带方 ……………………… 115

治病与安胎并举 …… 121，124，141，148

治外必本诸内 ……………… 229

中病即止 …………… 151，164

中药保留灌肠 ……………… 216

中药外敷 …………… 216，232

中药研粉调敷 ……………… 206

中医方剂临床手册 …… 66，111

中医妇科理论与实践 …… 5，125

中医妇科治疗学……………… 92，130，168

中医临床妇科学 ……………… 73，201

中医学新编 …………………… 133

中医症状鉴别诊断学 ………… 168

重订通俗伤寒论 ……………… 146

重订严氏济生方……… 70，73，74

重身 …………………………… 15

周易 …………………… 15，189

朱小南妇科经验选 …… 88，102，103，
142，178，185

诸病源候论……… 4，7，9，68，88，95，
125，132，138，165，173，
176，178，181，184，185

逐瘀止崩汤 …………………… 72

逐瘀止血汤 …………………… 67

逐月养胎方 …………………… 4

卓雨农中医妇科治疗秘诀 …… 83

滋血汤 ………………… 79，118

子处 ………………… 7，8，9

子管 ………………… 7，8，9

子核 ………………… 7，8，9

子淋 ………………… 149，151

子淋汤 ………………… 151

子满 ………………… 147

子冒 ………………… 138，147

子痫 ………………… 138，145，146

子晕 ………………… 138，142

子肿 ………………… 138，139，140

左归丸 ………………… 41，70

参考文献

1. Kelly CC, Lyall H, Petrie JR, et al. Low grade chronic inflammation in women with polycystic ovarian syndrome [J]. J Clin Endocrinol Metab, 2001, 86 (6): 2453 – 2455.

2. Marret H, Fritel X, Ouldamer L, et al. Eur J Obstet Gynecol Reprod Biol [J]. 2012, 165 (2): 156 – 164.

3. 张晓微, 欧璐. 慢性盆腔疼痛的诊断与鉴别诊断 [J]. 实用妇产科杂志, 2007, 23 (4): 195 – 196.

4. 张晓红, 杨正望, 尤昭玲. 补肾中药对卵巢功能及子宫内膜的影响 [J]. 中医药学刊, 2005, 11: 128 – 129.

5. 艾文. 己烯雌酚干预治疗经间期出血的临床研究 [J]. 河北医学, 2012, 18 (1): 109.

6. 陈茗, 孙津津. 穴位贴敷联合耳穴压豆治疗妊娠恶阻疗效观察 [J]. 浙江中西医结合杂志, 2014, 24 (11): 994 – 995.

7. 朱兆倩. 穴位按摩配合护理干预对妊娠剧吐的影响 [J]. 医学信息, 2015, 28 (7): 95 – 97.

8. 陈子江, 徐兴华. 慢性炎症机制与多囊卵巢综合征 [J]. 国际妇产科学杂志, 2010, 37 (6): 380 – 382.

9. 邸茜虹, 童瑶, 李永健. 中医药治疗经前期综合征的研究进展 [J]. 上海中医药杂志, 2001, 35 (6): 46 – 48.

10. 符书馨, 李娜, 王玲. 中医药治疗围绝经期综合征研究新进展 [J]. 中国中西医结合杂志, 2012, 32 (5): 717 – 722.

11. 郜然然, 崔静宜, 何芳, 等. 张庆文教授从肾论治经间期出血的经验 [J]. 四川中医, 2015, 11: 16 – 17.

12. 郭咏珺, 卫俊涛. 功能失调性子宫出血的药物治疗进展 [J]. 医学综述, 2011, 12: 1863 – 1865.

13. 黄菊. 中西医结合治疗免疫性不孕症26例 [J]. 河南中医, 2015, 10: 2482 – 2484.

14. 黄伟玲. 325例不孕不育症原因分析 [J]. 吉林医学, 2011, 36: 7749 – 7750.

15. 姜玉娟. 200对不孕不育的临床诊断分析 [J]. 中国实用医药, 2016, 2: 107 – 108.

16. 孔改霞. 慢性盆腔疼痛的病因和治疗分析 [J]. 当代医学, 2010, 16 (22): 212 – 213.

17. 康莲英. 温针灸治疗67例寒湿凝滞型慢性盆腔炎的临床疗效分析 [J]. 中国医药指南, 2013, 11 (10): 286-287.

18. 刘炳权, 米建平. 针灸治疗子宫肌瘤88例疗效观察 [J]. 针灸临床杂志, 2002, 18 (4): 7-10.

19. 龙春尧, 郭冀萍, 程雁. 针灸治疗慢性盆腔炎63例 [J]. 上海针灸杂志, 2002, 21 (2): 29-30.

20. 刘凤枝. 中西医结合治疗脾胃虚弱型妊娠剧吐48例 [J]. 光明中医, 2013, 28 (12): 2617-2618.

21. 刘丽秀, 朱虹丽. 中药直肠滴入治疗恶阻30例 [J]. 陕西中医学院学报, 2012, 35 (1): 42-43.

22. 李杏杏, 万贵平. 中药治疗子宫内膜异位症作用机制的研究进展 [J]. 现代中西医结合杂志, 2015: 24 (2): 210-212.

23. 李祖虹, 刘琦, 马艳. 穴位超声波治疗妊娠剧吐的疗效观察 [J]. 中国康复, 2014, 29 (4): 314-315.

24. 马娟哲, 孟令坡. 应用俞募配穴法治疗妊娠剧吐30例疗效观察 [J]. 四川中医, 2013, 31 (11): 134-135.

25. 冉青珍, 徐珉. 子宫内膜异位症的古籍文献辑义及中医防治理论借鉴 [J]. 中华实用医学, 2004, 6 (15): 52-54.

26. 任晓旭, 吴效科. 针刺治疗多囊卵巢综合征的作用机制及临床研究进展 [J]. 云南中医中药杂志, 2014, 35 (11): 69-72.

27. 谈勇, 胡荣魁. 夏桂成国医大师调治PCOS经验探赜 [J]. 江苏中医药, 2015, 47 (3): 1-4.

28. 佟玉涛, 李庆芬. 干姜人参半夏汤治疗重症妊娠剧吐的疗效观察 [J]. 现代中西医结合杂志, 2011, 20 (29): 3702-3703.

29. 涂玉增, 陈伯玲. 中西医结合治疗经间期出血 [J]. 现代中西医结合杂志, 2011, 20 (2): 198.

30. 王若光, 尤昭玲. 论胎萎不长与血瘀 [J]. 湖南中医药导报, 2002, 8 (1): 1.

31. 王树鹤. 围排卵期出血者宫腔镜检查236例分析 [J]. 中国妇产科临床杂志, 2008, 9 (6): 461.

32. 吴尚文. 尿液培养病原菌的分布及耐药性分析 [J]. 中外医学研究, 2013 (11): 35-36.

33. 王晓灵. 放血疗法及心理干预治疗妊娠恶阻60例 [J]. 中国民间疗法, 2011, 19 (6): 26.

34. 王岩, 陈莹, 王昕. 苍附导痰汤对肥胖型多囊卵巢综合征患者脂联素、瘦素及胰岛

素抵抗的影响 [J]. 中华中医药学刊, 2011, 29 (11): 2556 - 2558.

35. 谢玉红, 凌翠, 林玲莉. 穴位注射治疗妊娠恶阻300例 [J]. 中医外治杂志, 2013, 22 (6): 29.

36. 谢玉红, 王小玲. 中医治疗子宫内膜异位症的临床进展 [J]. 现代医院, 2007, 7 (7): 48 - 51.

37. 袁慧琴, 章彤华. 腹腔镜诊治慢性盆腔疼痛98例 [J]. 浙江医学, 2007, 29 (2): 180 - 182.

38. 尹金磊, 赵长普, 关素珍. 补肾调脾方对女性更年期综合征糖脂代谢的影响 [J]. 中国实验方剂学杂志, 2013, 19 (24): 282 - 287.

39. 杨晋敏, 郭建芳. 经方半夏泻心汤治疗脾胃虚弱型妊娠剧吐120例的临床观察 [J]. 医学信息, 2013 (28): 621.

40. 余慕明, 柴艳芬. 妊娠合并尿路感染急诊规范化诊疗 [J]. 创伤与急危重病医学, 2014, 2 (4): 322 - 225.

41. 杨维, 何军琴, 李玛健, 等. 经间期出血的中医药治疗进展 [J]. 北京中医药, 2011, 7: 549 - 552.

42. 于子芳. 针灸治疗慢性盆腔炎105例疗效分析 [J]. 山西中医, 2006, 22 (4): 41 - 43.

43. 范萌. 银甲丸加减治疗慢性盆腔炎湿热瘀结证临床观察 [J]. 北京中医药, 2012, 31 (7): 524 - 525.

44. 曾勇, 梁佩燕, 刁梁辉, 等. 不明原因不孕患者血清中抗核抗体、抗心磷脂抗体和抗 β_2 糖蛋白 I 抗体的检测价值 [J]. 生殖医学杂志, 2015, 12: 998 - 1002.

45. 中华医学会妇产科学分会子宫内膜异位症协作组. 子宫内膜异位症的诊治指南 [J]. 中华妇产科杂志, 2015, 50 (3): 161 - 164.

46. 朱敏, 王永霞. 《医林改错》中活血化瘀法用于妇科疾病个案分析 [J]. 中国药业, 2015, 24 (18): 103 - 104.

47. 朱时锵. 中西医结合疗法联合介入治疗输卵管阻塞性不孕症临床研究 [J]. 中华全科医学, 2015, 12: 2079 - 2080.

48. 周玮, 李向东, 吕晖, 等. 针灸干预治疗对更年期综合征患者经络状态的影响研究 [J]. 世界中医药, 2015, 10 (7): 1070 - 1074.

49. 唐瑶. 扶阳法在月经病中的运用 [D]. 北京: 北京中医药大学, 2010.

50. 张玉珍. 中医妇科学 [M]. 2 版. 北京: 中国中医药出版社, 2007.

51. 中华中医药学会. 中医妇科常见病诊疗指南 [M]. 北京: 中国中医药出版社, 2012.

52. 杨占林, 吕景山. 实用针灸手册 [M]. 北京: 人民军医出版社, 2005.

53. 曹泽毅. 中华妇产科学 [M]. 北京：人民卫生出版社，1999.

54. 杜慧兰. 中西医结合妇产科学 [M]. 北京：中国中医药出版社，2012.

55. 丰有吉，沈铿. 妇产科学 [M]. 北京：人民卫生出版社，2005.

56. 胡国华，罗颂平. 全国中医妇科流派研究 [M]. 北京：人民卫生出版社，2012.

57. 贺兴东，翁维良，姚乃礼. 当代名老中医典型医案集 [M]. 北京：人民卫生出版社，2009.

58. 刘敏如，欧阳惠卿. 实用中医妇科学 [M]. 上海：上海科学技术出版社，2010.

59. 罗颂平，谈勇. 中医妇科学 [M]. 2版. 北京：人民卫生出版社，2012.

60. 罗颂平，张玉珍. 罗元恺妇科经验集 [M]. 上海：上海科学技术出版社，2005.

61. 李曰庆，何清湖. 中医外科学 [M]. 北京：中国中医药出版社，2012.

62. 马宝璋，齐聪. 中医妇科学 [M]. 北京：中国中医药出版社，2012.

63. 石学敏. 针灸学 [M]. 2版. 北京：中国中医药出版社，2004.

64. 谈勇. 中医妇科学 [M]. 北京：人民卫生出版社，2007.

65. 王阿丽，陈艳. 王子瑜妇科临证经验集 [M]. 北京：人民卫生出版社，2008.

66. 肖承悰. 中医妇科临床研究 [M]. 北京：人民卫生出版社，2009.

67. 夏桂成. 实用中医妇科学 [M]. 北京：中国中医药出版社，2012.

68. 夏桂成. 夏桂成实用中医妇科学 [M]. 北京：中国中医药出版社，2009.

69. 夏桂成. 中医妇科理论与实践 [M]. 北京：人民卫生出版社，2003.

70. 谢幸，苟文丽. 妇产科学 [M]. 8版. 北京：人民卫生出版社，2013.